·中医临床辨证论治丛书·总主编 于致顺
于致顺全国名老中医药专家传承工作室

气血津液病辨证

主 编 唐 强 杨沈秋

中国中医药出版社
·北 京·

图书在版编目（CIP）数据

气血津液病辨证/唐强，杨沈秋主编．—北京：中国中医药出版社，2020.7（2020.11重印）

（中医临床辨证论治丛书）

ISBN 978-7-5132-2641-7

Ⅰ.①气… Ⅱ.①唐…②杨… Ⅲ.①气（中医）-疾病-辨证论治②血（中医）-疾病-辨证论治③津液-疾病-辨证论治 Ⅳ.①R25

中国版本图书馆 CIP 数据核字（2015）第 149914 号

中国中医药出版社出版
北京经济技术开发区科创十三街 31 号院二区 8 号楼
邮政编码　100176
传真　010-64405750
保定市西城胶印有限公司印刷
各地新华书店经销

开本 880×1230　1/32　印张 15.25　字数 369 千字
2020 年 7 月第 1 版　2020 年 11 月第 2 次印刷
书号　ISBN 978-7-5132-2641-7

定价　54.00 元
网址　www.cptcm.com

社 长 热 线　010-64405720
购 书 热 线　010-89535836
维 权 打 假　010-64405753

微信服务号　zgzyycbs
微商城网址　https://kdt.im/LIdUGr
官方微博　http://e.weibo.com/cptcm
天猫旗舰店网址　https://zgzyycbs.tmall.com

如有印装质量问题请与本社出版部联系（010-64405510）
版权专有　侵权必究

《中医临床辨证论治丛书》
编委会

总 主 编 于致顺

副 主 编（按姓氏笔画排序）

王 蕾　王春霞　公维志
杨沈秋　袁晖戍　唐 强

编　　委（按姓氏笔画排序）

王 迪　王宫博　王昌郁
亢连茹　石全福　史文强
朱路文　刘志伟　孙学志
孙妲男　杨善军　李贞晶
李希伟　吴文哲　张 莹
张荣兴　郑 剑　郭玉怀
蔡国锋

学术秘书 王 蕾

《气血津液病辨证》编委会

主　编　唐　强　杨沈秋
副主编　朱路文　张荣兴　李希伟
　　　　亢连茹　孙学志
编　委　(按姓氏笔画排序)
　　　　亢连茹　朱路文　孙学志
　　　　杨沈秋　李希伟　张荣兴
　　　　唐　强

序

中医药学博大精深，整体观念和辨证论治为其精髓所在。面对其内涵深厚的理论体系，浩如烟海的典籍著作，临床实践中何谓"整体观念"，如何"辨证论治"，怎样做到以不变应万变的"异病同治"，又怎样做到以万变应不变的"同病异治"，如何建立最接近临床实际的中医思维方式，如何认识和掌握"证"的实质，这些问题是中医药专业学生学习的最终目的，也是中医药教育要解决的实际问题。

于致顺教授策划主持编写的《中医临床辨证丛书》，以中医理论为基础，一改以往"以病为纲"的传统思维方式和教材编写方式，从一种全新的视角阐释"证"与"病"的关系，以证为纲，横向比较相同证候的临床表现，以及在不同疾病中的治疗方法的"同"与"不同"，有机整合了学生的学习内容，避免了传统教育中的重复，从根本上改变了目前中医著作千篇一律的叙述方式，是一次极有意义的创新。

《中医临床辨证论治丛书》包括《肝胆病辨证》《六淫病辨证》《脾胃病辨证》《心肾肺病辨证》和《气血津液病辨证》，共5本。丛书结构合理，内容翔实，具有系统性、科学性、合理性和创新性，便于课堂教学，利于学生学习，更有利于指导临床医生实际应用，对于培养具有创新性思维的高素质中医药人才、提高其动手能力具有一定的现实意义，对于中医临床的教学和研究也将起到一定的促进作用。

2011年初春于哈尔滨

编写说明

《中医临床辨证论治丛书》是以中国中医药出版社2002年出版的"普通高等教育'十五'国家级规划教材""新世纪全国高等中医院校规划教材"为蓝本进行整理，共5册，本书是《气血津液病辨证》分册。

中医临床的特点是辨证论治，从中医的角度看，有些证候其临床表现、舌苔、脉等基本相同，治疗也基本一致。例如，内科很多疾病有肝郁气滞证，儿科、外科、妇科、耳鼻咽喉等科中的很多病证也有肝郁气滞证，并且治疗方法和方剂也大致相同。将不同科别的疾病的相同证候归纳对比，对中医学习者的临床辨治大有裨益。

气、血、津液在正常状态维持着机体正常的生理活动，若机体或环境等发生变化，破坏了其正常活动则会产生各种病理状态。本书共6章，包括500多个病证。全书以证为纲，横向比较相同证候在不同疾病中治疗方法的异同，避免了重复，采用全新的叙述方式，更有利于临床实践。

本书第一章由李希伟编写，第二章、第三章由张荣兴编写，第四章由杨沈秋编写，第五章由朱路文编写，第六章第一节至第三节由唐强编写，第四节至第八节及附录由亢连茹编写，全书由孙学志统稿。

本书编写过程中得到兄弟院校、黑龙江中医药大学针灸教研室、康复教研室、诊断教研室、于致顺全国名老中医药专家传承工作室的大力协助，在此一并表示谢意。由于编者水平有限，不足之处在所难免，希望广大读者提出宝贵意见，以便再版时修订提高。

《气血津液病辨证》编委会
2020 年 1 月

contents 目 录

第一章 中医精、气、血、津液、神学说 ……………… (1)
    第一节 精 …………………………………………… (1)
    第二节 气 …………………………………………… (8)
    第三节 血 …………………………………………… (27)
    第四节 津液 ………………………………………… (33)
    第五节 神 …………………………………………… (39)
    第六节 精、气、血、津液与神之间的关系 ……… (43)

第二章 气血津液辨证 …………………………………… (56)
    第一节 辨气血证候 ………………………………… (56)
    第二节 辨津液证候 ………………………………… (66)

第三章 气病辨证 ………………………………………… (71)
    第一节 气虚证 ……………………………………… (72)
    第二节 气郁类 ……………………………………… (140)

第四章 血病辨证 ………………………………………… (171)
    第一节 血瘀类 ……………………………………… (171)
    第二节 血虚类 ……………………………………… (246)
    第三节 血热证与气血热证 ………………………… (282)

第五章 气血病辨证 ……………………………………… (290)
    第一节 气滞血瘀证 ………………………………… (290)

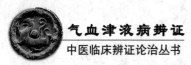

　　第二节　气虚血瘀证 ………………………………（315）
　　第三节　气血虚弱证 ………………………………（319）
　　第四节　气虚血脱证 ………………………………（345）
第六章　津液病辨证 …………………………………（350）
　　第一节　风痰证 ……………………………………（350）
　　第二节　痰浊证 ……………………………………（358）
　　第三节　痰火证 ……………………………………（372）
　　第四节　痰气郁结证 ………………………………（400）
　　第五节　痰湿证 ……………………………………（411）
　　第六节　痰饮证与虚痰证 …………………………（424）
　　第七节　痰瘀证类 …………………………………（440）
　　第八节　津伤证 ……………………………………（455）
附录　气血津液病常用方剂 …………………………（462）

第一章　中医精、气、血、津液、神学说

精、气、血、津液、神在人体生命活动中占有极其重要的位置。《灵枢·本脏》说:"人之血气精神者,所以奉生而周于性命者也。"中医学有关精、气、血、津液、神的理论,早在《内经》中已有较全面、系统的论述。这一系统理论的形成和发展,不仅受到古代哲学思想中朴素唯物论的影响,而且与藏象学说的形成和发展有着更为密切的关联。

精、气、血、津液是人体脏腑、经络、形体、官窍进行生理活动的物质基础,是构成人体和维持人体生命活动的基本物质。而这些物质的生成及其在体内的代谢,又都依赖于脏腑、经络、形体、官窍的正常生理活动才得以进行。因此,无论在生理还是病理状况下,这些基本物质与脏腑经络、形体官窍之间始终存在着相互依赖、相互影响的密切关系。

神是人体生命活动的主宰及其外在总体表现的统称。神的产生以精、气、血、津液作为物质基础,是脏腑精气运动变化和相互作用的结果。神不仅是脏腑生理功能的综合反映,而且对脏腑精气及其生理活动有着主宰和调节作用。

第一节　精

中医学的精理论是研究人体之精的概念、代谢、功能及其与脏腑、气血等相互关系的学说。与古代哲学的精或精气在概

念上有着严格的区别。

一、人体之精的基本概念

精是由禀受于父母的生命物质与后天水谷精微相融合而形成的一种精华物质,是人体生命的本原,是构成人体和维持人体生命活动的最基本物质。如《素问·金匮真言论》云:"夫精者,身之本也。"精一般呈液态贮藏于脏腑之中或流动于脏腑之间。如《灵枢·本神》云:"五脏者,主藏精。"《素问·经脉别论》云:"食气入胃,散精于肝。"

中医学有关人体之精的概念,受到古代哲学精气学说的影响。古代哲学中精或水为万物生成之本原的思想,对人体之精是生命本原并呈液态藏于脏腑中之理论的建立,具有重要的类比思维的方法学意义。然而,中医学的精理论源于古人对人类生殖繁衍过程的观察与体验,并从人体吸收饮食精华物质来维持生命的观察过程中得以完善。人体之精是人类生命繁衍的根源,指代人体内部的精华物质,因而与古代哲学范畴的抽象的精概念不同。

中医学的精有多种含义。精的本始含义是指具有繁衍后代作用的生殖之精,如《素问·上古天真论》说:男子"二八……精气溢泻,阴阳和,故能有子。"此为狭义之精,是中医学精概念产生的始基。从精华、精微之意的角度出发,人体之内的血、津液、髓及水谷精微等一切精微物质均属于精的广义范畴。但从具体物质的生成与功能而言,精与血、津液、髓的概念是有区别的。一般而言,精的概念仅限于先天之精、水谷之精、生殖之精及脏腑之精,并不包含血、津液及髓。

精与气相对而言,精属阴而有形,藏寓于脏腑之中;气属阳而无形,运行于全身上下内外。

第一章 中医精、气、血、津液、神学说

二、人体之精的代谢

精的代谢过程，分精的生成、贮藏和施泄等三个不同而相关联的阶段。

(一) 精的生成

从精的生成来源而言，精有先天之精和后天之精之分。

1. 先天之精

先天之精禀受于父母，是构成胚胎的原始物质。古人通过对生殖繁衍过程的观察和体验，认识到男女生殖之精的相结合则能产生一个新的生命个体。《灵枢·天年》认为人之始生，"以母为基，以父为楯"。可见，父母遗传的生命物质是与生俱来的精，谓之先天之精。如《灵枢·决气》说："两神相搏，合而成形，常先身生，是谓精。"《灵枢·本神》说："生之来，谓之精。"

2. 后天之精

后天之精来源于水谷，又称"水谷之精"。古人通过对饮食水谷消化吸收乃至糟粕排泄过程的观察，认识到人体必须吸收饮食物中的精华物质才能够维持生命。脾气升运，变饮食水谷为水谷之精，是人出生后赖以维持生命活动的精微物质，故称为后天之精。水谷之精以与津液相合的液态形式由脾气转输全身各脏腑形体官窍，如《素问·厥论》云："脾主为胃行其津液者也。"《素问·玉机真脏论》云："脾为孤脏，中央土以灌四傍。"

人体之精的来源，以先天之精为本，并得到后天之精的不断充养，而且先后天之精相互促进、相互辅助，如此人体之精才能逐渐充盛。无论是先天之精还是后天之精匮乏，均能产生精虚不足的病理变化。

(二) 精的贮藏与施泄

1. 精的贮藏

人体之精分藏于五脏,但主要藏于肾。先天之精在胎儿时期就贮藏于肾,是肾精的主体成分。胎儿在发育及各脏腑组织官窍生成的过程中,部分先天之精分藏于其他脏腑之中。后天之精来源于水谷,由脾胃化生的精微物质,经脾气的转输作用源源不断地输送到各个脏腑组织,化为脏腑之精,在供给脏腑生理活动需要的同时,又将其剩余部分输送于肾中贮藏,以充养肾的先天之精。《素问·上古天真论》云:"肾者主水,受五脏六腑之精而藏之。"在所藏先天之精的基础上,经过后天之精的不断充养,肾所藏的精逐渐充盛起来。因此,五脏皆藏有先天之精和后天之精,只是成分、比例不同。各脏所藏之精,是其功能活动的物质支撑。由于先天之精主要藏于肾,并在后天之精的资助下化为生殖之精以繁衍生命,因而称肾为"先天之本"。肾的藏精功能主要依赖肾气的封藏作用。肾精化生肾气,肾气的封藏作用使精藏肾中而不妄泄,保证肾精发挥其各种生理功能,故《素问·六节藏象论》云:"肾者主蛰,封藏之本,精之处也。"若肾气虚亏,封藏失职,可导致失精的病理变化。

2. 精的施泄

一般而言,精的施泄有两种形式:一是分藏于全身各脏腑之中,濡养脏腑,并化气以推动和调控各脏腑的机能。二是化为生殖之精而有度地排泄以繁衍生命。

精是维持人体生命活动的最基本物质。先天之精藏于肾,在后天水谷之精的资助下合化为肾精,是肾脏各种功能的根本所在。后天之精在脾气的转输作用下分布到各脏腑,成为脏腑之精。各脏腑之精与其各脏的血、津液等物质相互化生,以多种形式促进脏腑生理功能的发挥。因此,脏腑形体、官窍的荣枯都依赖精的濡养滋润。精不仅以精华物质本身充养到各脏腑，成为各脏腑功能活动的物质基础，而且肾中先天之精通过化生元气这一生理活动形式，以三焦为通道，布散到全身各脏腑，推动和激发各脏腑的功能活动，为人体生命活动的原动力。因此，精布散于全身，不仅作为构成人体的基本物质，而且是人体各脏腑生理活动所不可缺少的精华物质。各脏之精虚少则难以支撑其自身的生理机能，肾精亏虚则可能影响全身脏腑组织的生理活动。

生殖之精由先天之精在后天水谷之精的资助下化生。女子"二七"、男子"二八"之时，若先天之精无缺陷，后天之精能资养，肾中所藏之精充盛，肾气充沛，天癸则按时而至。肾精在天癸的促发作用下，可化为生殖之精以施泄。如《素问·上古天真论》说，男子"二八，肾气盛，天癸至，精气溢泻，阴阳和，故能有子"。生殖之精的化生与施泄有度，还与肾气封藏、肝气疏泄及脾气的运化作用密切相关。

三、人体之精的功能

精主闭藏而静谧于内，与气之运行不息比较，其性属阴。精除了具有繁衍生命的重要作用外，还具有濡养、化血、化气、化神等功能。

（一）繁衍生命

由先天之精与后天之精合化而生成的生殖之精具有繁衍生命的作用。由于具有遗传功能的先天之精主要藏于肾，并且五脏六腑之精都可资助藏于肾的先天之精，故生殖之精实由肾精化生。

先、后天之精的相辅相成使肾精逐渐充实，化生的肾气也逐渐充盛。充盛的肾气促进和维持着人体的生长发育，形体发育成熟到一定年龄而产生"天癸"，使人体具备生殖功能，以繁衍后代。在生殖过程中，父母将生命物质通过生殖之精遗传给后代。因此，肾精不仅产生生殖之精这种物质，而且化生肾气以促进生殖。这一给予后代的生命遗传物质，即是新生命的"先天之精"。因此，精是生命的本原。

（二）濡养

精能滋润濡养人体各脏腑、形体、官窍。先天之精与后天之精充盛，则脏腑之精充盈，肾精充盛，全身脏腑、形体、官窍得到精的充养，各种生理功能得以正常发挥。若先天禀赋不足，或后天之精化生有碍，则肾精亏虚，五脏之精也衰，失去濡养作用，脏腑、形体、官窍得不到精的濡养和支持，其功能则不能正常发挥，甚至衰败。肾精有损，可见生长发育迟缓或未老先衰；肺精不足，可见呼吸障碍、皮肤失润无泽；肝精不足，肝血不充，筋脉失养，可见拘挛、掉摇或抽搐等。

肾是藏精的主要脏器，肾精可以生髓，髓充养骨骼，使骨骼健壮，牙齿坚固；髓充养于脑，则脑的生理功能得以充分发挥。如若肾精亏虚，不能生髓，则骨骼失养，牙齿脱落松动；髓海不足，则头昏神疲、智力减退。

（三）化血

精可以转化为血，是血液生成的来源之一。《张氏医通·诸血门》说："精不泄，归精于肝而化清血。"因而肾精充盈，则肝有所养，血有所充。故精足则血旺，精亏则血虚。

精化血的另一层意思是指精作为精微的生命物质，既可单独存在于脏腑组织中，也可不断地融合于血液中。如心精一般融入心血、肝精一般融入肝血以发挥其濡养作用。

（四）化气

精可以化生为气。《素问·阴阳应象大论》云："精化为气。"先天之精可以化生先天之气（元气），水谷之精可以化生谷气，再加上肺吸入的自然界清气，综合而成一身之气。气不断地推动和调控人体的新陈代谢，维系着生命活动。因此，精是生命之本原，是构成人体的最基本物质。

先后天之精分藏于脏腑之中，则为脏腑之精；一身之气分布于脏腑之中，则为脏腑之气。先、后天之精充盛，则其化生的一身之气必然充足；各脏腑之精充足，则化生的脏腑之气自然充沛。各脏腑之气推动和调控着各脏腑的功能，使其正常发挥而协调共济，共同维持机体正常的生命进程。

精化生气，气有保卫机体、抵御外邪入侵的能力。《素问·金匮真言论》云："故藏于精者，春不病温。"可见，精足则正气旺盛，抗病力强，不易受病邪侵袭。

总之，脏腑之精充盈，肾精充盛，则化气充足，机体生命活动旺盛，身体健康，生殖功能正常，抗御外邪，祛病延年。若脏腑之精亏虚，肾精衰少，则化气不足，机体正气虚衰，抗病和生殖能力下降，对整个生命活动极为不利。

（五）化神

精能化神，精是神化生的物质基础。神是人体生命活动的外在总体表现，它的产生离不开精这一基本物质。《灵枢·平人绝谷》云："神者，水谷之精气也。"精与神的关系，说明了物质是第一性的唯物观点。因此，"精气不散，神守不分"（《素问·遗篇·刺法论》）。只有积精，才能全神，这是生命存在的根本保证。反之，精亏则神疲，精亡则神散，生命休矣。

四、人体之精的分类

根据生成来源，精可分为先天之精和后天之精；根据分布部位，则有各脏腑之精；根据特殊功能，则有生殖之精。因此，精（一身之精）由先天之精和后天之精相融合而成，分藏于各脏腑，则为脏腑之精；施泄以繁衍生命，则为生殖之精。

(一) 先天之精与后天之精

先天之精禀受于父母，源于父母的生殖之精，是构成胚胎的原始物质，是生命产生的本原。后天之精源于饮食水谷，由脾胃等脏腑吸取饮食精华而产生，是维持人体生命活动的重要物质。

先天之精为基础，后天之精为补充，二者相辅相成，使一身之精生成有源，逐渐充盛。

(二) 脏腑之精

分藏于脏腑之中的精称为脏腑之精。先天之精形成胚胎，胚胎在发育过程中，五脏六腑均以先天之精作为其组织结构及生理活动的最基本物质。先天之精化生元气以促进各脏腑的功能活动，即各脏腑的功能活动得到先天之精的资助。因此，各脏腑之精均含有先天之精的成分。另外，后天之精经过脾气的转输，灌注到各脏腑，成为脏腑之精的主要成分。脏腑之精不仅滋润濡养各脏腑，而且化生脏腑之气，推动和调控脏腑的生理活动。

(三) 生殖之精

生殖之精源于肾精，由先天之精在后天之精的资助下合化而成，起着繁衍后代的作用。人们在生殖活动过程中，通过生殖之精的交合将生命物质遗传给下一代。男女双方生殖之精结合成为胚胎，产生新的生命体。

第二节 气

中医学的气学说是研究人体之气的概念、生成、分布、功能及其与脏腑、精、血、津液之间关系的理论，与古代哲学的

第一章　中医精、气、血、津液、神学说

气学说有着明显区别。

一、人体之气的基本概念

气是人体内活力很强、运行不息的极精微物质，是构成人体和维持人体生命活动的基本物质之一。气运行不息，推动和调控着人体内的新陈代谢，维系着人体的生命进程。气的运动停止，则意味着生命的终止。

中医学的气概念可能源于古人对人体生命现象的观察。古人通过对人体自身某些显而易见且至关重要的生命现象，如呼吸时气的出入人、活动时随汗而出的蒸蒸热气等的观察，产生了对气的朴素而直观的认识，加之在气功锻炼中体悟到的气在体内的流动，于是在朴素认识逐渐积累的基础上进行推测、联想、抽象和纯化，逐渐形成了人体之气是人体中的能流动的细微物质的概念。随着认识的深入，对人体之气的来源、功能、运动规律和形式以及与脏腑的关系有了较系统的认识，建立了中医学的气学理论。

中医学气概念的形成，自然受到古代哲学气学说的渗透和影响。古代哲学的气是运动不息的细微物质的概念，气升降聚散运动推动和调控宇宙万物发生发展和变化的思想，对中医学的气是运行不息的精微物质概念的形成，气升降出入运动推动和调控着人体生命活动等理论的构建，都具有重要的方法学意义。但中医学的气是客观存在于人体中的具体的气，是在体内不断升降出入运动的精微物质，既是构成人体的基本物质，又对生命活动起着推动和调控作用。中医学的气理论有其固有的研究对象和范围，而古代哲学的气学说是一种古代的宇宙观和方法论，因此中医学的气概念与古代哲学的气概念是有严格区别的。

精与气的概念在中医学中是有严格区别的。精是构成人体

的最基本物质,也是维持人体生命活动的基本物质。《灵枢·经脉》说:"人始生,先成精。"气是由精化生的极细微物质,《素问·阴阳应象大论》说:"精化为气。"精为脏腑功能活动的物质基础,气是推动和调控脏腑生理活动的动力。因此,《内经》中多次提到精与气的转化关系,其对精与气的区分较先秦哲学中的概念更为明确。

二、人体之气的生成

人体之气,由精化生,并与肺吸入的自然界清气相融合而成。一身之气的生成,是脾、肾、肺等脏腑的综合协调作用的结果。

(一) 生成之源

人体之气来源于先天之精所化生的先天之气(即元气)、水谷之精所化生的水谷之气和自然界的清气,后两者又合称为后天之气(即宗气),三者结合而成一身之气,《内经》称为"人气"。

来源于父母的生殖之精结合成为胚胎,人尚未出生之前,受之于父母的先天之精化生先天之气,成为人体之气的根本。先天之气是人体生命活动的原动力,《灵枢·刺节真邪》称之为"真气",说:"真气者,所受于天,与谷气并而充身者也";《难经》称之为"原气"或"元气"。

来源于饮食物的水谷精微,被人体吸收后化生水谷之气,简称为"谷气",布散全身后成为人体之气的主要部分。《灵枢·营卫生会》云:"人受气于谷,谷入于胃,以传于肺,五脏六腑皆以受气。"另外,水谷精微化生的血和津液,也可作为化气之源。

来源于自然界的清气需要依靠肺的呼吸功能和肾的纳气功能才能吸入体内。《素问·阴阳应象大论》说:"天气通于

第一章 中医精、气、血、津液、神学说

肺。"清气参与气的生成，并且不断吐故纳新，促进人体代谢活动，因而是生成人体之气的重要来源，清气随呼吸运动源源进入体内，不可间断。

(二) 相关脏腑功能

从气的来源得知，人体之气的充足与否有赖于全身各个脏腑的综合协调作用，其中与肾、脾胃和肺的生理功能尤为密切相关。

1. 肾为生气之根

肾藏先天之精，并受后天之精的充养。先天之精是肾精的主体成分，先天之精所化生的先天之气（即元气），是人体之气的根本，因而肾藏精的生理功能对于气的生成至关重要。肾封藏肾精，不使其无故流失，精保存体内，则可化为气，精充则气足。如若肾失封藏，精耗则气衰。

2. 脾胃为生气之源

脾主运化，胃主受纳，共同完成对饮食水谷的消化吸收。脾气升转，将水谷之精上输心肺，化为血与津液。水谷之精及其化生的血与津液，皆可化气，统称为水谷之气，布散全身脏腑经脉，成为人体之气的主要来源，所以称脾胃为生气之源。若脾胃的受纳腐熟及运化转输的功能失常，则不能消化吸收饮食水谷之精微，水谷之气的来源匮乏，影响一身之气的生成，故《灵枢·五味》云："谷不入，半日则气衰，一日则气少矣。"

3. 肺为生气之主

肺主气，主司宗气的生成，在气的生成过程中占有重要地位。一方面，肺主呼吸之气，通过吸清呼浊的呼吸功能，将自然界的清气源源不断地吸入人体内，同时不断地呼出浊气，保证了体内之气的生成及代谢。另一方面，肺将吸入的清气与脾气上输水谷精微所化生的水谷之气二者结合起来，生成宗气。

宗气积于胸中,上走息道行呼吸,贯注心脉行血气,下蓄丹田资元气。若肺主气的功能失常,则清气吸入减少,宗气生成不足,导致一身之气衰少。

总之,肾的生理功能与先天之气的生成关系密切,脾胃和肺的生理功能与后天之气的生成关系密切,诸多脏腑的功能协调,密切配合,则人体之气的生成来源不断,人体之气得以充足旺盛。如若肾、脾胃和肺等脏腑生理功能的任何环节异常或失去协调配合,都会影响气的生成及其功能的发挥。

三、人体之气的运动与气化

气有运动的特性,气以其运行不息而激发和调控机体的新陈代谢,推动人体的生命进程。气的运动止息,机体新陈代谢的气化过程因而停止,则标志着生命过程的终止。

(一)气的运动

1. 气机的概念

气的运动称作气机。人体之气是不断运动着的活力很强的极细微物质,它流行全身,内至五脏六腑,外达筋骨皮毛,发挥其生理功能,推动和激发人体的各种生理活动。

2. 气运动的基本形式

气的运动形式,因气的种类与功能的不同而有所不同,但总的来说,可以简单地归纳为升、降、出、入四种基本形式。所谓升是指气自下而上的运行;降是指气自上而下的运行;出是指气由内向外的运行;入是指气自外向内的运行。例如呼吸,呼出浊气是出,吸入清气是入。而呼气是由肺向上经喉、鼻而排出体外,既是出又是升;吸气是气流向下经鼻、喉而内入肺脏,既是入也是降。

人体之气运动的升与降、出与入是对立统一的矛盾运动,广泛存在于机体内部。虽然从某个脏腑的局部生理特点看有所

第一章 中医精、气、血、津液、神学说

侧重，如肝、脾主升，肺、胃主降等，但从整个机体的生理活动看，升与降、出与入之间必须协调平衡。只有这样，人体之气才能正常运动，各脏腑才能发挥正常的生理功能。因此，气机升降出入的协调平衡是保证生命活动正常的重要环节。

一方面，气必须有通畅无阻的运动；另一方面，气的升降出入运动之间必须平衡协调。具备这两点，气的运动才是正常的。这种正常状态称之为"气机调畅"。

3. 气运动的意义

气机的升降出入对于人体的生命活动至关重要。如先天之气、水谷之气和吸入的清气都必须经过升降出入才能布散全身，发挥其生理功能。精、血、津液也必须通过气的运动才能在体内不停地运行流动，以濡养全身。人体脏腑、经络、形体、官窍的生理活动必须依靠气的运动才能完成，脏腑、经络、形体、官窍之间的相互联系和协调也必须通过气的运动才能得以实现。也就是说，人体整个生命活动都离不开气的升降出入运动。同时，人与自然环境之间的联系和适应也离不开气的升降出入运动。例如，人吸入清气、呼出浊气；摄入食物和水液，排出粪便、尿液及汗液等都是气的运动的体现。气的升降出入运动是人体生命活动的根本。气的升降出入运动一旦停止，也就意味着生命活动的终止。故《素问·六微旨大论》说："出入废则神机化灭，升降息则气立孤危。故非出入，则无以生、长、壮、老、已；非升降，则无以生、长、化、收、藏。是以升降出入，无器不有。"

4. 脏腑之气的运动规律

人体的脏腑、经络、形体、官窍都是气升降出入的场所。气的升降出入运动只有在脏腑、经络、形体、官窍的生理活动中才能得到具体体现。

脏腑之气的运动规律有其独特之处，体现了脏腑生理活动

的特性，也表现了脏腑之气运动的不同趋势。以五脏而论，心、肺位置在上，在上者宜降；肝、肾位置在下，在下者宜升；脾、胃位置居中，通连上下，为升降转输的枢纽。以六腑而论，六腑传化物而不藏，以通为用，以降为顺。其在饮食水谷的消化吸收过程中也具有吸取水谷精微和津液、参与全身代谢的作用。总体是降，降中寓升。以脏腑之间的关系而言，肺主出气，肾主纳气，肝主升发。凡肺主肃降、脾主升清、胃主降浊及心肾相交等，都说明脏与脏、脏与腑之间处于升降的统一体中。以某一脏腑而言，其本身也是升与降的统一体，如肺之宣发肃降、小肠的分清别浊等。总之，脏腑的气机升降运动，在生理状态下体现了升已而降、降已而升、升中有降、降中有升的特点和对立统一、协调平衡的规律。

正是由于人体各脏腑之气的运动调畅、各脏腑之间的气机升降出入处于一个协调的对立统一体中，从而保证了机体不断从自然界中摄取人体生命活动所需物质，并通过气化作用，升清降浊，摄取精微，排泄废物，维持物质代谢和能量转换的动态平衡，共同完成整个机体的新陈代谢，促进生命活动的正常进行。

5. 气运动失常的表现形式

气的运动出现异常变化、升降出入间失去协调平衡时，统称"气机失调"。由于气的运动形式是多种多样的，所以气机失调也有多种表现。例如，气的运行受阻而不畅通，称为"气机不畅"；受阻较甚、局部阻滞不通，称为"气滞"；气的上升太过或下降不及，称为"气逆"；气的上升不及或下降太过，称为"气陷"；气的外出太过而不能内守，称为"气脱"；气不能外达而郁结闭塞于内，称为"气闭"。掌握这些运动失常的状态和机理，有利于确立多种"气机失调"病变的治疗法则。

第一章 中医精、气、血、津液、神学说

（二）气化

1. 气化的概念

气的运动而产生的各种变化称为气化。诸如体内精微物质的化生及输布，精微物质之间、精微物质与能量之间的互相转化，以及废物的排泄等都属气化。中医学中的气化实际是指由人体之气的运动而引起的精、气、血、津液等物质与能量的新陈代谢过程，是生命最基本的特征之一，与古代哲学中气化是指宇宙万物的发生发展与变化的概念有别。

2. 气化的形式

实际上，气化就是体内物质新陈代谢的过程，是物质转化和能量转化的过程。《素问·阴阳应象大论》所说的"味归形，形归气；气归精，精归化；精食气，形食味；化生精，气生形……精化为气"等就是对气化过程的简要概括。因此，体内精、气血、津液各自的代谢及其相互转化是气化的基本形式。如精的生成，包括先天之精的充盛和后天水谷之精的化生；精化为气，包括先天之精化生元气和后天之精化生谷气，以及谷气分化为营卫二气；精化为髓，髓养骨而消耗或充脑而化神；精与血同源互化；津液与血同源互化；血的化生与其化气生神；津液的化生与其化汗化尿；气的生成与代谢包括化为能量、热量，以及生血、化精、化神，并分化为脏腑之气和经气。这些皆属于气化的具体体现。气化过程的激发和维系离不开脏腑的功能。气化过程的有序进行是脏腑生理活动相互协调的结果。

（三）气机与气化的关系

气的运动具有普遍性，生命活动是在气的不断运动过程中产生的。因此，气的运动是产生气化过程的根本。气的升降出入运动及气的阴阳双方之间相互作用是气化过程发生和赖以进

行的前提与条件。气是运行不息的，气化过程也是始终存在的。从另一方面说，气化过程中寓有气的升降出入运动，气的各种运动形式是从气化过程中体现出来的。《素问·天元纪大论》说，"物生谓之化，物极谓之变"，说明气的运动与气化过程是密切相连的。气的运动及其所维持的气化过程永恒存在，分之为二，合之为一，不可间断，存在于生命过程的始终。气的升降出入运动维系着体内新陈代谢的协调稳定和生命过程的有序发展，气的运动及其气化过程的停止就意味着生命活动的终结。

四、人体之气的功能

气对于人体具有十分重要的作用，它既是构成人体的基本物质之一，又是推动和调控脏腑功能活动的动力，起着维系生命进程的作用。《难经·八难》云："气者，人之根本也。"《类经·摄生类》云："人之有生，全赖此气。"人体之气的生理功能可归纳为以下几个方面。

（一）推动与调控作用

气是活力很强的精微物质，能激发和促进人体的生长发育及各脏腑经络的生理功能。人体的生长发育，脏腑、经络的生理活动，精、血、津液的生成及运行输布等都要依靠气的推动作用。例如，元气能够促进人体的生长、发育和各脏腑组织的功能活动。如果元气不足，推动和激发力量减弱，就会导致人体的生长发育迟缓、生殖机能衰退，或者出现早衰，并可引起人体脏腑经络生理活动的减弱，使生命活动处于衰弱无力的状态。此外，精的生成与施泄，血的生成与运行，津液的生成、输布与排泄等生理活动也都依靠气的推动和激发功能方能正常进行。若气的推动作用减弱，则会出现精的化生不足及其施泄障碍、血液和津液的生成不足及其运行输布迟缓等病理变化。

第一章 中医精、气、血、津液、神学说

总之,气的推动作用一方面表现在气能推动和激发人体所有脏腑经络进行正常的生理活动,一方面表现在气以自身的运动来推动精、血和津液等有形物质的代谢,说明气的推动作用是人体生命活动的基本保证。

人体内部各种功能活动之间要取得协调平衡,气的调控作用十分重要。气一方面发挥推动、兴奋、升发的作用,另一方面也发挥宁静、抑制、肃降的作用。前者属气中阳性成分的作用,后者属气中阴性成分的作用。若以"气分阴阳"的观点看,前者属阳气的作用,后者属阴气的作用。阴阳二气的功能协调则维持着生命活动的稳定有序,既无太过也无不及。《证治准绳·杂病·诸气门》云:"一气之中而有阴阳,寒热升降动静备于其间。"《医原·阴阳互根论》云:"阴阳互根,本是一气,特因升降而为二耳。"人体生长发育及生殖功能的稳定、脏腑经络功能的协调、精血津液的生成及运行输布有序,既有赖于阳气的推动、激发等促进作用,又离不开阴气的宁静、抑制等调控作用,是阴阳二气的推动与调控作用相反相成的结果。若阴气的宁静、抑制等作用减弱,阳气的推动、激发作用过亢,脏腑功能虚性亢奋,则可出现精血津液的代谢加快,消耗过多,而见遗精、多汗、出血、烦躁、失眠等症。

(二) 温煦与凉润作用

1. 气的温煦作用

气的温煦作用是指气可以通过气化产生热量,使人体温暖,消除寒冷。其对人体有着重要的生理意义:①使人体维持相对恒定的体温。②有助于各脏腑、经络、形体、官窍进行正常的生理活动。③有助于精血津液的正常施泄、循行和输布,即所谓"得温而行,得寒而凝"。

发挥温煦作用的气是人身之阳气。《医碥·气》云:"阳气者,温暖之气也。"若阳气不足,产热过少,则可见虚寒性

病变，表现为畏寒喜暖、四肢不温、体温低下、脏腑生理活动减弱、精血津液代谢减弱、运行迟缓等，如《诸病源候论·冷气候》所云："夫脏气虚，则内生寒也。"

2. 气的凉润作用

发挥凉润作用的气是人身之阴气。阴气具有寒凉、柔润、制热的特性。体温的恒定、脏腑机能的稳定发挥及精血津液的有序运行输布与代谢，虽都与阳气的温煦作用密切相关，但也离不开阴气的凉润作用，是阴阳二气的温煦与凉润作用对立统一的结果。若阴气的凉润作用减退，可出现低热、盗汗、五心烦热、脉细数等脏腑机能亢奋、精血津液代谢加快的虚热性病变。

（三）防御作用

气既能护卫肌表，防御外邪入侵，也可驱除侵入人体内的病邪。因此，气的防御作用十分重要。

《素问·遗篇·刺法论》云："正气存内，邪不可干。"说明气的防御功能正常，则邪气不易入侵。《医旨绪余·宗气营气卫气》云："卫气者，为言护卫周身，温分肉，肥腠理，不使外邪侵犯也。"

若气的防御作用低下，则无法抗邪，使邪气易于入侵而发生疾病，故《素问·评热病论》说："邪之所凑，其气必虚。"

当邪气入侵人体某一部位时，机体正气就会聚集该处，发挥抗御邪气、驱邪外出的作用。因此，气的防御功能正常，则邪气不易入侵；或虽有邪气侵入也不易发病；即使发病也易于治愈。气的防御功能决定着疾病的发生、发展和转归。

（四）固摄作用

固摄作用是指气对于体内血、津液、精等液态物质的固护、统摄和控制作用，以防止这些物质无故流失，保证其在体

第一章 中医精、气、血、津液、神学说

内发挥正常的生理功能。具体而言，气的固摄作用表现为：①统摄血液，使其在脉中正常运行，防止其逸出脉外。②固摄汗液、尿液、唾液、胃液、肠液，控制其分泌量、排泄量和有规律地排泄，防止其过多排出及无故流失。③固摄精液，防止其妄加排泄。

若气的固摄作用减弱，会导致体内液态物质大量丢失。例如，气不摄血，可引起各种出血；气不摄津，可引起自汗、多尿、小便失禁、流涎、呕吐清水、泄泻滑脱等；气不固精，可引起遗精、滑精、早泄等。

（五）中介作用

人体内部各个脏腑组织器官都是相对独立的，但它们之间充满着气这一物质。气充斥于人体各个脏腑组织器官之间，成为相互之间联系的中介。

人体之气的中介作用，主要是指气能感应传导信息以维系机体的整体联系。气是感应传递信息之载体。人体内各种生命信息都可通过在体内升降出入运行的气来感应和传递。外在的信息感应和传递于内脏、内脏的各种信息反映于体表，以及内脏各种信息的相互传递，皆以人体内无形之气作为信息的载体来感应和传导。例如，脏腑精气盛衰可以通过气的负载和传导而反映于体表相应的组织器官；内部脏腑之间可以通过经络或三焦等通道，以气为载体传递信息，加强联系，维护协调。又如，针灸、按摩或其他外治方法等刺激和信息也是通过气的感应运载而传导于内脏，达到调节机体生理活动协调的目的。因此，气是生命信息的载体，是脏腑形体官窍之间相互联系的中介。

气的生理功能归结到一点，主要取决于气具有活力很强、不断运动的生理特性。气是人体的基本精微物质，气的各生理功能之间可分不可离，互相为用，密切配合，维持着人体正常

的生理状态。

五、人体之气的分类

人体之气分布于全身，无处不到。由于生成来源、分布部位和功能特点的不同，人体之气又有不同的名称，但大体可分为三个层次。

（一）人身之气

人身之气即一身之气，简称"人气"或"气"，是构成人体各脏腑组织，并运行于全身的极精微物质。它由先天之精所化生之气、水谷之精所化生之气和吸入的自然界清气三者相融合而生成。人身之气推动和调控着各脏腑、经络、形体、官窍的生理活动，推动和调控着血、津液、精的运行、输布和代谢，维系着人体的生命进程。

一身之气分布于人体的不同部位，有各自的运动形式和功能特点，也有不同的名称。人身之气与邪气相对而言，称为正气，具有防御、抗邪、调节、康复等作用。人身之气从生成来源而言，以先天之精化生者为元气，由水谷之精化生者为谷气。人身之气从分布部位而言，行于脉中为营气，行于脉外为卫气；谷气与自然界清气相聚于胸中者为宗气；分布于脏腑、经络者称为脏腑之气、经络之气。

（二）元气、宗气、营气、卫气

1. 元气

元气是人体最根本、最重要的气，是人体生命活动的原动力。元气《难经》又称"原气"；《黄帝内经》虽无"元气"或"原气"之称，但有"真气"之说。元气、原气、真气，三者的内涵是同一的，都是指先天之气。

（1）生成与分布：元气主要由肾藏的先天之精所化生，

第一章　中医精、气、血、津液、神学说

通过三焦而流行于全身。

元气的生成来源是肾中所藏的先天之精,先天之精化生的元气生于命门。《难经·三十六难》云:"命门者……原气之所系也。"肾中先天之精禀受于父母的生殖之精,胚胎时期即已存在,出生之后须得到脾胃化生的水谷之精的滋养补充,方能化生充足的元气。因此,元气充盛与否,不仅与来源于父母的先天之精有关,而且与脾胃运化功能、饮食营养及化生的后天之精是否充盛有关。若因先天之精不足而导致元气虚弱者,可通过后天的培育补充而使元气得以充实。如《景岳全书·论脾胃》云:"故人之自生至老,凡先天之有不足者,但得后天培养之力,则补天之功亦可居其强半,此脾胃之气所关于人生者不小。"

元气是通过三焦而流行于全身的。《难经·六十六难》云:"三焦者,原气之别使也。主通行三气,经历五脏六腑。"元气发于肾,以三焦为通路,循行全身,内而五脏六腑,外而肌肤腠理,无处不到,是人体最根本、最重要的气。

(2)生理功能:元气的生理功能主要有两个方面:一是推动和调节人体的生长发育和生殖机能;二是推动和调控各脏腑、经络、形体、官窍的生理活动。

元气具有促进人体生长发育和生殖的生理作用,与肾气功能类同。由于肾精的主体成分是先天之精,肾精所化生的肾气也主要是先天之气,因而元气与肾气的构成成分大致相同,所发挥的功能类似。元气的盛衰变化体现于机体的生、长、壮、老、已的自然规律。人从幼年开始,肾精以先天之精为基础,得到后天之精的补充而渐渐充盛,化生元气,促进人体的生长发育。到了青壮年时期,肾精充盛到一定程度,元气化生充足,形体壮实,筋骨强健,从而具备生殖能力。到了老年,由于生理和病理性消耗,肾精渐衰,化生的元气渐渐减少,形体

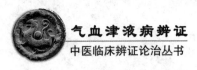

出现衰老之象,生殖能力随之衰退,直至元气衰亡,生命终止。因此,元气不足易于出现生长发育迟缓、生殖机能低下和未老先衰的病理改变。

元气通过三焦布散全身,促进和调控全身各脏腑、经络、形体、官窍的生理活动。例如,元气既能使心神兴奋,又能使心神宁静;既能发挥推动、兴奋、化气、温煦等属于"阳"的功能,又能发挥宁静、抑制、成形、凉润等属于"阴"的功能。因此,元气可分为元阴、元阳,而且影响一身之阴阳。元气发于命门,故《景岳全书·传忠录下》云:"命门为元气之根,为水火之宅,五脏之阴气非此不能滋,五脏之阳气非此不能发。"同时,命门之水火、元气之阴阳之间协调平衡,才能保持脏腑功能处于"阴平阳秘"的健康状态。

总之,机体的一切生命活动都是在元气推动和调控下进行的。元气是生命活动的原动力,元气亏少或元阴元阳失衡,都会导致较为严重的病变。

2. 宗气

宗气是由谷气与自然界清气相结合而积聚于胸中之气,属后天之气范畴。宗气的生成直接关系到一身之气的盛衰。宗气在胸中积聚之处,《灵枢·五味》称为"气海",又为膻中。

(1) 生成与分布:宗气的生成有两个来源:一是脾胃运化的水谷之精所化生的水谷之气;二是肺从自然界中吸入的清气,二者相结合生成宗气。脾的运化转输功能和肺主气、司呼吸的功能是否正常,对宗气的生成和盛衰有着直接的关系。

宗气聚于胸中,通过上出息道(呼吸道),贯注心脉及沿三焦下行的方式布散全身。《灵枢·邪客》云:"宗气积于胸中,出于喉咙,以贯心脉,而行呼吸。"宗气一方面上出于肺,循喉咙而走息道,推动呼吸;一方面贯注心脉,推动血行。三焦为诸气运行的通道,宗气还可沿三焦向下运行于脐下

第一章 中医精、气、血、津液、神学说

丹田，以资先天元气。此外，《灵枢·刺节真邪》还指出，宗气可由气海向下注入气街（足阳明经脉的腹股沟部位），再下行于足。

（2）生理功能：宗气的生理功能主要有行呼吸、行气血和资先天三个方面。

①行呼吸：宗气上走息道，推动肺的呼吸。凡呼吸、语言、发声皆与宗气有关。宗气充盛则呼吸徐缓而均匀，语言清晰，声音洪亮。反之，则呼吸短促微弱，语言不清，发声低微。

②行气血：宗气贯注于心脉之中，促进心脏推动血液运行。凡气血的运行、心搏的力量及节律等皆与宗气有关。宗气充盛则脉搏徐缓，节律一致而有力。反之，则脉来躁急，节律不规则，或微弱无力。《素问·平人气象论》云："胃之大络，名曰虚里，贯膈络肺，出于左乳下，其动应衣（手），脉宗气也。"虚里穴发于左乳下，相当于心尖搏动的部位，依据此处的搏动可以测知宗气的盛衰。若搏动正常，是宗气充盛之象；若搏动躁急，引衣而动，乃宗气大虚；若搏动消失，提示宗气亡绝。目前，临床上更多的是从脉象来测知宗气的旺盛和衰少。由于宗气助心脉之血气的运行，所以宗气不足往往会出现血行瘀滞、凝而留止的病理变化。

由于宗气对呼吸运动及血液循环都有推动作用，因而可影响到人体的多种生理活动。凡气血运行、肢体寒温、运动、视听等感觉、言语声音及脉搏强弱等都与宗气盛衰有关。《读医随笔·气血精神论》云："宗气者，动气也。凡呼吸、语言、声音，以及肢体运动、筋力强弱者，宗气之功用也。"

③资先天：宗气作为后天生成之气，对先天元气有重要的资助作用。元气借三焦之通道，自下而上运行，散布于胸中，以助后天之宗气。宗气自上而下分布，蓄积于脐下丹田，以资

先天之元气。先天与后天之气相合，则成一身之气。由于禀受于父母的先天之精的量是有限的，化生的元气也是一定的，故一身之气的盛衰主要取决于宗气的生成，而宗气的生成又取决于脾、肺两脏的功能是否正常及饮食营养是否充足。因此，一身之气的不足，即所谓气虚，在先天主要责之于肾，在后天主要责之于脾、肺。

3. 营气

营气是行于脉中而具有营养作用的气。因其富有营养，在脉中营运不休，故称为营气。由于营气在脉中，是血液的重要组成部分，营与血关系密切，可分不可离，故常常"营血"并称。营气与卫气从性质、功能和分布上进行比较，营属阴，卫属阳，所以又常常称为"营阴"。

（1）生成与分布：营气来源于脾胃运化的水谷精微。水谷之精化为水谷之气，其中由精华部分所化生的为营气，并进入脉中运行全身。《素问·痹论》云："营者，水谷之精气也。和调于五脏，洒陈于六腑，乃能入于脉也。故循脉上下，贯五脏，络六腑也。"可见，营气由水谷之精所化生，进入脉中，循脉运行全身，内入脏腑，外达肢节，终而复始，营周不休。

（2）生理功能：营气的生理功能有化生血液和营养全身两个方面。

营气注于脉中，化为血液。《灵枢·邪客》云："营气者，泌其津液，注之于脉，化以为血。"营气与津液调和，共注脉中，化成血液，并保持血液量的恒定。

营气循血脉流注于全身，五脏六腑、四肢百骸均得到营气的滋养。由于营气为全身脏腑组织提供生理活动的物质基础，因此其营养作用在人体的生命活动中非常重要。如《灵枢·营卫生会》云："此所受气者，泌糟粕，蒸津液，化其精微，上注于肺脉，乃化而为血，以奉生身，莫贵于此，故独得行于

第一章 中医精、气、血、津液、神学说

经隧,命曰营气。"

营气化生血液和营养全身的生理作用是互相关联的,若营气亏少,则会引起血液亏虚,全身脏腑组织因得不到足够营养,而导致生理功能减退的病理变化。

4. 卫气

卫气是行于脉外而具有保卫作用的气。因其有卫护人体、避免外邪入侵的作用,故称之为卫气。卫气与营气相对而言,属于阳,故又称"卫阳"。

(1) 生成与分布:卫气来源于脾胃运化的水谷精微。水谷之精化为水谷之气,其中剽悍滑利部分化生为卫气。《素问·痹论》云:"卫者,水谷之悍气也。其气剽疾滑利,不能入于脉也。故循皮肤之中,分肉之间,熏于肓膜,散于胸腹。"因此,卫气由水谷之精化生,运行于脉外,不受脉道的约束,外而皮肤肌腠,内而胸腹脏腑,布散全身。

(2) 生理功能:卫气有防御外邪、温煦全身和调控腠理的生理功能。

①防御外邪:卫气有防御外邪入侵的作用。卫气布达于肌表,起着保卫作用,抵抗外来的邪气,使之不能入侵人体。《医旨绪余·宗气营气卫气》云:"卫气者,为言护卫周身……不使外邪侵犯也。"因此,卫气充盛则护卫肌表,不易招致外邪侵袭;卫气虚弱则易感受外邪而发病。

②温煦全身:内而脏腑,外而肌肉、皮毛均需得到卫气的温养,才能保证脏腑、肌表的生理活动正常进行。卫气充足,可使人体体温相对恒定。卫气虚亏则温煦之力减弱,易致风寒湿等阴邪乘虚侵袭肌表,出现阴盛的寒性病变。卫气若局部运动受阻,郁积不散则可出现阳盛的热性病变。故《读医随笔·气血精神论》云:"卫气者,热气也。凡肌肉之所以能温、水谷之所以能化者,卫气之功用也。虚则病寒,实则病热。"

③调控腠理：卫气能调节腠理开阖，促使汗液有节制排泄。卫气的调控作用既有气能固摄的一面，又有气能推动的一面。汗液通过正常排泄，使机体的体温相对恒定，从而保证机体内外环境的协调平衡。《景岳全书·杂证谟·汗证》云："汗发于阴而出于阳。此其根本则由阴中之营气，而其启闭则由阳中之卫气。"卫气虚弱，则调控腠理的功能失职，可出现无汗、多汗或自汗等病理现象。

卫气的三个功能之间是相互联系和协调一致的。抵御外邪的入侵与腠理开阖的关系也很密切。腠理疏松，汗液自出，则易于遭邪侵犯；腠理致密，则邪气难以入侵。在调节体温方面，卫气的温煦功能也与汗孔的开阖密切相关。只有温煦的升温与出汗的降温协调，人体的体温才能保持正常。若温煦太过而汗出不及，则身热无汗；若温煦不及而汗出过多，则肤冷多汗。《灵枢·本脏》所谓"卫气者，所以温分肉、充皮肤、肥腠理、司开阖者也"，即是对卫气三个功能的概括。

营气与卫气既有联系又有区别。营气与卫气都来源于水谷之精微，均由脾胃所化生。虽然两者来源相同，但营气性质精纯、富有营养，卫气性质剽疾滑利、易于流行；营气行于脉中，卫气行于脉外；营气有化生血液和营养全身的功能，卫气有防卫、温养和调控腠理的功能。由此可见，营卫二气在性质、分布和功能上均有一定的区别。概而言之，营属阴，卫属阳。机体之阴阳双方只有相互协调，且营卫和调，才能使体温和汗液分泌正常，人体才能有旺盛的抗邪力量，脏腑的生理活动才能正常。如果营卫失和，则可出现恶寒发热、无汗或汗多，"昼不精，夜不瞑"，抗病能力低下而易于感冒等。

(三) 脏腑之气、经络之气

脏腑之气和经络之气是全身之气的一个部分，一身之气分布到某一脏腑或某一经络，即成为某一脏腑或某一经络之气。

▶第一章　中医精、气、血、津液、神学说◀

这些气是构成各脏腑、经络的基本物质,又是推动和维持各脏腑、经络进行生理活动的物质基础。

脏腑之气、经络之气也来源于先天之精、水谷之精和自然界的清气。先天之精和后天之精藏于脏腑之中而成为脏腑之精,脏腑之气由脏腑之精所化生。脏腑之气虽与元气、宗气等不处于人体气理论的同一层次,但脏腑之气包含有元气、谷气及吸入清气的成分。由于所在脏腑和经络的不同,这些脏腑之气和经络之气的构成和功能发挥也各具特性。脏腑之气和经络之气活力很强,其不断的运动是推动和调控脏腑经络生理功能的动力,并能使脏腑经络功能的发挥达到协调有序的状态。

除此之外还需注意的是,中医学中"气"这个名词还有多种含义。例如,将致病的六淫称为"邪气",将体内不正常的水液称作"水气",将中药的四种性质称为"四气",将自然界六种不同气候变化称作"六气"等。这些"气"的含义都与本章所论述的人体之气有明显区别。

第三节　血

血是中医学的一个重要概念。研究血的生成、运行、功能及其与脏腑、经络、精、气、津液相互关系的理论,即是中医学的血学说。

一、血的基本概念

血是循行于脉中而富有营养的红色液态物质,是构成人体和维持人体生命活动的基本物质之一。《素问·调经论》强调说:"人之所有者,血与气耳。"

脉是血液运行的管道,血液在脉中循行于全身,所以又将脉称为"血府"。脉起着约束血液运行的作用。血液循脉运行周身，内至脏腑，外达肢节，周而复始。如因某种原因，血液在脉中运行迟缓涩滞，停积不行则成瘀血。若因外伤等原因，血液不在脉中运行而逸出脉外，则形成出血，称为"离经之血"。离经之血若不能及时排出或消散，则变为瘀血。离经之血和瘀血均失去了血液的正常生理功能。

血液循行于脉而流于全身，发挥营养和滋润作用，为脏腑、经络、形体、官窍的生理活动提供营养物质，是人体生命活动的根本保证。人体任何部位缺少血液的供养，都会影响其正常的生理活动，造成生理功能紊乱及组织结构损伤，严重缺血还可危及生命。

二、血的生成

水谷精微和肾精是血液化生的基础。它们在脾、胃、心、肺、肾等脏腑的共同作用下，经过一系列气化过程，而化生为血液。

（一）化生之源

生成血液的基本物质是水谷之精。《灵枢·决气》指出："中焦受气取汁，变化而赤，是谓血。"意思是说，中焦脾胃受纳运化饮食水谷，吸取其中的精微物质，即所谓"汁"。其中包含化为营气的精专物质和有用的津液，二者进入脉中，变化而成红色的血液。因此，由水谷之精化生的营气和津液是化生血液的主要物质基础，也是血液的主要构成成分。

肾精也是化生血液的基本物质。《诸病源候论·虚劳精血出候》云："肾藏精，精者，血之所成也。"由于精与血之间存在着相互资生和相互转化的关系，因而肾精充足，则可化为肝血以充实血液。如《张氏医通·诸血门》云："精不泄，归精于肝而化清血。"因此，血液以水谷之精化生的营气、津液及肾精为其化生之源。

第一章 中医精、气、血、津液、神学说

（二）相关脏腑功能

血液的化生是在多个脏腑的共同作用下得以完成的。其中，脾胃的生理功能尤为重要。

1. 脾胃

营气和津液是血液化生的主要物质基础，而营气和津液都是由脾胃运化转输饮食水谷精微所产生的。因此，脾胃是血液生化之源。脾胃运化功能的强健与否、饮食水谷营养的充足与否均直接影响血液的化生。若脾胃功能虚弱或失调、长期饮食摄入不良，都可导致血液化生之源匮乏，形成血虚的病理变化。血虚的治疗，重在调理脾胃，助其运化功能的恢复。

2. 心肺

心肺的生理功能在血液的生成过程中起着重要作用。脾胃运化水谷精微所化生的营气和津液，由脾向上升输于心肺，与肺吸入的清气相结合，贯注心脉，在心气的作用下变化而成为红色血液。清·张志聪《侣山堂类辨·辨血》云："血乃中焦之汁……奉心化赤而为血。"说明心脏的生理功能参与血液的生成，故《素问·阴阳应象大论》明确提出"心生血"。此外，《灵枢·营卫生会》云："此所受气者，泌糟粕，蒸津液，化其精微，上注于肺脉，乃化而为血。"明确指出肺脏在化生血液中的重要作用。由于认识到肺脉化生血液流向全身，故在十二经脉中指明手太阴肺经的起点始于中焦，并为脉诊寸口的原理奠定了基础。治疗血虚病证，需注意调补心肺功能。

3. 肾

肾藏精，精生髓，精髓是化生血液的基本物质之一。肾中精气充足，则血液化生有源。同时肾精充足，肾气充沛，也可以促进脾胃的运化功能，有助于血液的化生。若肾精不足，或肾不藏精，会导致血液生成亏少。因此，治疗血虚病证往往采用补肾益精之法，以增强肾精及肾气，促进脾胃功能及精血之

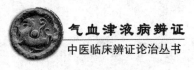

间的互生互化。

总之，血液的生成主要依赖于脾胃的运化功能，并在心、肺、肾等脏器生理功能的共同作用下得以充盈不衰。

三、血的运行

血液运行于脉道之中，循环不已，流布全身，才能保证其营养全身功能的发挥。血液的正常运行受多种因素的影响，也是多个脏腑功能共同作用的结果。

（一）影响血液运行的因素

血属阴而主静，血的运行需要推行的动力，这种动力主要来源于气的推动和温煦作用。明·虞抟《医学正传·气血》说："血非气不运。"若气的推动和温煦作用减弱，则可见血运迟缓、四肢发凉；若只有阳气的推动、温煦的促进而无阴气的宁静、凉润作用加以调控，血液的流动必然过速，脉流薄疾。因此，阴阳二气协调，方可促使血液运行不息，并保持一定的速度。

血运行于脉道之中而不逸出脉外，需要得到一定的控摄，这种控摄主要依赖于气的固摄作用。张仲景《金匮要略》说："五脏六腑之血，全赖脾气统摄。"因此，气能控摄血液按一定轨道运行。

气的推动与固摄作用之间、温煦与凉润作用之间的协调平衡是保证血液正常运行的主要因素。

血行脉中，脉为"血府"。《灵枢·决气》称脉管具有"壅遏营气，令无所避"的功能，因此，脉道的完好无损与通畅无阻也是保证血液正常运行的重要因素。

血液的质量包括清浊和黏稠，其均可影响血液的运行。若血液中痰浊较多，或血液黏稠，可致血行不畅而瘀滞。此外，尚需考虑病邪的影响。阳邪侵入，或内生火热，可发生阳热亢

第一章 中医精、气、血、津液、神学说

盛的病理变化。阳盛推动血行力量太过,血液妄行,或脉道受到损伤,则易使血逸脉外而出血。阴邪侵袭,或寒从中生,也可发生阴寒偏盛的病理变化,阴盛则脉道涩滞不利,易使血行缓慢,甚至出现瘀血。

(二) 相关脏腑功能

血液的正常运行与心、肺、肝、脾等脏腑的功能密切相关。

1. 与心的关系

心主血脉,心气推动血液在脉中运行,周流全身。心脏、脉管和血液构成了一个相对独立的系统。心气的充足与推动功能的正常与否在血液循环中起着主导作用。

2. 与肺的关系

肺朝百脉,主治节,辅助心脏主管全身血脉。肺气的宣发与肃降,调节着全身的气机。气的升降推动血液在全身运行。尤其是宗气,贯心脉而行血气。

3. 与肝的关系

肝主疏泄,调畅气机,是保证血行通畅的一个重要环节。肝有贮藏血液和调节血量的功能,可以根据人体各部位的生理需要,在肝气疏泄功能的协调下,调节脉道中循环的血量,维持血液循环及流量平衡。同时,肝藏血的功能也可防止血逸脉外,避免出血的发生。

4. 与脾的关系

脾主统血。脾气健旺则能控摄血液在脉中运行,防止血逸脉外。

由上可见,心气的推动、肺气的宣发肃降、肝气的疏泄是推动和促进血液运行的重要因素。脾气的统摄和肝气的藏血是固摄控制血液运行的重要因素。心、肝、脾、肺等脏器生理功能的相互协调与密切配合,共同保证了血液的正常运行。任何

一脏的生理功能失调，都可引起血行失常的病变。例如，心气不足，血运无力，可以形成血瘀；肺气不足，宣降失司也可导致血瘀；脾气虚弱，统摄无力，可产生多种出血病证；肝失疏泄，肝气上逆可致出血，抑郁不畅可致瘀血等，故《温病条辨·治血论》云："故善治血者，不求之有形之血，而求之无形之气。"这是临床治疗血行失常的指导原则。

四、血的功能

血主要具有濡养和化神两个方面的功能。

（一）濡养

血液由水谷精微所化生，含有人体所需的丰富的营养物质。血在脉中循行，内至五脏六腑，外达皮肉筋骨，不断地对全身各脏腑组织、器官进行濡养和滋润，维持各脏腑组织、器官发挥生理功能，保证人体生命活动的正常进行。《难经·二十二难》将血液的这一重要功能概括为"血主濡之"。《素问·五脏生成》则指出："肝受血而能视，足受血而能步，掌受血而能握，指受血而能摄。"说明全身各个部分的生理功能无一不是在血液的濡养下才得以正常发挥的。血的濡养作用比较明显地反映在面色、肌肉、皮肤、毛发、感觉和运动等方面。血量充盈，濡养功能正常，则面色红润，肌肉壮实，皮肤和毛发润泽，感觉灵敏，运动自如。若血量亏少，濡养功能减弱，则可能出现面色萎黄、肌肉瘦削、肌肤干涩、毛发不荣、肢体麻木或运动无力失灵等。

（二）化神

血是机体精神活动的主要物质基础，《素问·八正神明论》云："血气者，人之神，不可不谨养。"《灵枢·平人绝谷》云："血脉和利，精神乃居。"说明人体的精神活动必须

▶第一章　中医精、气、血、津液、神学说◀

得到血液的营养，只有物质基础充盛，才能产生充沛而舒畅的精神情志活动。

人体在血气充盛、血脉调和的情况下，精力充沛，神志清晰，感觉灵敏，思维敏捷。反之，在诸多因素影响下，出现血液亏耗，血行异常时，便可出现不同程度的精神情志方面的病证，如精神疲惫、健忘、失眠多梦、烦躁、惊悸甚至神志恍惚、谵妄、昏迷等。

总之，血液在人体生命活动中起着极其重要的作用。《景岳全书·血证》云："凡为七窍之灵，为四肢之用，为筋骨之和柔，为肌肉之丰盛，以至滋脏腑，安神魂，润颜色，充营卫，津液得以通行，二阴得以调畅，凡形质所在，无非血之用也。是以人有此形，惟赖此血，故血衰则形萎，血败则形坏，而百骸表里之属，凡血亏之处，则必随所在而各见其偏废之病。"这是对血液的功能及其重要性较全面的概括。

第四节　津　液

中医学的津液学说是有关人体内津液的概念、生成、输布、排泄及其与脏腑、精、气、血相互关系的理论。

一、津液的基本概念

津液是机体一切正常水液的总称，包括各脏腑、形体、官窍的内在液体及其正常的分泌物。津液是构成人体和维持生命活动的基本物质之一。

津液所包括的内容非常广泛，机体内除了藏于脏腑中的精和运行于脉管内的血之外，其他所有正常的液体都属于津液。因此，津液既是构成人体的基本物质，也是维持人体生命活动的基本物质之一。

津液是津和液的总称。由于津和液二者之间在性状、分布和功能上有所不同,所以从概念上应将二者加以区别。《灵枢·决气》云:"腠理发泄,汗出溱溱,是谓津……谷入气满,淖泽注于骨,骨属屈伸,泄泽,补益脑髓,皮肤润泽,是谓液。"《灵枢·五癃津液别》云:"津液各走其道,故三焦出气,以温肌肉,充皮肤,为其津;其流而不行者,为液。"因此可以说,在津液中,质地较清稀,流动性较大,布散于体表皮肤、肌肉和孔窍,并能渗入血脉之内,起滋润作用的称为津;质地较浓稠,流动性较小,灌注于骨节、脏腑、脑、髓等,起濡养作用的称为液。《类经·藏象类》注曰:"津液本为同类,然亦有阴阳之分。盖津者,液之清者也;液者,津之浊者也。津为汗而走腠理,故为阳;液注骨而补脑髓,故属阴。"津与液的区别主要用于临床对津液损耗而出现"伤津""脱液"病理变化的分辨。但在一般情况下,由于津液二者同属一类物质,且可以互补转化,故津和液常同时并称,不作严格区分。

二、津液的代谢

津液在体内的代谢是一个包括生成、输布和排泄等一系列生理活动的复杂过程。这一过程涉及多个脏腑的生理功能,是多个脏腑相互协调配合的结果。《素问·经脉别论》对此作了简要的概括:"饮入于胃,游溢精气,上输于脾,脾气散精,上归于肺,通调水道,下输膀胱,水精四布,五经并行。"

(一) 津液的生成

津液来源于饮食水谷,通过脾胃的运化及有关脏腑的生理功能而生成。

胃主受纳腐熟,"游溢精气"而吸收饮食水谷的部分精微。小肠泌别清浊,将水谷精微和水液大量吸收后并将食物残

第一章 中医精、气、血、津液、神学说

渣下送至大肠。大肠主津，在传导过程中吸收食物残渣中的水液，促使糟粕成形为粪便。胃、小肠、大肠所吸收的水谷精微及水液均上输于脾，通过脾气的转输作用布散到全身。这就是"饮入于胃，游溢精气，上输于脾，脾气散精"的津液生成过程。可见，津液的生成主要与脾、胃、小肠、大肠等脏腑的生理活动有关。由于胃肠中的水谷精微和水液必须通过脾气的运化才能成为津液并布散全身，所以《素问·厥论》说："脾主为胃行其津液者也。"脾气的运化及胃肠的吸收功能虚亏或失调都会影响津液的生成，导致津液不足的病变。

（二）津液的输布

津液的输布主要是依靠脾、肺、肾、肝和三焦等脏腑生理功能的协调配合来完成的。

脾对津液的输布作用，如《黄帝内经》所言"脾气散精"。一方面脾将津液上输于肺，通过肺的宣发肃降，再得以将津液布散全身。另一方面，脾也可以将津液直接向四周布散至全身各脏腑，《素问·玉机真脏论》称脾有"以灌四傍"的生理功能。若脾失健运，津液输布代谢障碍，水液停聚，或为痰饮，或为水肿，胀满痞塞，故《素问·至真要大论》云："诸湿肿满，皆属于脾。"

肺主宣发肃降，通调水道。肺接受脾转输来的津液，一方面通过宣发，将津液向身体外周体表和上部布散，一方面通过肃降，将津液向身体下部和内部脏腑输布，并将脏腑代谢后产生的浊液向肾和膀胱输送，故称"肺为水之上源"。肺气的宣发与肃降，对水液的输布通路有疏通和调节作用，体现了"肺主行水"的生理功能。如若肺气宣发肃降失常，则水液输布道路失去通畅，津液运行障碍，水停气道而发为痰饮，甚则水泛为肿。

肾为水脏，对津液输布代谢起着主宰作用。《素问·逆调

论》云:"肾者水脏,主津液。"一方面是指肾气对人体整个水液输布代谢具有推动和调控作用,从胃肠道吸收水谷精微到脾气运化水液、肺气宣降津液、肝气疏利津行、三焦决渎通利,乃至津液的排泄等,都离不开肾阳的温煦蒸腾的激发作用与肾阴的凉润制热的调控作用。如果肾气虚亏,对津液输布的推动与调控作用出现异常,势必影响津液的正常输布,甚至引起津液输布代谢停止的恶果。另一方面,肾脏本身也是参与津液输布的一个重要环节。由脏腑代谢产生的浊液,通过肺气的肃降作用向下输送到肾和膀胱,经过肾气的蒸化作用,将其中的清者重新吸收而参与全身的水液代谢,将其浊者化为尿液排泄。这一升清降浊作用对维持整个水液输布代谢的平衡协调有着重要意义。

肝主疏泄,调畅气机,气行则水行,保持了水道的畅通,促进了津液输布的通畅。若肝失疏泄,气机郁结,往往影响津液的输布,水液停滞,会产生痰饮、水肿及痰气互结的梅核气、瘿瘤、鼓胀等病证。

三焦为水液和诸气运行的通路。三焦的通利保证了诸多脏腑输布津液的道路通畅,于是津液才能升降出入,在体内正常地流注布散。若三焦水道不利则会导致水液停聚,发为多种病证。

总之,津液在体内的输布主要依赖于肾气的蒸化和调控、脾气的运化、肺气的宣降、肝气的疏泄和三焦的通利。津液的正常输布是多个脏腑生理功能密切协调、相互配合的结果,是人体生理活动的综合体现。

(三) 津液的排泄

津液的排泄主要通过排出尿液和汗液来完成。除此之外,呼气和粪便也会带走一些水分。因此,津液的排泄主要与肾、肺、脾的生理功能有关。由于尿液是津液排泄的最主要途径,

第一章 中医精、气、血、津液、神学说

因此肾脏的生理功能在津液排泄中的地位最为重要。

肾为水脏,肾气的蒸化作用将脏腑代谢产生的下输到肾或膀胱的浊液分为清浊两个部分:清者重新吸收布散至全身,浊者则成为尿液,所以尿液的产生依赖于肾气的蒸化功能。尿液贮存于膀胱,当贮存的尿液达到一定量时,则在肾气的推动激发作用下排出体外。尿液在贮存的过程中不会随时漏出,又有赖于肾气的固摄作用,所以尿液的排泄也依赖于肾气的推动激发功能。由此可见,尿液的生成和排泄均依靠肾气的蒸化等作用,肾在维持人体津液代谢平衡中起着至为关键作用。若肾气的蒸化作用失常,则可引起尿少、尿闭、水肿等津液排泄障碍的病变,正如《素问·水热穴论》所说:"肾者,胃之关也。关门不利,故聚水而从其类也。上下溢于皮肤,故为胕肿。"

肺气宣发,将津液外输于体表皮毛。津液在气的蒸腾激发作用下,形成汗液由汗孔排出体外。虽然汗液的排出有时较明显,有时不甚明显,但汗液的排出仍是津液排泄的另一重要途径。中医学把汗孔称作"气门",说明肺气的宣发功能在津液排泄中作用重要。此外,肺在呼气时也会随之带走一些水液,也是津液排出体外的一个途径。若肺气的生理功能失常,宣发失司,则会出现汗液排泄异常。

大肠排出粪便时也会随糟粕带走一些残余水分,但正常情况下,粪便所含水液的量很少。若脾胃运化及肠道吸收失常,水谷中的精微与糟粕俱下,则粪便稀薄,不但不能吸收饮食水谷之精华,甚至连胃液、肠液也会随之丢失,引起体内津液的损耗,发生伤津或脱液的病变。

总之,津液的生成、输布和排泄过程是诸多脏腑相互协调、密切配合而完成的,其中尤以脾、肺、肾三脏的综合调节最为重要。《景岳全书·肿胀》说:"盖水为至阴,故其本在肾;水化于气,故其标在肺;水惟畏土,故其制在脾。"如果

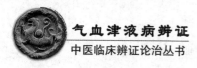

脾、肺、肾及其他相关脏腑的功能失调，则会影响津液的生成、输布和排泄，破坏津液代谢的协调平衡，导致津液或生成不足，或耗损过多，或输布与排泄障碍，水液停滞等病理改变。

三、津液的功能

津液的生理功能主要有两个方面。

（一）滋润濡养

津液是液态物质，有着较强的滋润作用。津液中含有营养物质，又有濡养作用。滋润和濡养二者间相辅相成，难以分割。不过，由于津的质地较清稀，故滋润作用较明显；液的质地较浓稠，濡养作用较明显。

布散于体表的津液能滋润皮毛肌肉，渗入体内的能濡养脏腑，输注于孔窍的能滋润鼻、目、口、耳等官窍，渗注骨、脊、脑的能充养骨髓、脊髓、脑髓，流入关节的能滋润骨节屈伸等。如若津液不足，失去滋润与濡润作用，则会使皮毛、肌肉、孔窍、关节、脏腑，以及骨髓、脊髓、脑髓的生理活动受到影响，脏腑组织的生理结构也可能遭到破坏。

（二）充养血脉

津液入脉，成为血液的重要组成部分。《灵枢·邪客》已说明津液在营气的作用下，共同渗注于脉中，化生为血液，循环全身，发挥滋润、濡养作用。

津液还有调节血液浓度的作用。当血液浓度增高时，津液就渗入脉中稀释血液，并补充血量。当机体的津液亏少时，血中之津液可以从脉中渗出脉外以补充津液。由于这种脉内外的津液互相渗透，使得机体能根据生理病理变化来调节血液浓度，保持正常血量，起到滑利血脉的作用。由于津液和血液都

第一章 中医精、气、血、津液、神学说

是水谷精微所化生,二者之间又可互相渗透转化,故有"津血同源"之说。

另外,津液的代谢对调节机体内外环境的阴阳平衡也起着十分重要的作用。气候炎热或体内发热时,津液会化为汗液向外排泄以散热;天气寒冷或体温低下时,津液因腠理闭塞而不外泄,以维持人体体温的相对恒定。

第五节 神

神既是中医学中的概念,也是中国古代哲学中的概念。在古代哲学范畴中,神是指调控宇宙万物发生发展变化的一种力量,是宇宙的主宰及规律。如《周易·系辞上》云:"阴阳不测谓之神。"《素问·阴阳应象大论》云:"天地之动静,神明为之纲纪,故能生长收藏,终而复始。"《荀子·礼论》云:"列星随旋,日月递炤,四时代御,阴阳大化,风雨博施,万物各得其和以生,各得其养以成,不见其事,而见其功,夫是之谓神。"古代哲学范畴的神是有关宇宙万物发生发展变化的认识,中医学的神是有关人体生命的认识,与古代哲学的神概念有着严格的区别。研究人体之神的概念、生成、作用及其与脏腑、精气血相互关系的理论,即是中医学的神学说。

一、神的基本概念

神是人体生命活动的主宰及其外在总体表现的统称。神有广义、狭义之分。广义之神既是一切生理活动、心理活动的主宰,又包括生命活动外在的体现;狭义之神是指精神、意识、思维等活动。

中医学中,神的概念源于古人对生命的认识。古人在生殖繁衍的过程中观察到男女生殖之精相结合便产生了新的生命,

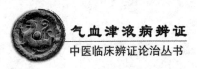

认为这即是神的存在。《灵枢·本神》云:"两精相搏谓之神。"生命之神产生后还需要得到水谷精微和津液的不断滋养才能维持下去,并逐渐发育成长,处于变化之中。如《素问·六节藏象论》云:"五味入口,藏于肠胃,味有所藏,以养五气。气和而生,津液相成,神乃自生。"随着认识的深化,在类比古代哲学中神为宇宙万物之主宰的基础上,神为人体生命之主宰的概念确立了。人体五脏功能的协调,精、气、血、津液的贮藏与输布,情志活动的调畅等都必须依赖神的统帅和调控,由此又产生了神是人体一切生理活动和心理活动的主宰的概念,故《黄帝内经》称心为"君主之官""五脏六腑之大主",并指出"主明则下安""主不明则十二官危"。

中医学中的神与古代哲学中的神,虽然在形成和发展过程中两者相互渗透、相互影响,但在概念内涵和生成来源上是有严格区别的。中医学的神,其产生有着物质依赖性,虽由精生气养而成,但概念、内涵与精、气等物质有明显的不同。

二、神的生成

精、气、血、津液是化神养神的基本物质。神的产生不仅与这些精微物质的充盛及相关脏腑机能的发挥有关,而且与脏腑精气对外界刺激的应答反应密切相关。

(一)精、气、血、津液为化神之源

精、气、血、津液是产生神的物质基础,神是不能脱离这些精微物质而存在的。《素问·八正神明论》云"血气者,人之神";《素问·六节藏象论》云"气和而生,津液相成,神乃自生",都说明精、气、血、津液不仅是构成人体的基本物质,还是神所赖以产生的基本物质。神寓于形体之中,脱离了形体组织的神是不存在的,故《荀子·天论》云:"形具而神生。"脏腑、形体、官窍中充满了精、气、血、津液等物质,

第一章　中医精、气、血、津液、神学说

在脏腑之气的推动和调控作用下，通过这些精微物质的新陈代谢产生的生命活动，可以从形色、眼神、言谈、表情、应答、举止、精神、情志、声息、脉象等方面体现出来，而这些生命活动外在体现的总称即是神。

中医学将神分为神、魂、魄、意、志，分别归藏于"五神脏"。如《素问·宣明五气》云："心藏神，肺藏魄，肝藏魂，脾藏意，肾藏志。"五神产生的物质基础是五脏所藏的精气，如《灵枢·本神》云："肝藏血，血舍魂……脾藏营，营舍意……心藏脉，脉舍神……肺藏气，气舍魄……肾藏精，精舍志。"五脏精气充盛，则五神安藏守舍，而见神识清晰，思维敏捷，反应灵敏，运动灵活，睡眠安好，意志坚定，刚柔相济；五脏精气亏虚，不能化生或涵养五神，可见五神的各种病变。

精、气、血、津液充足，脏腑功能强健则神旺；精、气、血、津液亏耗，脏腑功能衰败则神衰。中医诊病以望神为首要，结合闻声、切脉，将神的盛衰作为了解脏腑精气充实与否的重要标志，并借此预后疾病的吉凶。

（二）脏腑精气对外界环境的应答

在自然环境与社会环境的外界刺激下，人体内部脏腑将做出反应，于是便产生了神。其中，尤以心的生理功能最为重要。心藏神，主宰和协调人体脏腑、形体、官窍的生理活动，同时也主宰人的心理活动，故称心为五脏六腑之大主。《素问·六节藏象论》特别强调说："心者，生之本，神之变（处）也。"因此，以心为主的脏腑，以精、气、血、津液为基础，对外界刺激做出应答。一方面，保持正常的心理活动状态，所谓"精神内守"，并以此主宰和协调机体内部的生理活动；另一方面，使机体与外部环境得到协调统一，体现神的存在。

脏腑精气对外界环境刺激而做出应答反应的结果，表现为

精神、意识和思维活动。人有正常的精神、意识和思维活动，是以心为主的各脏腑的功能活动协调整合的结果。外界事物的信息通过感觉入心，再通过心的忆念活动形成对事物表象的认识，称为意。将忆念保存下来，即通过记忆来累计事物表象认识的过程，称为志。在此基础上酝酿思索，反复分析、比较事物的过程，称为思。在反复思索的基础上，由近而远地估计未来的思维过程，称为虑。最后在上述基础上，准确处理事物，支配行为对事物做出适当反应的措施，称为智。《灵枢·本神》云"所以任物者谓之心，心有所忆谓之意，意之所存谓之志，因志而存变谓之思，因思而远慕谓之虑，因虑而处物谓之智"，反映了人的认知活动。

脏腑精气对外界刺激的应答还可产生不同的情志活动，如《素问·阴阳应象大论》说："人有五脏化五气，以生喜、怒、悲、忧、恐。"怒、喜、忧、思、悲、恐、惊七种情志活动，是人体对外界事物刺激而做出的肯定或否定的情绪体验和情感反应，脏腑精气的盛衰对不同情志的产生起着决定性作用，如《灵枢·本神》云："心气虚则悲，实则笑不休。"《素问·调经论》云："血有余则怒，不足则恐。"此外，《灵枢·本脏》还提到"志意"，指出人的精神意识活动有自我调节和控制能力。这些都说明，神的产生是与脏腑精气的生理作用密切相关的。

三、神的作用

神既是生命活动的主宰，又是生命活动总的体现，对人体生命活动具有重要的调节作用。

（一）调节精、气、血、津液的代谢

神既由精、气、血、津液等作为物质基础而产生，又反作用于这些物质。神具有统领、调控这些物质在体内进行正常代

▶第一章　中医精、气、血、津液、神学说◀

谢的作用。《类经·摄生类》云："虽神由精气而生，然所以统驭精气而为运用之主者，则又在吾心之神。"

（二）调节脏腑的生理功能

脏腑精气产生神，神通过对脏腑精气的主宰来调节其生理功能。以五脏精气为基础物质产生的精神情志活动，在正常情况下对脏腑之气的运行起着调控作用，使之升降出入、运行协调有序。"五脏藏五神"及"五脏主五志"反映了生命存在的形神统一观。神的存在是脏腑生理功能正常与否的反映。某种有针对性的精神活动还能调节脏腑生理功能的紊乱，达到治病、康复的目的。

（三）主宰人体的生命活动

《素问·移精变气论》说："得神者昌，失神者亡。"神的盛衰是生命力盛衰的综合体现，因此，神的存在是人体生理活动和心理活动的主宰。《素问·灵兰秘典论》云："心者，君主之官也，神明出焉。"《素问·宣明五气》云："心藏神。"这些都突出了神在生命活动中的主宰地位。

总之，精、气、血、津液的充盈与运行有序，物质转化与能量转化的代谢平衡，脏腑功能的发挥及相互协调，情志活动的产生与调畅，心理状态的宁静怡然，却病延年的养生之道都离不开神的统帅和调节。神是机体生命存在的根本标志，形离开神则形亡，形与神俱，神为主宰。

第六节　精、气、血、津液与神之间的关系

人体是一个有机的整体，精、气、血、津液与神之间有着相互依存、相互制约的关系。从生命活动上看，人体可分为"形"与"神"两部分。精、气、血、津液均是人体的基本精

微物质,是产生一切机能和维持生命活动的物质基础,皆归属为"形"。人体生命的主宰和总的体现,包括精神、意识和思维活动,统称为"神"。形与神之间相辅相成,相互依附,不可分割。无形则神无以附,无神则形无以活;形为神之宅,神为形之主。形神统一是生命存在的根本保证。《灵枢·本脏》云:"人之血气精神者,所以奉生而周于性命者也。"

人体生命来自于精,生命活动的维持依赖于气,生命活动的体现及主宰即是神。精、气、神三者为人身之"三宝",可分而不可离。如《类证治裁·内景综要》云:"一身所宝,惟精、气、神。神生于气,气生于精,精化气,气化神。故精者身之本,气者神之主,形者神之宅也。"

一、气与血的关系

气与血是人体内的两大基本物质,在人体生命活动中占有很重要的地位,如《素问·调经论》云:"人之所有者,血与气耳。"《景岳全书·血证》云:"人有阴阳,即为血气。阳主气,故气全则神旺;阴主血,故血盛则形强。人生所赖,唯斯而已。"气与血均由人身之精所化,相对言之,气属阳,血属阴,两者具有互根互用的关系。气有推动、激发、固摄等作用,血有营养、滋润等作用,故《难经·二十二难》云:"气主呴之,血主濡之。"气是血液生成和运行的动力,血是气的化生基础和载体,因而有"气为血之帅,血为气之母"之说。

(一)气为血之帅

气为血之帅,包含气能生血、气能行血和气能摄血三个方面。

1. 气能生血

气能生血是指血液的化生离不开气作为动力。血液的化生以营气、津液和肾精作为物质基础。在这些物质的生成及转化

第一章 中医精、气、血、津液、神学说

为血液的过程中,每一个环节都离不开相应脏腑之气的推动和激发,这是血液生成的动力。气能生血还包括营气在血液生成中的作用。营气与津液入脉化血,使血量充足。气之充盛则化生血液的功能增强,血液充足;气之虚亏则化生血液的功能减弱,易导致血虚病变。临床上治疗血虚病变常补气药与补血药配合使用而取效,即是源于气能生血的理论。

2. 气能行血

气能行血是指血液的运行离不开气的推动作用。血液的运行有赖于心气、肺气的推动及肝气的疏泄调畅。《血证论·阴阳水火气血论》云:"运血者,即是气。"气充盛则气机调畅,气行血行,血液的正常运行得以保证。反之,气亏少则无力推动血行,或气机郁滞不能推动血行,从而产生血瘀之病变。再者,气的运行发生逆乱、升降出入失常也会影响血液的正常运行,出现血液妄行的病变,如气逆者血随气升、气陷者血随气下等。故临床治疗血液运行失常之证,常配合补气、行气、降气、升提的药物,即是气能行血理论的实际应用。

3. 气能摄血

气能摄血是指血液能正常循行于脉中离不开气的固摄作用。气能摄血主要体现在脾气统血的生理功能之中。脾气充足,发挥统摄作用,使血行脉中而不至逸出脉外,从而保证血液的正常运行及其濡养功能的发挥。若脾气虚弱,失去统摄,往往导致各种出血证,临床称为"气不摄血"或"脾不统血"。治疗出血证必须用健脾补气之法,益气以摄血。如发生大出血之危重证候,采用大剂补气药物以摄血也是这一理论的应用。

气能生血、行血和摄血的三个方面体现了气对血的统率作用,故概括地称之为"气为血之帅"。

(二) 血为气之母

血为气之母包含血能养气和血能载气两个方面。

1. 血能养气

血能养气是指气的充盛及其功能发挥离不开血液的濡养。在人体各个部位中，血不断地为气的生成和功能活动提供营养，故血足则气旺。人体脏腑、肢节、官窍等任何部位，一旦失去血的供养，便可出现气虚衰少或气的功能丧失的病变。血虚患者往往兼有气虚的表现，其道理即在于此。

2. 血能载气

血能载气是指气存于血中，依附于血而不至散失，赖血之运载而运行全身。《血证论·吐血》云："血为气之守。"《张氏医通·诸血门》云："气不得血，则散而无统。"说明气依附于血而得以存在体内，并以血为载体而运行全身。因此，血液虚少的患者也就会出现气虚的表现。大失血的患者，气也会随之大量丢失，表现为气涣散不收、漂浮无根的气脱之象，此称为"气随血脱"。

血能养气与血能载气体现了血对于气的基础作用，故称之为"血为气之母"。

总之，血属阴，气属阳。气血阴阳之间协调平衡，生命活动得以正常进行。反之，"血气不和，百病乃变化而生"（《素问·调经论》）。因此，调节气血之间的关系，使其恢复协调平衡的状态是治疗疾病的常用法则之一。

二、气与津液的关系

气与津液相对而言，气属阳，津液属阴。气与津液的关系类似于气与血的关系，津液的生成、输布和排泄有赖于气的推动、固摄作用和气的升降出入运动，而气在体内的存在及运动变化也离不开津液的滋润和运载。

第一章　中医精、气、血、津液、神学说

(一) 气能生津

气是津液生成的动力,津液的生成依赖于气的推动作用。津液来源于饮食水谷。饮食水谷经过脾胃运化、小肠分清别浊、大肠主津等一系列脏腑生理活动后,其中精微的液体部分被吸收,化生津液以输布全身。津液在生成的一系列气化过程中,诸多脏腑之气,尤其是脾胃之气起着至关重要的作用。脾胃等脏腑之气充盛,则化生津液的力量强,人体津液充足。若脾胃等脏腑之气虚亏,则化生津液的力量弱,会导致津液不足之证的发生,治疗时往往采取补气生津之法。

(二) 气能行津

气是津液在体内正常输布运行的动力,津液的输布、排泄等离不开气的推动和升降出入运动。津液由脾胃化生之后,经过脾、肺、肾及三焦之气的升降出入运动,推动津液输布到全身各处,以发挥其生理作用。此后,通过代谢所产生的废液和人体多余的水分转化为汗、尿或水汽排出体外。津液在体内输布、转化及排泄的过程都是通过气化完成的。若气虚,推动作用减弱,气化无力进行,或气机郁滞不畅,气化受阻都可引起津液的输布、排泄障碍,形成痰、饮、水、湿等病理产物,称之为"气不行水"或"气不化水"。要消除这些病理产物及其产生的病理影响,常需将利水湿、化痰饮之法与补气、行气之法并用,所谓"治痰先治气""治湿兼理脾"即是气能行津理论的具体应用。

(三) 气能摄津

气的固摄作用可以防止体内津液无故地大量流失,气通过对津液排泄的有节控制,维持着体内津液量的相对恒定。例如,卫气司汗孔开合,固摄肌腠,不使津液过多外泄;肾气固摄下窍,使膀胱正常贮尿,不使津液过多排泄等,都是气对于

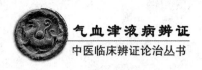

津液发挥固摄作用的体现。如若气的虚亏，固摄力量减弱，则会出现诸如多汗、自汗、多尿、遗尿、小便失禁等病理现象，临床上往往采取补气方法以控制津液的过多外泄。

（四）津能生气

由饮食水谷化生的津液，通过脾脏的升清散精，上输于肺，再经肺之宣降，通调水道，下输于肾和膀胱。津液在输布过程中受到各脏腑阳气的蒸腾温化，可以化生为气，以输布于脏腑、组织、形体、官窍，促进正常的生理活动。因此，津液亏耗不足，也会引起气的衰少。

（五）津能载气

津液是气运行的载体之一。在血脉之外，气的运行必须依附于津液，否则也会使气漂浮失散而无所归，故说津能载气。因此，津液的丢失，必定导致气的损耗，例如暑热病证，不仅伤津耗液，而且气亦随汗液外泄，出现少气懒言、体倦乏力的气虚表现。而当大汗、大吐、大泻等津液大量丢失时，气亦随之大量外脱，称之为"气随津脱"。清尤在泾《金匮要略心典·痰饮》也说："吐下之余，定无完气。"可见，汗、吐、下等丢失津液的同时，气必然受到耗损。因此，临床中在使用汗法、下法和吐法时，必须做到有所节制，中病即止，勿过多使用而导致变证。

由于津液是气的载体，气依附于津液得以运行，因而津液输布代谢正常，则气机调畅，谓津行则气行；当津液输布运行受到阻碍时，往往会引起气机阻滞不畅，谓津停则气滞。"津停气滞"与"气不行水"的病理变化互为因果，二者相互影响，往往形成恶性循环，使病情加重，因此为了提高疗效，必须利水药与行气药同时使用。

三、精、血、津液之间的关系

精、血、津液都是液态物质，与气相对而言，性质均属阴。在生理上，精、血、津液三者之间存在着相互化生、相互补充的关系；在病理上，三者间往往相互影响。这种一荣俱荣、一衰俱衰的关系集中地体现于"精血同源"和"津血同源"的理论之中。

（一）精血同源

精与血均由水谷精微化生和充养，化源相同；两者之间又相互资生，相互转化，都具有濡养和化神等作用。精与血的这种化源相同而又相互资生的关系称为精血同源。

精是化生血液的基本物质之一。先后天之精分藏于脏腑之中，则为脏腑之精。脏腑之精融入血液则化而为血。如肝精、心精分别融入肝血和心血之中而化为肝血和心血；脾精即脾运化吸收的水谷之精，其中的精专部分化为营气，清稀部分化为津液，营气与津液入脉化血；肾精在肝肾之气的推动作用下，入肝而化为血。先后天之精充足，脏腑之精充盛，则全身血液充盈。

因为肾为藏精之脏，故肾精化血的意义更为重要。肾精化血，荣养头发，故称发为肾之外华，又为血之余。因此，肾精亏耗则会出现血虚的病证表现，也会有头发枯槁脱落之候。

血液以后天水谷精微为主要生成来源，肾精有赖后天水谷之精不断充养，血液可化生为精，以不断补充和滋养肾之所藏，使肾精充实。故血液充盈则精足，血液虚少则精亏。

肾藏精，肝藏血，精能生血，血可化精，这种精血之间相互滋生、相互转化的关系既可称为"精血同源"也可称为"肝肾同源"。

（二）津血同源

血和津液均由饮食水谷精微所化生，都有滋润濡养作用，二者之间可以相互资生，相互转化，这种关系称为"津血同源"。

津液是血液化生的组成部分，中焦水谷化生的津液，在心、肺的作用下进入脉中，与营气相合，变化为血。如《灵枢·决气》云："中焦受气取汁，变化而赤，是谓血。"另外，布散于肌肉、腠理等处的津液可以不断地渗入孙络，以化生和补充血液。如《灵枢·痈疽》云："中焦出气如露，上注溪谷，而渗孙脉，津液和调，变化而赤为血。"因此，当饮食水谷摄入不足，脾胃功能虚弱，或大汗、大吐、大泻，或严重烧烫伤时，脉外津液不足，不仅不能进入脉内以补充化生血液，脉内的津液成分反而会渗出脉外，以图补充津液的亏耗，从而导致血液亏少，血液浓稠、流行不畅的病变。此时不能采用放血或破血之法，以防血液和津液进一步耗伤，故《灵枢·营卫生会》云："夺汗者无血。"

血液行于脉中，脉中津液可以渗出脉外而化为津液，既可濡润脏腑组织和官窍，也可弥补脉外津液之不足，有利于津液的输布代谢。其中，津液可化为汗液排出体外，故又有"血汗同源"之说。若血液亏耗，尤其是失血时，脉中血少，不能化为津液，反而需要脉外津液进入脉中，因而可导致津液不足的病变。此时，失血者禁用发汗之法，以防津液与血液进一步耗损而导致恶果，故《灵枢·营卫生会》说："夺血者无汗。"《伤寒论》中也有"衄家不可发汗"和"亡血家不可发汗"的告诫。

总之，津液进入脉中，与营气结合，便化生血液；血液中的津液，与营气分离而渗出脉外，便化为津液。脉中脉外，有进有出，有分有合，就是津液与血液相互转化的生理病理

第一章 中医精、气、血、津液、神学说

基础。

四、精、气、神之间的关系

精、气、神三者之间存在着相互依存、相互为用的关系。精可化气，气能生精，精与气之间相互化生；精、气生神，精、气养神，精与气是神的物质基础，而神又统驭精与气。因此，精、气、神三者之间可分不可离，称为人身"三宝"。

（一）气能生精摄精

气的运行不息能促进精的化生。肾中所藏之精以先天之精为基础，且赖后天水谷之精的不断充养才得以充盛。只有全身脏腑之气充足，功能正常，才可运化吸收饮食水谷精微，使五脏六腑之精充盈，流注于肾而藏之，因而精的化生依赖于气的充盛。

气不但能促进精的化生，而且还能固摄精，使精聚而充盈，不至于无故耗损外泄。这是气的固摄作用的体现。气虚则精的化生不足，或精不固聚可导致精亏、失精的病证，故临床治疗常采用补气生精、补气固精之法。

（二）精能化气

人体之精在气的推动激发作用下可化生为气。各脏腑之精化生各脏腑之气，而藏于肾中的先天之精化为元气，水谷之精化为谷气。精为气化生的本原，精足则人身之气得以充盛，分布到各脏腑经络，则各脏腑经络之气亦充足；各脏腑之精充足，则各脏腑之气化生充沛，故能推动和调控各脏腑、形体、官窍的生理活动。精足则气旺，精亏则气衰。临床中精虚和失精的患者常常同时见有气虚的表现。

（三）精气化神

精与气都是神得以化生的物质基础，神必须得到精和气的

滋养才能正常发挥作用。精盈则神明,精亏则神疲,故《黄帝内经》倡导"积精全神"以养生。气充则神明,气虚则神衰,故称气为"神之母"。

总之,神是生命活动的主宰,精与气,以至包括血、津液等都是产生神的物质基础。这些人体的基本物质属于人的形体。形体是第一性的,是根本。神寓于形体之中,脱离形体的神是不存在的。

（四）神驭精气

神以精气为物质基础,但神又能驭气统精。明·汪绮石《理虚元鉴》云:"夫心主血而藏神者也,肾主志而藏精者也。以先天生成之体质论,则精生气,气生神;以后天运用之主宰论,则神役气,气役精。"人体脏腑、形体、官窍的功能活动及精、气、血等物质的新陈代谢都必须受神的调控和主宰。形乃神之宅,神乃形之主。神安则精固气畅,神荡则精失气衰,故有"得神者昌,失神者亡"之说。精神意识活动对形体健康的反作用这一辩证观点无疑是正确的。

总之,精、气与神的辩证关系是对立统一关系。中医学的形神统一观是养生防病、延年益寿,以及诊断、治疗、推测病势的重要理论依据。因此,《素问·上古天真论》云:"形与神俱,而尽终其天年。"又云:"独立守神,肌肉若一,故能寿敝天地,无有终时。"

附：研究进展

1. 关于精概念的研究

近年来,对精的概念内涵及其与气的关系有较多讨论:①中医学中,精与气是相对等的独立概念,精不包含气,气也不包含精。人体中,精是禀受于父母的生命物质与后天获得的水谷精微相融合而藏于脏腑中的液态精华物质,是生命的本原,是构成人体和维持人体生命活动的最基本物质。气是活力很

第一章 中医精、气、血、津液、神学说

强、运行不息的极细微物质。气由精化,是生命的维系。②中医学的精与古代哲学的精在概念上是有严格区别的。前者是有关人体生命的具体概念,源于古人对生殖之精的认识;后者是有关宇宙本原的抽象认识,源于"水地说"。③精藏于五脏的概念。五脏皆藏精,非独肾脏。由于肾藏先天之精和部分后天之精,故强调肾为藏精之脏,但不能否认其他脏腑也藏精。脏腑之精是化生脏腑之气的物质基础,脏腑之气是推动和调控脏腑功能活动的动力。

2. 关于气概念的研究

近十年来,对气的概念规范问题进行了讨论,明确强调气是物质概念。气是一个有质的基本物质,但是肉眼不能直接见到。这种无形之气不同于精、血、津液所具有容易被察觉的形质,而只能看到气的运动变化所引起的种种生理病理现象,所以气的物质性易被忽略。气是一种能够发挥功能作用的物质,而不只是功能活动。虽然气的表现形式不一,但基本含义只有一个,不能具有物质与功能的双重含义。

中医学从气的运动中察觉气的存在,为突出气的运动性,有人追溯了"气机"一词的产生背景,认为其概念的产生受到宋元哲学思想的影响和临床应用所需,故将"气机"指为人体中运动不息的气,即人体中升降浮沉、出入周转维系生命活动的气。

为了全面表述气的生理功能,有人引用古代哲学"气分阴阳"的概念,将人体之气分为阴阳二气:具有推动、温煦、兴奋、升发等作用的部分称为阳气,具有宁静、凉润、抑制、沉降等作用的部分称为阴气。阳气与阴气的作用对立统一、协调平衡,气的生理功能才能正常发挥,脏腑经络的功能才能正常进行。过于强调阳气的推动、温煦等作用,忽视阴气的宁静、凉润等作用,是"重阳"思想的反映,与阴阳平衡协调

思想是相悖的。

气是人体生命活动中不可缺少的基本物质，它所显示的对人体生命观富有指导实践价值的特色有四个方面：①一元多体，人与天地相参。②气化变易，生命恒动，有气则生，无气则死。③体用不二，气之体与气之用不可分割。④强调整体，生克制化。

进一步而言，气在人体整个生命活动中，一方面促进免疫组织和免疫细胞的形成，发挥调节免疫平衡、确保免疫功能稳定的作用；一方面通过与精、神的密切关系，组成维持生命系统代谢的精、气、神三大要素。精、气、神学说与现代生化代谢中的物质－能量－信息自组织系统存在着特异的逻辑关系和有趣的理论重叠，精、气、神是生命体系维持其高度有序的终极基础。因此，气在人体生命活动中有十分重要的作用，是人身之根本。

3. 关于气实质的研究

近年来，对气实质的研究范围很广，涉及哲学、分子生物学、物理学、免疫学等多个学科，并取得了一定成效，所获得的数据对揭示气的实质具有一定帮助。具有代表性的研究有以下几种。

（1）气与"场"说：有人认为，气与近代物理学中量子场的概念有惊人的相似之处，提出"作为万物本原的元气，就相当现代物理学中的统一场"。"元气是连续物质世界的本原，它以两种不同的形态存在，即弥散态和聚集态。弥散态是元气散而未聚、未成形质、无形无象、能量密度低的本然状态；聚集态则是元气聚而成形、有形有象、能量密度高的能量激发态或能量凝聚区"。人是一个具有耗散结构的超级系统，存在着控制整体行为的各种分系统。但其中任何一个系统都不足以代表人体的整体状态，而人体气（场）就处于统帅全局

第一章　中医精、气、血、津液、神学说

的最重要位置,是能代表人体整体状态系统的。人体气场是类似于电磁场,但内涵更为广泛的无形的场。人体气场具有复杂的结构,具有开放性、可变性、层次和级别性、自然调控性和信息性等特征。

(2) 气与"熵"说:有人运用现代科学熵理论对中医学中的"气"进行阐述,认为人体系统中气是物质、能量、信息三个量综合运动的概括,中医将"气"升华到了与生命互为转化的高度,气是生命的本质。中医对气的认识体现了取象运数的特点,"即将动态属性、功能关系、行为方式相同相近或相互感应的'象'归为同类,按照这个原则,可以类推世界万物"。"运数之'数',实质上就是'象',它并不偏向定量,而是偏向定性"。气机的升降出入运动是熵流代谢过程,气机调畅意味着人体处于低熵有序的健康状态。气是信息的载体,具有传递、保存、交换的性能。信息也可给以量的规定,从熵理论发展而来的信息论指明,"信息就是负熵"。因此,以熵理论解释气的结构生理是必要的。熵包括了气的功能与物质性,熵理论与气的关系探讨为中医学气的定量化研究提供了一种可能性。

(3) 气与生物能:有人从近代医学基础理论和中药药理学角度探讨气的实质与近代生物能学有关内容的联系,认为气与三磷酸腺苷(ATP)的前体物质都是食物和空气(氧),具有共性的物质基础;中医学对气的功能的认识与ATP的生物功能内涵有许多共同之处;气或ATP生物能都具有专一性。有人将中医学的气理论与人体的线粒体能量代谢进行比较,提出人体的气与人体的线粒体关系密切,线粒体可能为人体气的重要组成部分。

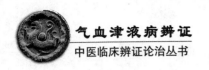

第二章 气血津液辨证

《中医诊断学》的病性辨证中有"辨气血证候"与"辨津液证候",现合称为气血津液辨证。

第一节 辨气血证候

辨气血证候是根据患者所表现的症状、体征等,对照气血的生理、病理特点,分析、判断疾病中有无气血亏损或运行障碍的证候存在。

气血证候的分类,一方面为气血的亏虚,主要包括气虚证、血虚证,属虚证范畴,气脱证、血脱证、气陷证、气不固证一般是气血虚的特殊表现;另一方面为气血的运行失常主要有气滞证、血瘀证,一般属实证范畴,所谓气逆证、气闭证一般属气滞范畴。血热证、血寒证实际为血分的热证、寒证。

气与血密切相关,病理上二者常互相影响,或者同时发病,或者互为因果。临床常见的气血同病证候有气血两虚证、气滞血瘀证、气不摄血证、气随血脱证、气虚血瘀证等。

一、气虚类证

气虚类证包括气虚证、气陷证、气不固证、气脱证。

(一)气虚证

气虚证是指元气不足,气的推动、固摄、防御、气化等功能减退或脏器组织的机能减退,以气短、乏力、神疲、脉虚等为主要表现的虚弱证候。

【临床表现】气短声低,少气懒言,精神疲惫,体倦乏力,脉虚,舌淡嫩,或头晕目眩,自汗,动则诸症加重。

【证候分析】形成气虚证的原因主要有久病、重病、劳累过度等,使元气耗伤太过;先天不足,后天失养致元气生成匮乏;年老体弱,脏腑机能减退而元气自衰。

因元气不足,脏腑机能衰退,故气短、声低、微言、神疲、乏力;气虚不能推动营血上荣则头晕目眩、舌淡嫩;卫气虚弱,不能固护肤表,故自汗;"劳则气耗",故活动劳累则诸症加重;气虚鼓动血行之力不足,故脉象虚弱。

元气亏虚以某脏腑机能减退所表现的证候为主者,临床常见证有心气虚证、肺气虚证、脾气虚证、肾气虚证、胃气虚证、肝胆气虚证等,甚至可为多脏气虚证候同在。

气陷证、气不固证、气脱证等常是气虚的特殊表现。

气虚可导致多种病理变化,如气虚功能减退,运化无权,推动无力,可导致营亏、血虚、阳虚、生湿、生痰、水停、气滞、血瘀,以及易感外邪等。气虚还可与血虚、阴虚、阳虚、津亏等相兼为病,而为气血两虚证、气阴两虚证、阳气亏虚证、津气亏虚证等。

气虚证的辨证依据是病体虚弱,以神疲、乏力、气短、脉虚为主要表现。

(二) 气陷证

气陷证是指气虚无力升举、清阳之气下陷、以自觉气坠或脏器下垂为主要表现的虚弱证候。

【临床表现】头晕眼花,气短疲乏,脘腹坠胀感,大便稀溏,形体消瘦,或见内脏下垂、脱肛、阴挺等。

【证候分析】气陷多是气虚的发展,或为气虚的一种特殊表现形式,一般指脾(中)气的下陷。

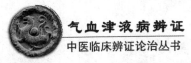

清阳之气不升则觉气短、气坠、头晕眼花；气陷机体失却营精充养则见神疲乏力，形体消瘦；脾失健运，水谷精微下趋则见大便稀溏；气陷无力升举，不能维持脏器正常位置，故脱肛坠胀，甚至出现内脏下垂。

气陷证的辨证依据是体弱而瘦，以气短、气坠、脏器下垂为主要表现。

(三) 气不固证

气不固证是指气虚失却固摄之能，以自汗或大便、小便、经血、精液、胎元等不固为主要表现的虚弱证候。

【临床表现】气短，疲乏，面白，舌淡，脉虚无力；或自汗不止；或流涎不止；或遗尿，余溺不尽，小便失禁；或大便滑脱失禁；或妇女崩漏，或滑胎、小产；或男子遗精、滑精、早泄等。

【证候分析】气不固包括不能固摄津液、血液、小便、大便、精液、胎元等。辨证是有气虚证的一般证候表现，并有"不固"的证候特点。气不摄血可导致妇女崩漏和各种慢性出血；气不摄津可表现为自汗、流涎；气虚不能固摄二便，可见遗尿、余溺不尽、小便失禁，或大便滑脱失禁；气不摄精可见遗精、滑精、早泄；气虚胎元不固可导致滑胎、小产。

气不固证的辨证依据是病体虚弱，以疲乏、气短、脉虚及自汗或二便、经、精等不固为主要表现。

(四) 气脱证

气脱证是指元气亏虚已极，急骤外泄，以气息微弱、汗出不止等为主要表现的危重证候。

【临床表现】呼吸微弱而不规则，汗出不止，口开目合，全身瘫软，神识不清，二便失禁，面色苍白，口唇青紫，脉微，舌淡，苔白润。

【证候分析】气脱证可由气虚证、气不固证发展而来,也可在大汗、大吐、大泻或大失血、出血中风等情况下出现"气随津脱""气随血脱";或长期饥饿、极度疲劳、暴邪骤袭等状态下发生。

真气欲脱则心、肺、脾、肾等脏腑之气皆衰。气息微弱欲绝、汗出不止为肺气外脱之征;面白、脉微、神识不清为心气外越之象;二便失禁为肾气欲脱表现;全身瘫软、口开、手撒为脾气外泄之征。

气脱证的辨证依据是病势危重,以气息微弱、汗出不止、脉微等为主要表现。

二、血虚类证

血虚类证包括血虚证和血脱证。

(一)血虚证

血虚证是指血液亏虚,不能濡养脏腑、经络、组织,以面、睑、唇、舌色白,脉细为主要表现的虚弱证候。

【临床表现】面色淡白或萎黄,眼睑、口唇、舌、爪甲颜色淡白,头晕,或眼花、两目干涩,心悸,多梦,健忘,神疲,手足发麻,或妇女月经量少、色淡、愆期甚或经闭,脉细无力等。

【证候分析】导致血虚的原因主要有两个方面:一是血液耗损过多,新血未及时补充,主要见于各种出血之后,或久病、大病之后,或劳神太过,阴血暗耗,或虫积肠道耗吸营血等;二是血液生化不足,可见于脾胃运化功能减退,或进食不足,或脏腑功能减退不能化生血液,或瘀血阻塞脉络,使局部血运障碍,影响新血化生,即所谓"瘀血不去新血不生"等。

血液亏虚,脉络空虚,形体组织缺乏濡养荣润则颜面、眼睑、口唇、舌、爪甲颜色淡白,脉细无力;血虚脏器、组织得不到充足营养则头晕、眼花,两目干涩,心悸,手足发麻,妇女月经量少、色淡;血虚失养致心神不宁,症见多梦、健忘、神疲等。

血虚证主要是指心血虚证和肝血虚证,并可有血虚肠燥证、血虚肤燥生风证等。

血虚可与气虚、阴虚、血瘀等相兼并存,而为气血两虚证、阴血亏虚证、血虚夹瘀证。血虚进一步发展可致血脱。

血虚证的辨证依据是病体虚弱,以肌肤黏膜颜色淡白、脉细为主要表现。

(二) 血脱证

血脱证是指突然大量出血或长期反复出血,血液亡脱,以面色苍白、心悸、脉微或芤为主要表现的危重证候。

【临床表现】面色苍白,头晕,眼花,心悸,气短,四肢逆冷,舌色枯白,脉微或芤等。

【证候分析】导致血脱证的主要原因是突然大量出血,诸如呕血、便血、崩漏、外伤失血等,也可以因长期失血、血虚进一步发展而成,所以大失血、严重血虚等病史可以作为血脱证的主要诊断依据。

血液大量耗失,血脉空虚,不得荣润,则见面色苍白、舌色枯白,脉微或芤;血液亡失,心脏、清窍失养,则见心悸、头晕、眼花等症;气随血脱,阳气失却温养故见肢体逆冷。

血脱证的辨证依据是有血液严重损失的病史,以面色苍白、脉微或芤为主要表现。

气脱证、血脱证、亡阳证、亡阴证皆属疾病发展到濒危阶段的证候,且常可相互影响而同时存在,临床不易严格区分,诊断时主要是辨别何种亡脱在先。亡阳、血脱、气脱均见面色苍白、脉微,亡阴、亡阳、气脱均有汗出的特点。亡阴证有身热烦渴的特征,亡阳证以身凉肢厥为特征,气脱证以气息微弱尤为突出，血脱证有血液大量耗失的病史。

三、气滞类证

气滞类证包括气滞证、气逆证和气闭证。

（一）气滞证

气滞证是指人体某一部分或某一脏腑、经络的气机阻滞，运行不畅，以胀闷疼痛为主要表现的证候。

【临床表现】胸胁、脘腹等处或损伤部位的胀闷或疼痛，疼痛性质可为胀痛、窜痛、攻痛，症状时轻时重，部位不固定，按之一般无形，痛胀常随嗳气、肠鸣、矢气等而减轻，或症状随情绪变化而增减，脉象多弦，舌象可无明显变化。

【证候分析】引起气滞证的原因主要有三方面：一是情志不舒，忧郁悲伤，思虑过度，而致气机郁滞；二是痰饮、瘀血、宿食、蛔虫、砂石等病理物质的阻塞，或阴寒凝滞，湿邪阻碍，外伤络阻等都能导致气机郁滞；三是脏气虚弱，运行乏力而气机阻滞。

气滞证候的主要机理是气的运行发生障碍，气机不畅则痞胀，障碍不通则疼痛，气得运行则症减，故气滞以胀闷、疼痛为主要临床表现。

临床常见的气滞证有肝气郁结证、胃肠气滞证、肝胃气滞证等，并表现出各自的证候特征。

气滞常可导致血行不畅而形成气滞血瘀，气机郁滞日久，可以化热、化火；气机不利，可影响水液代谢而产生痰湿、水液内停。气滞一般是气逆、气闭的病理基础。

气滞证的辨证依据是以胸胁脘腹或损伤部位的胀闷、胀痛、窜痛为主要表现。

（二）气逆证

气逆证是指气机失调，气上冲逆，以咳嗽喘促、呃逆、呕

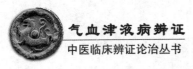

吐等为主要表现的证候。

【临床表现】咳嗽频作，呼吸喘促；呃逆、嗳气不止，或呕吐、呕血；头痛、眩晕，甚至昏厥、咯血等。

【证候分析】气逆一般是在气滞基础上的一种表现形式，主要是指肺胃之气不降而上逆，或肝气升发太过而上逆。导致气逆的原因有外邪侵袭、痰饮瘀血内停、寒热刺激、情志过激等。

由于气逆证有肺气上逆、胃气上逆、肝气上逆的不同，故可表现出不同的证候。肺气上逆以咳喘为主症；胃气上逆以呃逆、呕恶、嗳气等为主症；肝气上逆以头痛眩晕、昏厥、呕血或咯血等为主症。

其实气逆只是一种病机，并不是一个证名，临床应注意辨别病因，再加病位，气逆从而构成完整的辨证诊断，如胃寒气逆证、胃火气逆证、痰饮内阻证、肺气上逆证、肝火气逆证等。

气逆证的辨证依据是以咳喘或呕吐、呃逆等为主要表现。

(三) 气闭证

气闭证是指邪气阻闭神机或脏器、官窍，以突发昏厥或绞痛为主要表现的实性急重证候。

【临床表现】突然发生势急、症重之昏厥，或内脏绞痛，或二便闭塞，呼吸气粗，声高，脉沉弦有力等。

【证候分析】形成气闭证的主要原因有强烈精神刺激，使神机闭塞；砂石、虫、痰等阻塞脉络、管腔，导致气机闭塞；溺水、电击等意外事故，致使心、肺气闭。

极度精神刺激，神机闭塞，则见突发昏厥；痰浊、瘀血、砂石、蛔虫等阻塞脉络、管腔等，导致气机闭塞，则突发绞痛，或见二便不通；证因邪实所致，病体不虚，故声高而息粗，脉沉弦有力。

气闭证的辨证依据是以突发昏厥或绞痛、二便闭塞、息粗、脉实为主要表现。

四、血瘀证

血瘀证是指瘀血内阻,血行不畅,以固定刺痛、肿块、出血、瘀血无脉征为主要表现的证候。

【临床表现】有疼痛、肿块、出血、瘀血无脉征等方面的证候。其疼痛特点为刺痛、痛处拒按、固定不移、常在夜间痛甚;肿块的性状是在体表者包块色青紫,腹内者触及质硬而推之不移;出血的特征是出血反复不止,色紫暗或夹血块或大便色黑如柏油状,或妇女血崩、漏血;瘀血无脉征主要有面色黧黑,或唇甲青紫,或皮下紫斑,或肌肤甲错,或腹露青筋,或皮肤出现丝状红缕,或舌有紫色斑点、舌下络脉曲张,脉多细涩或结、代、无脉等。

【证候分析】产生瘀血的原因可有多个方面,一是外伤、跌仆及其他原因造成的体内出血,离经之血未及时排出或消散瘀积于内;二是气滞而血行不畅,以致血脉瘀滞;三是血寒而使血脉凝滞,或血热而使血行壅聚或血受煎熬,血液浓缩黏滞,致使脉道淤塞;四是湿热、痰浊、砂石等有形实邪压迫、阻塞脉络,以致血运受阻;五是气虚及阳虚而运血无力,血行迟缓。

血瘀证的机理主要为瘀血内积,气血运行受阻,不通则痛,故有刺痛、固定又拒按等特点;夜间阳气内藏,阴气用事,血行较缓,瘀滞益甚,故夜间痛增;血液瘀积不散而凝结成块,则见肿块紫暗、出血紫暗成块;血不循经而溢出脉外,则见各种出血并反复不止;血行障碍,气血不能濡养肌肤,则见皮肤干涩、肌肤甲错;血行瘀滞,则血色变紫变黑,故见面色黧黑、唇甲青紫;脉络瘀阻,则见络脉显露、丝状红缕、舌现斑点、脉涩等。

瘀血可阻滞于各种脏器、组织，而有不同的血瘀证名，如心脉瘀阻证、瘀阻脑络证、胃肠血瘀证、肝经血瘀证、瘀阻胞宫证、瘀滞胸膈证、下焦瘀血证、瘀滞肌肤证、瘀滞脉络证等，并表现出各自脏器、组织的证候特点。

血瘀与气滞可互为因果，或同时为病，而为气滞血瘀证或血瘀气滞证，简称瘀滞证。血瘀可与痰、热等合并为病，而为瘀痰互结证、瘀热互结证。瘀血内阻还可导致血虚、水停等病理改变。

血瘀证的辨证依据是以固定刺痛、肿块、出血、瘀血无脉征为主要表现。

五、血热证

血热证是指火热内炽，侵迫血分，以身热口渴、斑疹吐衄、烦躁谵语、舌绛、脉数等为主要表现的实热证候，即血分的热证。

【临床表现】身热夜甚，或潮热，口渴，面赤，心烦，失眠，躁扰不宁，甚或狂乱、神昏谵语，或见各种出血色深红，或斑疹显露，或为疮痈，舌绛，脉数疾等。

【证候分析】血热证的形成，一是外感热邪，或感受他邪化热，传入血分；二是情志过激，气郁化火，或过食辛辣燥热之品，火热内生，侵扰血分。

热在血分，血行加速，脉道扩张，则见面红目赤，舌绛，脉数疾；血热迫血妄行，可见各种出血；血热内扰心神，而见心烦，失眠，躁扰不宁，甚则狂乱、神昏谵语；热邪内犯营血，灼肉腐血，可见疮痈脓疡；身热夜甚、口渴为热邪升腾、耗伤津液之象。

血热证常见于外感温热病中，即卫气营血辨证中的血分证；也可见于外科疮疡病、妇科月经病、其他杂病之中。

血热证的辨证依据是以身热口渴、斑疹吐衄、烦躁谵语、舌绛、脉数等为主要表现。

六、血寒证

血寒证是指寒邪客于血脉，凝滞气机，血行不畅，以患处冷痛拘急、畏寒、唇舌青紫，妇女月经后期、经色紫暗夹块等为主要表现的实寒证候，即血分的寒证。

【临床表现】畏寒，手足或少腹等患处冷痛拘急、得温痛减，肤色紫暗发凉，或为痛经、月经愆期、经色紫暗、夹有血块，唇舌青紫，苔白滑，脉沉迟、弦涩等。

【证候分析】血寒证主要因寒邪侵犯血脉，或阴寒内盛，凝滞脉络而成。

寒凝脉络，气血运行不畅，阳气不得流通，组织失于温养，故常表现为患处的寒冷、疼痛，寒性凝滞收引，故其痛具有拘急冷痛、得温痛减的特点。肤色紫暗，月经后期、经色紫暗、夹有血块，唇舌青紫，脉沉迟弦涩等，均为血行不畅之瘀血征象。

血寒证属实寒证的范畴，寒滞肝脉证、寒凝胞宫证、寒凝脉络证等均属于血寒证。

血寒证的辨证依据是以患处冷痛拘急、畏寒、唇舌青紫，妇女月经后期、经色紫暗夹块等为主要表现。

七、气血同病证类

气病或血病发展到一定的程度往往影响到另一方的生理功能而发生病变，从而表现为气血同病证候。

临床常见的气血同病证候有气滞血瘀证、气虚血瘀证、气血两虚证、气不摄血证和气随血脱证等。

各证的临床表现，一般是两个基本证候的相合而同时存在。气滞血瘀证、气血两虚证的病机常常是互为因果；气虚血瘀证、气不摄血证一般是气虚在先、为因、为本，血瘀或出血在后、为果、为标，但其证候表现则不一定前者重、后者轻；气随血脱证则是因大失血而致血脱在先，然后元气随之消亡，病势危急。

第二节 辨津液证候

辨津液证候是根据患者所表现的症状、体征等，对照津液的生理、病理特点，通过分析，辨别疾病当前病理本质中是否有津液亏虚或运化障碍的证候存在。

津液证候包括津液亏虚证和水液停聚而形成的痰证、饮证、水停证及湿证。

一、痰证

痰证是指痰浊内阻或流窜，以咳吐痰多、胸闷、呕恶、眩晕、体胖，或局部有圆滑包块，苔腻、脉滑等为主要表现的证候。

【临床表现】常见咳嗽痰多，痰质黏稠，胸脘痞闷，呕恶，纳呆，或头晕目眩，或形体肥胖，或神昏而喉中痰鸣，或神志错乱而为癫、狂、痴、痫，或某些部位出现圆滑柔韧的包块等，舌苔腻，脉滑。

【证候分析】痰是体内水液停聚凝结而形成的一种质稠浊而黏的病理产物。形成痰的原因很多，如外感六淫、饮食不当、情志刺激、过逸少动等，影响肺、脾、肾等脏的气化功能，以致水液未能正常输布而停聚凝结成痰。由痰浊停聚所导致的证候，是为痰证。

"脾为生痰之源，肺为贮痰之器"。说明痰的生成与脾的运化功能失常，水湿不化而凝聚密切相关；痰浊最易内停于肺，而影响肺气的宣发肃降，故痰证以咳吐痰多、胸闷等为基本表现。痰浊中阻，胃失和降，可见脘痞、纳呆、泛恶呕吐痰涎等症；痰的流动性小而难以消散，故常凝积聚于某些局部而形成圆滑包块；痰亦可随气升降，流窜全身，如痰蒙清窍则头晕目眩；痰蒙心神则见神昏、神乱；痰泛于肌肤，则见形体肥胖；苔腻、脉滑等为痰浊内阻的表现。

根据痰的性状及兼症的不同，痰证有寒痰、热痰、湿痰、燥痰、风痰、瘀痰、脓痰等之分。痰与其他病性兼并，可形成很多证候。临床常见的痰证有痰蒙心神证、痰热闭神证、痰火扰神证、痰阻心脉证、痰阻胸阳证、痰浊阻肺证、痰热壅肺证、痰热结胸证、痰热腑实证、燥痰结肺证、痰阻胞宫（或精室）证、痰湿内盛证、痰阻经络证、风痰阻络证、痰气郁结证、脓痰蕴肺证、风痰闭神证、瘀痰阻络证等，其证候除有痰的表现外，必兼有其他病性及痰所停部位的症状。

总之，痰浊为病颇为广泛，见症多端，因而有"百病多因痰作祟""怪病多痰"之说。

痰证的辨证依据以咳吐痰多、胸闷、呕恶、眩晕、体胖或局部有圆滑包块、苔腻、脉滑等为主要表现。

二、饮证

饮证是指水饮停聚于腔隙或胃肠，以胸闷脘痞、呕吐清水、咳吐清稀痰涎、肋间饱满、苔滑等为主要表现的证候。

【临床表现】脘腹痞胀，泛吐清水，脘腹部水声辘辘；肋间饱满，咳唾引痛；胸闷，心悸，息促不得卧；身体、肢节疼重；咳吐清稀痰涎，或喉间哮鸣有声；头目眩晕，舌苔白滑，脉弦或滑等。

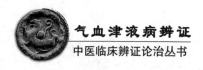

【证候分析】"饮"是体内水液停聚而转化成的一种较痰清稀、较水浑浊的病理性产物。可因外邪侵袭，或为中阳素虚，使水液输布障碍，而停聚成饮。

饮邪主要停积于胃肠、胸胁、心包、肺等身体的管腔部位。饮邪停留于胃肠，阻滞气机，胃失和降，可见泛吐清水、脘腹痞胀、腹部水声辘辘，此为狭义之"痰饮"；饮邪停于胸胁，阻碍气机，压迫肺脏，则见肋间饱满、咳唾引痛、胸闷息促等症，是为悬饮；饮邪停于心包，阻遏心阳，阻滞气血运行，则见胸闷心悸、气短不得卧等症，是为支饮；饮邪流行，归于四肢，当汗出而不汗出，身体、肢节疼重等，是为溢饮；饮邪犯肺，肺失宣降，气道滞塞，则见胸部紧闷、咳吐清稀痰涎，或喉间哮鸣有声；饮邪内阻，清阳不能上升，则见头目眩晕；舌苔白滑、脉弦或滑等亦为饮证的表现。

根据饮停主要部位的不同，临床有饮停胃肠证、饮停胸胁证、饮停心包证、饮邪客肺证等，并表现出各自的证候特点。

饮证的辨证依据以胸闷脘痞、呕吐清水、咳吐清稀痰涎、肋间饱满、苔滑等为主要表现。

三、水停证

水停证是指体内水液因气化失常而停聚，以肢体浮肿、小便不利，或腹大痞胀、舌淡胖等为主要表现的证候。

【临床表现】头面、肢体甚或全身水肿，按之凹陷不易起，或为腹水而见腹部膨隆、叩之音浊，小便短少不利，身体困重，舌淡胖，苔白滑，脉濡缓等。

【证候分析】病理性的"水"，为质地清稀、流动性大的病理性产物。由水液停聚所导致的证候，称为"水停证"。导致水停的原因，可为风邪外袭，或湿邪内阻，亦可因房劳伤肾，或久病肾虚等，影响肺、脾、肾的气化功能，使水液运化、输布失常而停聚为患。此外,瘀血内阻,经脉不利亦可影响水液的运行,使水蓄腹腔等部位,而成血瘀水停。

水为有形之邪,水液输布失常而泛溢肌肤,故以水肿、身体困重为主症;水液停聚腹腔,而成腹水,故见腹部膨隆、叩之音浊;膀胱气化失司,水液停蓄而不泄,故见小便不利;舌淡胖、苔白滑、脉濡乃水湿内停之征。

根据形成水停的机理、脏器的不同,临床常见的水停证有风水相搏(风袭水停)证、脾虚水泛证、肾虚水泛证、水气凌心证等。

水停证的辨证依据以肢体浮肿、小便不利,或腹大痞胀、舌淡胖等为主要表现。

湿、水、饮、痰在形质、流动性、证候表现上有异有同,四者之间关系密切。四者均属体内水液停聚所形成的病理性产物,其形成均常与肺、脾、肾等脏腑功能失调和对水液的气化失常有关。"湿"无明显形质可见而呈"汽态",弥漫性大,以肢体闷重酸困等为主要表现;"水"质清稀为液态,流动性大,以水肿、少尿为主症;"饮"是一种较水浊而较痰稀的液态病理产物,常停聚于某些腔隙及胃肠,以停聚处的症状为主要表现;"痰"的质地稠浊而黏,常呈半凝固乳胶状态,流动性小,多停于肺,但可随气流窜全身,见症复杂,一般有吐痰多的主症。由于湿、水、饮、痰本属一类,难以截然划分,且可相互转化、兼并,故又常互相通称,如有痰饮、痰湿、水饮、水湿、湿饮、湿痰等名。

四、津液亏虚证

津液亏虚证是指体内津液亏少,脏腑、组织、官窍失却滋润、濡养、充盈,以口渴,尿少,口、鼻、唇、舌、皮肤、大便干燥等为主要表现的证候。

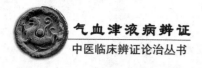

【临床表现】 口、鼻、唇、舌、咽喉、皮肤、大便等干燥,皮肤枯瘪而缺乏弹性,眼球深陷,口渴欲饮水,小便短少而黄,舌红,脉细数无力等。

【证候分析】 大汗、大吐、大泻、高热、烧伤等,使津液耗损过多;外界气候干燥,或体内阳气偏亢,使津液耗损;饮水过少,或脏气虚衰,使津液生成不足,均可形成津液亏虚的证候。

津液亏少,不能充养、濡润脏器、组织、官窍,则见口、鼻、唇、舌、咽喉、皮肤、大便等干燥,皮肤枯瘪而乏弹性,眼球深陷,口渴欲饮水等一派干燥少津的症状;津液亏少,阳气偏旺,则见舌红、脉细数等。

一般津液损伤程度较轻,仅为水液亏少者,称为伤津、津亏,以干燥症状为主要表现;继发于汗、吐、泻等之后,液体暴失,津液损伤程度较重者,称为液耗、液脱,常有皮肤枯瘪、眼球深陷的表现,但临床上常将二者通称而不作严格区分。

津液亏虚的常见证有肺燥津伤证、胃燥津亏证、肠燥津亏证等,均有干燥见症,并表现出各自脏器的证候重点。

外界燥邪耗伤津液所见证候,为燥淫证,属于外燥;体内津液亏虚必见干燥症状,为津液亏虚证,属于内燥。津液亏虚属于阴虚范畴,气虚、血虚与津液亏虚可互为因果或同病,而形成阴液亏虚证、津气亏虚证、津枯血燥证等。

津液亏虚证的辨证依据以口渴尿少,口、鼻、唇、舌、皮肤、大便干燥等为主要表现。

第三章 气病辨证

人体之气由先天之精和水谷之精所化,加之吸入的自然界清气,经过脾、胃、肺、肾等脏腑生理功能的综合作用而生成,分布于全身,无处不到。因为生成来源、分布部位及功能特点不同,人体之气又有不同的名称。虽然气的名称很多,但可分为人身之气(元气、宗气、营气、卫气)、脏腑之气和经络之气。脏腑之气和经络之气是全身之气的一个部分,一身之气分布到某一脏腑或某一经络,即成为某一脏腑或某一经络之气。

气病包括气虚证和气滞证,《中医诊断学》中包括气虚证、气陷证、气不固证和气脱证。

气虚证是指元气不足,气的推动、固摄、防御、气化等功能减退,或脏器组织的机能减退,以气短、乏力、神疲、脉虚等为主要表现的虚弱证候。气陷证、气不固证、气脱证等常是气虚的发展或为其特殊表现。

气陷证是指气虚无力升举,清阳之气下陷,以自觉气坠,或脏器下垂为主要表现的虚弱证候。

气不固证是指气虚失其固摄之能,以自汗,或大便、小便、经血、精液、胎元等不固为主要表现的虚弱证候。

气脱证是指元气亏虚已极,急骤外泄,以气息微弱、汗出不止等为主要表现的危重证候。

气滞证是指人体某一部分或某一脏腑、经络的气机阻滞,运行不畅,以胀闷、疼痛为主要表现的证候。《中医诊断学》

中包括气滞证、气逆证和气闭证。

气逆证是指气机失调，气上冲逆，以咳嗽喘促、呃逆、呕吐等为主要表现的证候。

气闭证是指邪气闭阻神机或脏器、官窍，以突发昏厥或绞痛为主要表现的实性急重证候。

本书根据《新世纪全国高等中医院校规划教材》有关临床学科的内容，整理为气虚类和气郁类，即气滞类。

第一节　气虚证

一、气虚与气虚邪恋

《中医诊断学》的气虚类证包括气虚证、气陷证、气不固证和气脱证。本节将气陷证、气不固证、气脱证皆归于气虚中。气虚邪恋，其本在气虚，故也在本节讨论。厥证《中医内科学》归于心系病证，病机是"气机突然逆乱，升降乖戾，气血阴阳不相顺接"，分成气厥与血厥，各有虚实证，本节将其虚证归于此类。根据临床表现，可分为以下各证。

1. 虚劳（脾气虚证）

虚劳又称虚损，是以脏腑亏损、气血阴阳虚衰、久虚不复成劳为主要病机，以五脏虚证为主要临床表现的多种慢性虚弱证候的总称。

虚劳涉及的内容很广，可以说是中医内科中范围最广的一个病证。凡属多种慢性虚弱性疾病，发展至严重阶段，以脏腑气血阴阳亏损为主要表现的病证均属于本病证范围。

西医学中多个系统的多种慢性消耗性和功能衰退性疾病，出现类似虚劳的临床表现时均可参照本节治疗。

《中医内科学》将虚劳分为气虚（肺气虚证、心气虚证、脾气虚证、肾气虚证)、血虚（心血虚证、肝血虚证)、阴虚（肺阴虚证、心阴虚证、脾胃阴虚证、肝阴虚证、肾阴虚证)和阳虚（心阳虚证、脾阳虚证、肾阳虚证)。

【临床表现】饮食减少，食后胃脘不舒，倦怠乏力，大便溏薄，面色萎黄。

【证机概要】脾虚失健，生化乏源。

【治法】健脾益气。

【方药】加味四君子汤加减。

方中人参、黄芪、白术、甘草益气健脾；茯苓、扁豆健脾除湿。

胃失和降而兼见胃脘胀满、嗳气呕吐者，加陈皮、半夏和胃理气降逆；食少运迟兼脘闷腹胀、嗳气、苔腻者，加神曲、麦芽、山楂、鸡内金消食健胃；气虚及阳，脾阳渐虚兼见腹痛即泻、手足欠温者，加肉桂、炮姜温中散寒。若中气不足，气虚下陷，见脘腹坠胀、气短、脱肛者，可改用补中益气汤补气升陷。

2. 产后汗证（气虚证）

产后汗证包括产后自汗和产后盗汗两种。产妇于产后出现涔涔汗出、持续不止者，称"产后自汗"；若寐中汗出湿衣、醒来即止者，称"产后盗汗"。

《中医妇科学》将产后汗证分为气虚证和阴虚证。

【临床表现】产后汗出过多不能自止，动则加剧；时而恶风身冷，气短懒言，面色㿠白，倦怠乏力。舌淡，苔薄白，脉细弱。

【证机概要】产后伤血，气随血耗，腠理不密，卫阳不固。

【治法】益气固表，和营止汗。

【方药】黄芪汤。方中黄芪、白术、茯苓、甘草健脾补气固表；熟地黄、麦冬、大枣养阴滋血；牡蛎固涩敛汗；防风走表，助黄芪、白术以益气御风，黄芪得防风，其功益彰。

3. 气虚感冒

【临床表现】恶寒较甚，发热，无汗，头痛身楚，咳嗽，痰白，咳痰无力，平素神疲体弱，气短懒言，反复易感。舌淡，苔白，脉浮而无力。

【证机概要】表虚卫弱，风寒乘袭，气虚无力驱邪。

【治法】益气解表，化痰止咳。

【方药】参苏饮加减。

方中党参、甘草、茯苓补气扶正祛邪；苏叶、葛根、前胡疏风解表；半夏、陈皮、枳壳、桔梗宣肺化痰止咳。

表虚自汗，易伤风邪者，可常服玉屏风散益气固表，以防感冒；恶寒重，发热轻，四肢欠温，语音低微，舌淡胖，脉沉细无力，为阳虚外感，当助阳解表，再造散加减。药用党参、黄芪、桂枝、附子、炙甘草温阳益气；细辛、防风、羌活解表散寒。

4. 鼻渊（脾气虚弱）

鼻渊是以鼻流浊涕、量多不止为主要特征的鼻病。西医学的鼻窦炎症性疾病可参照本病进行治疗。本病又有"脑漏""脑渗""脑崩""脑泻"等病名。

《中医耳鼻咽喉科学》将鼻渊分为肺经风热、胆腑郁热、脾胃湿热、肺气虚寒和脾气虚弱。

【临床表现】鼻涕白黏或黄稠、量多，嗅觉减退，鼻塞较重，食少纳呆，腹胀便溏，肢困乏力，面色萎黄，头昏重或头闷胀。舌淡胖，苔薄白，脉细弱。检查见鼻黏膜淡红，中鼻甲肥大或息肉样变，中鼻道、嗅沟或鼻底见黏性或脓性分泌物潴留。

【证机概要】脾气虚弱，健运失职，湿浊上犯，停聚鼻窍。

【治法】健脾利湿，益气通窍。

【方药】参苓白术散加减。方中人参、白术、茯苓、甘草共为四君子汤，补脾益气；山药、白扁豆、薏苡仁、砂仁健脾渗湿，芳香醒脾；桔梗开宣肺气，祛痰排脓。若鼻涕浓稠量多，可酌加陈皮、半夏、枳壳、瓜蒌等；鼻塞甚可酌加苍耳子、辛夷花；涕中带血者酌加白茅根、仙鹤草等。

5. 耳眩晕（脾气不足）

耳眩晕是指由耳窍病变所引起的以头晕目眩、如坐舟车、天旋地转为主要特征的疾病。西医学的内耳疾病所引起的眩晕，如梅尼埃病、良性阵发性位置性眩晕、前庭神经炎、药物中毒性眩晕、迷路炎等均可参照本病进行治疗。

《中医耳鼻咽喉科学》将耳眩晕分为风邪外袭、痰浊中阻、肝阳上扰、寒水上泛、髓海不足和脾气不足。

【临床表现】眩晕时发，每遇劳累时发作或加重，可伴耳鸣耳聋，面色苍白，唇甲不华，少气懒言，倦怠乏力，食少便溏。舌淡，脉细弱。

【证机概要】脾气虚弱，气血生化不足，清阳不升，清窍失养。

【治法】补益气血，健脾安神。

【方药】归脾汤加减。方中用党参、黄芪、炙甘草健脾益气；茯苓、白术健脾祛湿；当归、龙眼肉、酸枣仁养血安神；配少量木香理气，使补而不滞；生姜、大枣调和营卫。若血虚较明显，可选加枸杞子、何首乌、熟地黄、白芍等以加强养血之力；气虚为主、中气下陷者，可用补中益气汤益气升阳。

6. 经期延长（气虚证）

月经周期基本正常，行经时间7天以上，甚或淋沥半月方净者称"经期延长"，又称"月水不断""经事延长"等。西医学的排卵性功能失调性子宫出血病、黄体萎缩不全、盆腔炎等疾病及计划生育手术后引起的经期延长可参照本病治疗。

《中医妇科学》将其分为气虚证、虚热证和血瘀证。

【临床表现】经血过期不净、量多、色淡、质稀；倦怠乏力，气短懒言，小腹空坠，面色㿠白。舌淡，苔薄，脉缓弱。

【证机概要】气虚冲任不固，经血失于制约。

【治法】补气摄血，固冲调经。

【方药】举元煎加阿胶、炒艾叶和乌贼骨。

方中举元煎补气升提摄血；阿胶养血止血；炒艾叶暖宫止血；乌贼骨固冲止血。

经量多者，酌加炮姜炭、五味子、生牡蛎温经固涩止血；伴经行腹痛、有块者，酌加三七、茜草、益母草化瘀止血；兼血虚者，见头晕心悸、失眠多梦，酌加熟地黄、龙眼肉、炒枣仁养血安神。若脾肾同病，兼腰膝酸痛、头晕耳鸣者，酌加炒川断、杜仲、熟地黄补肾益精。

7. 月经过多（气虚证）

月经量较正常明显增多，而周期基本正常者称"月经过多"，又称"经水过多"。西医学排卵性功能失调性之子宫出血、子宫肌瘤、子宫肥大症、盆腔炎、子宫内膜异位症等及宫内节育器引起的月经过多可参照本病治疗。

《中医妇科学》将其分为气虚证、血热证和血瘀证。

【临床表现】经行量多，色淡红，质清稀，神疲肢倦，气短懒言，小腹空坠，面色㿠白。舌淡，苔薄，脉细弱。

【证机概要】气虚冲任不固，经血失于制约。

【治法】补气升阳，摄血固冲。

【方药】举元煎或安冲汤。

举元煎方中人参、黄芪、白术、炙甘草补中益气；升麻助黄芪升阳举陷。

正值经期,血量多者,酌加阿胶、艾炭、炮姜、乌贼骨固涩止血;经行有块或伴少腹痛者,酌加益母草、三七、蒲黄、五灵脂化瘀止血止痛;兼见腰骶冷痛、大便溏薄者,酌加补骨脂、炒续断、炒杜仲、炒艾叶温补脾肾,固冲止血。

安冲汤补气养血,固涩安冲;主治妇女月经过多,过期不止,或不时漏下。

8. 妊娠小便不通(气虚证)

妊娠期间小便不通,甚至小腹胀急疼痛,心烦不得卧,称妊娠小便不通,古称"转胞"或"胞转",以妊娠晚期7~8个月时多见。

《中医妇科学》将其分为肾虚证和气虚证。

【临床表现】妊娠期间,小便不通,或频数量少,小腹胀急疼痛,坐卧不安,面色㿠白,神疲倦怠,头重眩晕。舌淡,苔薄白,脉虚缓滑。

【证机概要】气虚无力举胎,胎重下坠压迫膀胱,水道不利。

【治法】补中益气,升降举胎。

【方药】益气导溺汤或人参升麻汤。

益气导溺汤中党参、白术、白扁豆、茯苓补气健脾以载胎;升麻、桔梗升提举胎;乌药温宣下焦之气;桔梗、通草化气行水而通溺。

人参升麻汤原方治转胞。妊娠八九月,小便不通,盖因气弱不能举胎,胎壅膀胱,水不能出,名曰转胞,忌服利水之品,宜人参升麻汤。

9. 厌食(脾胃气虚)

厌食是小儿时期的一种常见病证,临床以较长时期厌恶进食、食量减少为特征。

《中医儿科学》将其分为脾失健运、脾胃气虚和脾胃

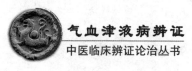

阴虚。

【临床表现】不思进食,食而不化,大便偏稀夹不消化食物,面色少华,形体偏瘦,肢倦乏力。舌淡,苔薄白,脉缓无力。

【证机概要】脾胃素虚,或脾运失健迁延失治。

【治法】健脾益气,佐以助运。

【方药】异功散加味。

方中党参、白术、茯苓、甘草健脾益气;陈皮、佩兰、砂仁醒脾助运;神曲、鸡内金消食助运。

苔腻、便稀者,去白术,加苍术、薏苡仁燥湿健脾;大便溏薄加炮姜、肉豆蔻温运脾阳;饮食不化加焦山楂、炒谷芽、炒麦芽消食助运;汗多易感加黄芪、防风益气固表;情志抑郁加柴胡、佛手解郁疏肝。

10. 内伤发热（气虚发热证）

内伤发热是指以内伤为病因,脏腑功能失调,气、血、阴、阳失衡为基本病机,以发热为主要临床表现的病证。凡不因感受外邪导致的发热均属内伤发热范畴。西医学的功能性低热、肿瘤、血液病、结缔组织疾病、内分泌疾病及部分慢性感染性疾病引起的发热和某些原因不明的发热,具有内伤发热的临床表现时,均可参照本病论治。

《中医内科学》将其分为阴虚发热证、血虚发热证、气虚发热证、阳虚发热证、气郁发热证、痰湿郁热证和血瘀发热证。

【临床表现】发热,热势或低或高,常在劳累后发作或加剧,倦怠乏力,气短懒言,自汗,易于感冒,食少便溏。舌淡,苔白薄,脉细弱。

【证机概要】中气不足,阴火内生。

【治法】益气健脾,甘温除热。

【方药】补中益气汤加减。

方中黄芪、党参、白术、甘草益气健脾；当归养血活血；陈皮理气和胃；升麻、柴胡既能升举清阳，又能透泄热邪。

自汗较多者，加牡蛎、浮小麦、糯稻根固表敛汗；时冷时热、汗出恶风者，加桂枝、芍药调和营卫；脾虚夹湿，而见胸闷脘痞、舌苔白腻者，加苍术、茯苓、厚朴健脾燥湿。

11. 乳漏（正虚毒恋证）

发生于乳房部或乳晕部的疮口溃脓后，久不收口而形成管道者称为"乳漏"（漏亦作瘘）。

《中医外科学》分为余毒未清证、正虚毒恋证和阴虚痰热证。

【临床表现】乳漏脓水淋漓或漏乳不止，疮面肉色不鲜；伴面色无华，神疲乏力，食欲不振。舌淡红，苔薄，脉细。

【证机概要】正气不足，托毒无力，余毒未清。

【治法】扶正托毒。

【方药】托里消毒散加减。

12. 乳痈（正虚毒恋证）

乳痈是由热毒入侵乳房而引起的急性化脓性疾病。相当于西医学的急性化脓性乳腺炎。

《中医外科学》分为气滞热壅证、热毒炽盛证和正虚毒恋证。

【临床表现】溃脓后乳房肿痛虽轻，但疮口脓水不断，脓汁清稀，愈合缓慢或形成乳漏；全身乏力面色少华，或低热不退，饮食减少。舌淡，苔薄，脉弱无力。

【证机概要】正气不足，托毒无力，余毒不清。

【治法】益气和营托毒。

【方药】托里消毒散加减。

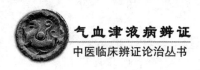

13. 乳痨（正虚邪恋证）

乳痨是乳房部的慢性化脓性疾病。本病相当于西医学的乳房结核。

《中医外科学》将其分为气滞痰凝证、正虚邪恋证和阴虚痰热证。

【临床表现】多见于化脓或溃后阶段。乳房结块渐大，皮色暗红，肿块变软，溃后脓水稀薄夹有败絮状物质，日久不敛，伴有窦道；伴面色㿠白，神疲乏力，食欲不振。舌淡，苔薄白，脉虚无力。

【证机概要】正气不足，托毒无力，余毒未清。

【治法】托里透脓。

【方药】托里消毒散加减。

14. 粉刺性乳痈（正虚邪滞证）

粉刺性乳痈即西医学的浆细胞性乳腺炎，是一种以乳腺导管扩张、浆细胞浸润为病变基础的慢性非细菌性感染的乳腺化脓性疾病。

《中医外科学》将其分为肝经郁热证和正虚邪滞证。

【临床表现】脓肿自溃或切开后久不收口，脓水淋漓，形成乳漏，时愈时发，局部有僵硬肿块。舌淡红或红，苔薄黄，脉弦。

【证机概要】正气不足，托毒无力。

【治法】扶正托毒。

【方药】托里消毒散加减。

15. 急性肾小球肾炎（气虚邪恋）

急性肾小球肾炎简称急性肾炎，是儿科常见的免疫反应性肾小球疾病，临床以急性起病，浮肿、少尿、血尿、蛋白尿及高血压为主要特征。本病多见于感染之后，尤其是溶血性链球菌感染之后，故称为急性链球菌感染后肾炎。

第三章 气病辨证

《中医儿科学》将其分为急性期常证（风水相搏、湿热内侵）、变证（邪陷心肝、水凌心肺、水毒内闭）和恢复期（阴虚邪恋、气虚邪恋）。

【临床表现】身倦乏力，面色萎黄，纳少便溏，自汗出，易于感冒。舌淡红，苔白，脉缓弱。

【证机概要】素体肺脾气虚，湿邪日久，脾虚湿滞。

【治法】健脾化湿。

【方药】参苓白术散加减。

方中党参、黄芪、茯苓、白术、山药益气健脾；砂仁、陈皮、白扁豆、薏苡仁行气健脾化湿；甘草调和诸药。

血尿持续不消，可加参三七、当归养血化瘀止血。舌淡暗或有瘀点，加丹参、红花、泽兰活血化瘀。

16. 股肿（气虚湿阻证）

股肿是指血液在深静脉血管内发生异常凝固而引起静脉阻塞、血液回流障碍的疾病。本病相当于西医学的下肢深静脉血栓形成，以往称血栓性深静脉炎。

《中医外科学》将其分为湿热下注证、血脉瘀阻证和气虚湿阻证。

【临床表现】下肢肿胀日久，朝轻暮重，活动后加重，休息抬高下肢后减轻，皮色略暗，青筋迂曲；倦怠乏力。舌淡、边有齿印，苔薄白，脉沉。

【证机概要】脾气不足，湿邪阻络。

【治法】益气健脾，祛湿通络。

【方药】参苓白术散加味。

17. 有头疽（气虚毒滞证）

有头疽是发生于肌肤间的急性化脓性，相当于西医学的痈。

《中医外科学》将其分为火毒凝结证、湿热壅滞证、阴虚火炽证和气虚毒滞证。

【临床表现】多见于年迈体虚、气血不足患者。肿势平塌,根脚散漫,皮色灰暗不泽,化脓迟缓,腐肉难脱,脓液稀少、色带灰绿,闷肿胀痛,容易形成空腔;伴高热,或身热不扬,小便频数,口渴喜热饮,精神萎靡,面色少华。舌淡红,苔白或微黄,脉数无力。

【证机概要】年迈体虚、气血不足,托毒无力,余毒不清。

【治法】扶正托毒。

【方药】八珍汤合仙方活命饮加减。前方补气血,后方清热毒,合用扶正排毒。

18. 鼻咽癌(正虚毒滞)

鼻咽癌是指发生于鼻咽部的癌肿。古医籍在"失荣""上石疽""瘰疬""真头痛"等病证中就有类似症状描述。

《中医耳鼻咽喉科学》将其分为气血凝结、痰浊结聚、火毒困结和正虚毒滞。在放疗、化疗配合中医辨证治疗中又分为肺胃阴虚、气血亏损、脾胃失调和肾精亏损。

【临床表现】鼻塞涕血,耳鸣耳聋,头痛眩晕,形体瘦弱,或盗汗,五心烦热,腰膝酸软。舌红,少苔,脉细。鼻咽部肿块隆起,色红或淡红,或血丝缠绕,或脓血涕附着,颈部或可扪及恶核。

【证机概要】素体虚弱或年老体弱,邪毒乘虚而入,久积而成肿块。

【治法】调和营血,扶正祛邪。

【方药】和荣散坚丸。

方中八珍汤调补气血;陈皮、香附行气散结;花粉、昆布、贝母、夏枯草清热祛痰,软坚散结;红花活血散瘀;升麻、桔梗载诸药上行。

19. 乳岩（正虚毒炽证）

乳岩是指乳房部的恶性肿瘤。相当于西医学的乳腺癌。

《中医外科学》将其分为肝郁痰凝证、冲任失调证、正虚毒炽证、气血两亏证和脾虚胃弱证。

【临床表现】乳房肿块扩大，溃后愈坚，渗流血水，不痛或剧痛；精神萎靡，面色晦暗或苍白，饮食少进，心悸失眠。舌紫或有瘀斑，苔黄，脉弱无力。

【证机概要】正气不足，余毒炽盛，蕴结乳房。

【治法】调补气血，清热解毒。

【方药】八珍汤加减。

酌加半枝莲、白花蛇舌草、石见穿等清热解毒之品。

20. 产后恶露不绝（气虚证）

产后血性恶露持续10天以上仍淋沥不尽者，称"产后恶露不绝"，又称"恶露不尽""恶露不止"。西医学产后子宫复旧不全、晚期产后出血可参照本病治疗。西医学将产后整个子宫缩复达到孕前状态称为子宫复旧，需五六周时间。而血性恶露一般持续三四天。若血性恶露持续延长至7~10天，为产后子宫复旧不全最突出的症状。本书根据临床实际将恶露不绝的时限定为"血性恶露持续10天以上"。

《中医妇科学》将其分为气虚证、血瘀证和血热证。

【临床表现】恶露过期不尽，量多，色淡，质稀，无臭气；面色㿠白，神疲懒言，四肢无力，小腹空坠。舌淡，苔薄白，脉细弱。

【证机概要】中气不足，子宫失摄。

【治法】补气摄血固冲。

【方药】补中益气汤加艾叶、阿胶、益母草。补中益气汤补益中气，加艾叶、阿胶温经养血止血；益母草祛瘀止血。

若恶露日久不止，腰酸肢软，头晕耳鸣，加菟丝子、金樱子、川续断、巴戟天补肝肾，固冲任。

21. 产后乳汁自出（气虚失摄）

产妇在哺乳期，乳汁不经婴儿吸吮而自然溢出者称"乳汁自出"，亦称"漏乳"。若乳母身体健壮，气血旺盛，乳汁充沛，乳房饱满，由满而溢，或断乳之时乳汁难断而自出者不属病态。

《中医妇科学》将其分为气虚失摄和肝经郁热。

【临床表现】产后乳汁自出、量少质清稀，乳房柔软无胀感；面色无华，神疲乏力。舌淡，苔薄白，脉细弱。

【证机概要】产后气血虚少，中气不足，胃气不固，乳汁失约。

【治法】补气益血，固摄敛乳。

【方药】补中益气汤加芡实、五味子。

22. 产后小便不通（气虚证）

产后排尿困难，小便点滴而下，甚则闭塞不通，小腹胀急疼痛者称"产后小便不通"，又称"产后癃闭"。本病相当于西医学的产后尿潴留。

《中医妇科学》将其分为气虚证、肾虚证和血瘀证。

【临床表现】产后小便不通，小腹胀急疼痛，或小便清白，点滴而下，倦怠乏力，少气懒言，语音低微，面色少华。舌淡，苔薄白，脉缓弱。

【证机概要】素体气虚或产时失血耗气，或新产忧思劳累过度，肺脾气虚，无力通调水道。

【治法】补气升清，化气行水。

【方药】补中益气汤去升麻，加桔梗、茯苓、通草；或用春泽汤、补气通脬饮。

多汗、烦渴咽干者，加生地黄、五味子生津养阴。

23. 筋瘤（劳倦伤气证）

筋瘤是以筋脉色紫、盘曲凸起如蚯蚓状、形成团块为主要表现的浅表静脉病变。筋瘤好发于下肢，相当于西医学的下肢静脉曲张交错所形成的静脉团块。

《中医外科学》将其分为劳倦伤气证、寒湿凝筋证和外伤瘀滞证。

【临床表现】久站久行或劳累时瘤体增大，下坠不适感加重；常伴气短乏力，脘腹坠胀，腰酸。舌淡，苔薄白，脉细缓无力。

【证机概要】久劳伤气，中气不足，脉络受阻，血流不畅。

【治法】补中益气，活血舒筋。

【方药】补中益气汤加减。

24. 漏睛疮（正虚邪留证）

漏睛疮是指内眦睛明穴下方突发赤肿疼痛，继之溃破出脓的眼病，又名"大眦漏"。本病中年女性多见，多为单眼发病，可由漏睛发展而来，亦可突然发生。本病相当于西医学的急性泪囊炎。

《中医眼科学》将其分为风热上攻证、热毒炽盛证和正虚邪留证。

【临床表现】患处微红微肿，稍有压痛，时有反复，但不溃破；或溃后漏口难敛，脓液稀少不绝；可伴畏寒肢冷，面色苍白，神疲食少。舌淡，苔薄，脉细弱。

【证机概要】气血不足，正不胜邪，邪气留恋。

【治法】补气养血，托里排毒。

【方药】托里消毒散加减。

红痛有肿核加野菊花、蒲公英、郁金以助清热消肿，活血止痛；溃后漏口不敛已久，面色苍白加玄参、天花粉、白蔹养阴清热，生肌排脓，亦可配服十全大补丸或人参养荣丸。

二、脾不统血与中气下陷

1. 崩漏（虚证：脾肾气虚，血失统摄）

崩漏是指由于冲任不固，不能制约经血而引起的妇女行经期间，阴道突然大量出血，或淋沥出血不断者。一般来势急、突然出血量多者称"崩"；来势缓、出血淋沥量少者称"漏"。两者在疾病的发展过程中常互相转化，呈现崩漏交替、因果相干、缠绵难愈的证候，为妇科常见的急重症。西医学的无排卵型功能失调性子宫出血、生殖器炎症或生殖器肿瘤等引起的不规则阴道出血可参照本病治疗。

《中医急诊学》将其分为虚证（脾肾气虚、血失统摄）和实证（瘀滞冲任、血不循经）。

【临床表现】经血非时而下，出血量多，淋沥不断，色淡质稀，头晕耳鸣，腰酸膝软，神疲体倦，气短懒言。舌淡，脉细弱。

【证机概要】脾肾气虚，冲任不固，血失统摄，非时而下。

【治法】健脾益肾，固冲止血。

【方药】固冲汤。

出血量多者，加人参益气摄血；久漏不止者，加藕节、炒蒲黄化瘀止血；暴崩致脱，见阴道大量出血，面色苍白，肢冷汗出，气息微弱，脉细微欲绝，急用独参汤补气固脱，或用生脉散救治，益气敛阴固脱；若见四肢厥冷、冷汗淋漓之亡阳之候，治宜回阳固脱，方用参附汤。亦可用中成药生脉注射液，失血性休克者可用参附注射液。

2. 吐血（气虚血溢证）

吐血主要见于上消化道出血，以消化性溃疡出血及肝硬化所致的食管、胃底静脉曲张破裂多见,其次见于食管炎,急、慢性胃炎,胃黏膜脱垂症,以及某些全身性疾病(如血液病、尿毒症、应激性溃疡)引起的出血。

《中医内科学》将其分为胃热壅盛证、肝火犯胃证和气虚血溢证。

【临床表现】吐血缠绵不止,时轻时重,血色暗淡,神疲乏力,心悸气短,面色苍白。舌淡,脉细弱。

【证机概要】中气亏虚,统血无权,血液外溢。

【治法】健脾益气摄血。

【方药】归脾汤加减。

方中党参、茯苓、白术、甘草补气健脾;当归、黄芪益气生血;木香理气醒脾;阿胶、仙鹤草养血止血;炮姜炭、白及、乌贼骨温经固涩止血。

气损及阳,脾胃虚寒,症见肢冷、畏寒、便溏者,可改用柏叶汤,以侧柏叶凉血止血,艾叶、炮姜炭温经止血,童便化瘀止血。出血过多,导致气随血脱,见面色苍白、四肢厥冷、汗出脉微等,用独参汤等益气固脱,并结合西医学方法积极救治。

3. 便血(气虚不摄证)

便血系胃肠脉络受损,以血液随大便而下,或大便呈柏油样为主要临床表现的病证。内科杂病的便血主要见于胃肠道的炎症、溃疡、肿瘤、息肉等。

《中医内科学》将其分为肠道湿热证、气虚不摄证和脾胃虚寒证。

【临床表现】便血色红或紫暗,食少,体倦,面色萎黄,心悸,少寐。舌淡,脉细。

【证机概要】中气亏虚,气不摄血,血溢胃肠。

【治法】益气摄血。

【方药】归脾汤加减。

方中党参、茯苓、白术、甘草补气健脾；当归、黄芪益气生血；酸枣仁、远志、龙眼肉补心益脾，安神定志；木香理气醒脾；阿胶、槐花、地榆、仙鹤草养血止血。

中气下陷，神疲气短，肛坠，加柴胡、升麻、黄芪益气升陷。脾气虚之便血用益气健脾摄血法，药用归脾汤加减。偏于脾阳虚者，加炮姜炭、制附子、灶心黄土。便血为主者，可黄土汤加减。

4. 尿血（脾不统血证）

小便中混有血液，甚或伴有血块的病证称尿血。根据血量的不同，小便呈淡红色、鲜红色，或茶褐色。所谓尿血，一般指肉眼血尿而言，随着检测手段的发展，出血量微少、用肉眼不易观察到而仅在显微镜下才能发现红细胞的"镜下血尿"也在尿血之列。

尿血是一种比较常见的病证。西医学所称的尿路感染、肾结核、肾小球肾炎、泌尿系肿瘤，以及全身性疾病，如血液病、结缔组织疾病等出现的血尿，均可参照本病治疗。

《中医内科学》将其分为下焦湿热证、肾虚火旺证、脾不统血证和肾气不固证。

【临床表现】久病尿血，或兼见齿衄、肌衄，食少，体倦乏力，气短声低，面色不华。舌淡，脉细弱。

【证机概要】中气亏虚，统血无力，血渗膀胱。

【治法】补中健脾，益气摄血。

【方药】归脾汤加减。

方中党参、茯苓、白术、甘草补气健脾；当归、黄芪益气生血；酸枣仁、远志、龙眼肉补心益脾，安神定志；木香理气醒脾；熟地黄、阿胶、仙鹤草、槐花等养血止血。

气虚下陷且少腹坠胀者，可加升麻、柴胡，配合党参、黄芪、白术益气升阳。

5. 鼻衄（脾不统血）

鼻衄即鼻出血，是多种疾病的常见症状之一，可由鼻部损伤引起，亦可因脏腑功能失调而致。本节重点讨论后者引起的鼻衄。古人根据病因和症状不同有不同的命名，如伤寒鼻衄、时气鼻衄、温病鼻衄、虚劳鼻衄、经行鼻衄、红汗、鼻洪和鼻大衄等。

《中医耳鼻咽喉科学》将其分为肺经风热、胃热炽盛、肝火上逆、心火亢盛、肝肾阴虚和脾不统血。

【临床表现】鼻衄常发，渗渗而出，色淡红，量或多或少，鼻黏膜色淡。面色无华，少气懒言，神疲倦怠，食少便溏。舌淡，苔白，脉缓弱。

【证机概要】脾气虚弱，气不摄血。

【治法】健脾益气，摄血止血。

【方药】归脾汤加减。

可加阿胶补血养血；加白及、仙鹤草收敛止血。纳差者，加神曲、麦芽等。

无论何种原因引起的鼻衄，总因鼻中出血而使营血耗伤，故出血多者，每见血虚之象，如面色苍白、心悸、神疲、脉细等，除按以上辨证用药外，可配合和营养血之法，适当加黄精、首乌、桑椹子、生地黄等养血之品。若鼻衄势猛不止，阴血大耗，致气随血亡，阳随阴脱，症见汗多肢凉、面色苍白、四肢厥逆，或神昏、脉微欲绝者，宜急用回阳益气、固脱摄血之法，选用独参汤或参附汤。

6. 紫癜（气不摄血）

紫癜是小儿常见的出血性疾病之一，以血液溢于皮肤、黏膜之下，出现瘀点瘀斑、压之不退色为临床特征，常伴鼻衄、齿衄，甚则呕血、便血、尿血。本病亦称紫斑，属中医学血证

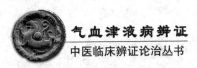

范畴。本病包括西医学的过敏性紫癜和血小板减少性紫癜。过敏性紫癜好发年龄为3~14岁，以学龄儿童多见，男性多于女性，春季发病较多。血小板减少性紫癜发病年龄多在2~5岁，男女发病比例无差异，死亡率约1%，主要致死原因为颅内出血。

《中医儿科学》将其分为风热伤络、血热妄行、气不摄血和阴虚火旺。

【临床表现】起病缓慢，病程迁延，紫癜反复出现，瘀斑、瘀点颜色淡紫，常伴鼻衄齿衄，面色苍黄，神疲乏力，食欲不振，头晕心慌。舌淡，苔薄，脉细无力。

【证机概要】病久未愈，气虚不能摄血。

【治法】健脾养心，益气摄血。

【方药】归脾汤加减。

方中党参、白术、茯苓、甘草健脾益气；黄芪、当归补气生血；远志、酸枣仁、龙眼肉养血宁心；佐木香醒脾理气，补而不滞；生姜、大枣调和脾胃。

出血不止加云南白药（冲服）、蒲黄炭、仙鹤草、阿胶以和血止血养血；神疲肢软，四肢欠温，畏寒恶风，腰膝酸软，面色苍白者为肾阳亏虚，加鹿茸、淡苁蓉、巴戟天温肾补阳。

7. 乳衄（脾虚失统证）

乳窍不时溢出少量血液，称为乳衄。本病多发生于40~50岁的经产妇女。

引起乳衄的疾病有多种，如乳腺导管内乳头状瘤、乳腺癌、乳腺增生病等。乳腺导管内乳头状瘤包括大导管内乳头状瘤和多发性导管内乳头状瘤，前者发生在大乳管近乳头的壶腹部，后者发生在乳腺的中小导管内。本节所讨论的乳衄是指大导管内乳头状瘤。

《中医外科学》将其分为肝火偏旺证和脾虚失统证。

【临床表现】乳窍溢液、色淡红或淡黄，乳晕部可扪及肿块，压痛不甚；伴多思善虑，面色少华，神疲倦怠，心悸少寐，纳少。舌淡，苔薄白，脉细。

【证机概要】脾气虚弱，血不得统。

【治法】养心健脾，益气补血。

【方药】归脾汤。

心烦不寐加柏子仁、炒枣仁；食欲不振加太子参、橘叶、砂仁等。

8. 血瘤（脾统失司证）

血瘤是指体表血络扩张、纵横丛集而形成的肿瘤，可发生于身体任何部位，大多数为先天性。本病相当于西医学的血管瘤，常见的有毛细血管瘤和海绵状血管瘤。

《中医外科学》将其分为心肾火毒证、肝经火旺证和脾统失司证。

【临床表现】肿瘤体积不大，边界不清，表面色红，好发于下肢，质地柔软易出血，伴肢软乏力，面色萎黄，纳食不佳等。舌淡，苔白或白腻，脉细。

【证机概要】脾虚失统，血不归经，溢于肌肤。

【治法】健脾益气，化湿解毒。

【方药】顺气归脾丸。

9. 癃闭（脾气不升证）

癃闭是以小便量少，排尿困难，甚则小便闭塞不通为主症的一种病证。其中，小便不畅、点滴而短少、病势较缓者称癃；小便闭塞、点滴不通、病势较急者称闭。本病类似于西医学中各种原因引起的尿潴留和无尿症，如神经性尿闭、膀胱括约肌痉挛、尿道结石、尿路肿瘤、尿道损伤、尿道狭窄、前列腺增生症、脊髓炎等出现的尿潴留及肾功能不全引起的少尿、无尿症。上述疾病可参照本节治疗。

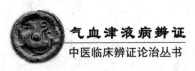

《中医内科学》将其分为膀胱湿热证、肺热蕴盛证、肝郁气滞证、浊瘀阻塞证、脾气不升证和肾阳衰惫证。

【临床表现】小腹坠胀,时欲小便而不得出,或量少而不畅,神疲乏力,食欲不振,气短而语声低微。舌淡,苔薄,脉细。

【证机概要】脾虚运化无力,升清降浊失职。

【治法】升清降浊,化气行水。

【方药】补中益气汤合春泽汤加减。前方益气升清,用于中气下陷所致诸症;后方益气通阳利水,用于气阳虚损、不能化水、口渴而小便不利之症。

方中人参、党参、黄芪、白术益气健脾;桂枝、肉桂通阳以助膀胱气化;升麻、柴胡升提中气;茯苓、猪苓、泽泻、车前子利水渗湿。

气虚及阴,脾阴不足,清气不升,气阴两虚,症见舌红苔少,可改用参苓白术散;若脾虚及肾,可合济生肾气丸温补脾肾,化气利水。

10. 上胞下垂(脾虚气弱证)

上胞下垂是指上胞肌乏力不能开,以致睑裂变窄,掩盖部分或全部瞳神而影响视瞻的眼病,又称"睢目""侵风""眼睑垂缓""胞垂",严重者称"睑废"。本病可单眼或双眼发病,有先天与后天之分。本病相当于西医学的上睑下垂。

《中医眼科学》将其分为先天不足证、脾虚气弱证和风痰阻络证。

【临床表现】上胞提举乏力,掩及瞳神,晨起或休息后减轻,午后或劳累后加重;严重者,眼珠转动不灵,视一为二;全身常伴神疲乏力,食欲不振,甚至吞咽困难等。舌淡,苔薄,脉弱。

【证机概要】脾虚气弱,清阳不升,上胞乏力。

【治法】升阳益气。

【方药】补中益气汤加减。

方中重用黄芪增强补气升阳之功。神疲乏力、食欲不振者，加山药、扁豆、莲子肉、砂仁益气温中健脾。

11. 脱肛（脾虚气陷证）

脱肛是直肠黏膜、肛管、直肠全层和部分乙状结肠向下移位而脱出肛门外的一种疾病，相当于西医学的直肠脱垂。

《中医外科学》将其分为脾虚气陷证和湿热下注证。

【临床表现】便时肛内肿物脱出，轻重程度不一，色淡红；伴肛门坠胀，大便带血，神疲乏力，食欲不振，甚则头昏耳鸣，腰膝酸软。舌淡，苔薄白，脉细弱。

【证机概要】脾虚气陷，升提无力。

【治法】补气升提，收敛固涩。

【方药】补中益气汤加减。

脱垂较重而不能自行还纳者，重用升麻、柴胡、党参、黄芪；腰酸、耳鸣者，加山茱萸、覆盆子、诃子。

12. 内痔（脾虚气陷证）

痔是直肠末端黏膜和肛管皮下的静脉丛发生扩大曲张所形成的柔软静脉团，是临床常见病、多发病。

《中医外科学》将痔分为内痔（风热肠燥证、湿热下注证、气滞血瘀证、脾虚气陷证）、外痔［结缔组织外痔、静脉曲张性外痔（湿热下注证）、血栓性外痔（血热瘀结证）］和混合痔。

【临床表现】肛门松弛，内痔脱出不能自行回纳，需用手还纳；便血色鲜或淡；伴头晕、气短、面色少华、神疲自汗、纳少、便溏等。舌淡，苔薄白，脉细弱。

【证机概要】脾虚气陷，升举无力。

【治法】补中益气，升阳举陷。

【方药】补中益气汤加减。血虚者合四物汤。

13. 子宫脱垂（气虚证）

子宫从正常位置沿阴道下降，宫颈外口达坐骨棘水平以下，甚至子宫全部脱出于阴道口以外，称"子宫脱垂"。常合并阴道前壁和后壁膨出。子宫脱垂乃西医学病名。中医文献称其为阴挺、阴脱、阴菌、阴痔、产肠不收和葫芦颓等。

《中医妇科学》将其分为气虚证和肾虚证。

【临床表现】子宫下移或脱出于阴道口外，阴道壁松弛膨出，劳则加重，小腹下坠；身倦懒言，面色不华，四肢乏力，小便频数，带下量多，质稀色淡。舌淡，苔薄，脉缓弱。

【证机概要】脾虚中气不振，气陷于下，冲任不固，带脉失约。

【治法】补中益气，升阳举陷。

【方药】补中益气汤加金樱子、杜仲、续断。

方中人参、黄芪、甘草益气升提，白术健脾除湿，升麻、柴胡升阳，当归补血，陈皮理气。全方健脾益气，升清降浊，固摄冲任，提系子宫。"胞络者，系于肾"，故加金樱子、杜仲、续断以加强提系子宫之效。

带下量多清稀加茯苓、车前子、莲子；小便频数加益智仁、乌药、桑螵蛸；腰痛加菟丝子、桑寄生；小腹胀痛加香附、茴香；阴中痛加白芍、郁金、川楝子。

14. 产后乳汁自出（气虚失摄证）

产妇在哺乳期中，乳汁不经婴儿吸吮而自然溢出者称"乳汁自出"，亦称"漏乳"。

《中医妇科学》将其分为气虚失摄证和肝经郁热证。

【临床表现】产后乳汁自出，量少质清稀，乳房柔软无胀感；面色无华，神疲乏力。舌淡，苔薄白，脉细弱。

【证机概要】产后气血虚少，中气不足，胃气不固，乳汁失约。

【治法】补气益血，佐以固摄。

【方药】补中益气汤加芡实、五味子，补气固摄敛乳。

三、肺、肺脾、肺肾气虚

1. 肺衰（肺气亏虚）

肺衰是指因肺之脏真受伤，气力衰竭，呼吸错乱，百脉不畅而引起的急危重症。西医学的呼吸衰竭可参照本病救治。

《中医急诊学》将其分为实证（邪实壅塞，肺失宣肃）和虚证（肺气亏虚，心血不畅）。

【临床表现】喘促气短，动则喘甚，喘不能卧，浮肿、腰以下为甚、按之凹陷，心悸心慌，尿少肢冷，颜面晦暗，口唇发绀。舌淡胖或紫暗，苔白滑腻，脉沉涩无力。

【证机概要】肺气亏虚，心血不畅。

【治法】温通心肺。

【方药】真武汤合葶苈大枣泻肺汤。

气机不利、胸胁满闷，加白芥子、旋覆花祛痰降气；咳甚，加干姜、细辛、五味子敛肺止咳。

中成药可用六神丸、猴枣散、桂龙咳喘宁胶囊、鱼腥草注射液、复方丹参注射液、参麦注射液、参附注射液等。

2. 喘证（肺气虚耗证）

喘即气喘、喘息。临床表现以呼吸困难，甚至张口抬肩，鼻翼翕动，不能平卧为特征者谓之喘证。喘证虽是一个独立的病证，但可见于多种急慢性疾病过程中，涉及的范围广，不但是肺系疾病的主要证候，而且可因其他脏腑病变影响于肺所致。西医学的肺炎、喘息性支气管炎、肺气肿、肺源性心脏病、心源性哮喘、肺结核、矽肺及癔病等发生呼吸困难时均可参照本病治疗。

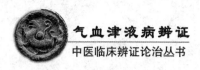

《中医内科学》将其分为实喘（风寒壅肺证、表寒肺热证、痰热郁肺证、痰浊阻肺证、肺气郁痹证）和虚喘（肺气虚耗证、肾虚不纳证、正虚喘脱证）。

【临床表现】喘促短气，气怯声低，喉有鼾声，咳声低弱，吐痰稀薄，自汗畏风，或见咳呛，痰少质黏，烦热而渴，咽喉不利，面颧潮红。舌淡红，或有苔剥，脉软弱或细数。

【证机概要】肺气亏虚，气失所主；或肺阴亦虚，虚火上炎，肺失清肃。

【治法】补肺益气养阴。

【方药】生脉散合补肺汤加减。生脉散益气养阴，以气阴不足者为宜。补肺汤重在补肺益肾，适用于喘咳乏力、短气不足以息等肺肾气虚之证。方中党参、黄芪、冬虫夏草、五味子、炙甘草补益肺气。

若咳逆、咳痰稀薄者，加紫菀、款冬花、苏子、钟乳石等温肺止咳定喘；偏阴虚者加沙参、麦冬、玉竹、百合、诃子等补肺养阴之品；咳痰稠黏，加川贝母、百部、桑白皮化痰肃肺；病重兼肾虚，喘促不已，动则尤甚，加山茱萸、胡桃肉、脐带等补肾纳气；中气虚弱、肺脾同病、清气下陷、食少便溏、腹中气坠者，合补中益气汤，补脾养肺，益气升陷。

3. 鼻渊（肺气虚寒）

鼻渊是指以鼻流浊涕、量多不止为主要特征的鼻病，又称"脑漏""脑渗""脑崩""脑泻"等。西医学的鼻窦炎症性疾病可参照本病治疗。

《中医耳鼻咽喉科学》将其分为肺经风热、胆腑郁热、脾胃湿热、肺气虚寒和脾气虚弱。

【临床表现】鼻塞或重或轻，鼻涕黏白，稍遇风冷则鼻塞加重，鼻涕增多，喷嚏时作，嗅觉减退，头昏，头胀，气短乏力，语声低微，面色苍白，自汗畏风，咳嗽痰多。舌淡，苔薄白,脉缓弱。检查见鼻黏膜淡红肿胀,中鼻甲肥大或息肉样变,中鼻道可见黏性分泌物。

【证机概要】肺气虚弱,无力托邪,邪滞鼻窍。

【治法】温补肺脏,散寒通窍。

【方药】温肺止流丹加减。

应用时可加辛夷花、苍耳子、白芷芳香通窍。头额冷痛,酌加羌活、白芷、川芎等;畏寒肢冷、遇寒加重酌加防风、桂枝等;鼻涕多,酌加半夏、陈皮、薏苡仁等;喷嚏、流清涕酌加黄芪、白术、防风等。

4. 虚劳(肺气虚证)

虚劳又称虚损,是以脏腑亏损、气血阴阳虚衰、久虚不复成劳为主要病机,以五脏虚证为主要临床表现的多种慢性虚弱证候的总称。虚劳涉及的内容很广,是中医内科范围最广的一个病证。凡属多种慢性虚弱性疾病,发展至严重阶段,以脏腑气血阴阳亏损为主要表现的病证,均属于本病证的范围。西医学中多个系统的多种慢性消耗性和功能衰退性疾病,出现类似虚劳的临床表现时均可参照本病治疗。

《中医内科学》将其分为气虚(肺气虚证、心气虚证、脾气虚证、肾气虚证)、血虚(心血虚证、肝血虚证)、阴虚(肺阴虚证、心阴虚证、脾胃阴虚证、肝阴虚证、肾阴虚证)和阳虚(心阳虚证、脾阳虚证、肾阳虚证)。

【临床表现】咳嗽无力,痰液清稀,短气自汗,声音低怯,时寒时热,平素易感冒,面色㿠白或萎黄,头昏神疲,肢体无力。舌苔淡白,脉细软弱。

【证机概要】肺气不足,表虚不固。

【治法】补益肺气。

【方药】补肺汤加减。

方中人参、黄芪、沙参益气补肺;熟地黄、五味子、百合益肾敛肺。

无咳嗽者,可去桑白皮、紫菀;自汗较多,加牡蛎、麻黄根固表敛汗;气阴两虚兼潮热、盗汗,加鳖甲、地骨皮、秦艽等养阴清热。若气虚卫弱,外邪入侵,寒热身重,头目眩冒,表现为正虚感邪者,当扶正祛邪,仿《金匮要略》薯蓣丸之意,佐以防风、豆卷、桂枝、生姜、杏仁、桔梗。

5. 便秘（气虚秘）

便秘是指粪便在肠内滞留过久,秘结不通,排便周期延长,或周期不长,但粪质干结,排出艰难,或粪质不硬,虽有便意,但便不畅的病证。西医学的功能性便秘,肠道激惹综合征,肠炎恢复期肠蠕动减弱引起的便秘,直肠及肛门疾患引起的便秘,药物性便秘,内分泌及代谢性疾病的便秘,以及肌力减退所致的排便困难等可参照治疗。

《中医内科学》将其分为实秘（热秘、气秘、冷秘）和虚秘（气虚秘、血虚秘、阴虚秘、阳虚秘）。

【临床表现】大便并不干硬,虽有便意但排便困难,用力努挣则汗出短气,便后乏力,面白神疲,肢倦懒言。舌淡,苔白,脉弱。

【证机概要】脾肺气虚,传送无力。

【治法】益气润肠。

【方药】黄芪汤加减。

方中黄芪补脾肺之气;麻仁、白蜜润肠通便;陈皮理气。

乏力汗出,可加白术、党参助补中益气;排便困难、腹部坠胀者,合用补中益气汤升提阳气;气息低微、懒言少动,可加生脉散补肺益气;肢倦腰酸者,可用大补元煎滋补肾气;脘腹痞满、舌苔白腻者,可加白扁豆、生薏苡仁健脾祛湿;脘胀纳少者,可加炒麦芽、砂仁以和胃消导。

6. 遗尿（肺脾气虚）

遗尿又称尿床，是指3周岁以上的小儿睡中小便自遗、醒后方觉的一种病证。

《中医儿科学》将其分为肺脾气虚、肾气不足和心肾失交。

【临床表现】夜间遗尿，日间尿频而量多，经常感冒，面色少华，神疲乏力，食欲不振，大便溏薄。舌淡红，苔薄白，脉沉无力。

【证机概要】肺气不足，膀胱不摄，上虚不能制下。

【治法】补肺益脾，固涩膀胱。

【方药】补中益气汤合缩泉丸加减。

方中党参、黄芪、白术、甘草补气；陈皮理气；当归养血；升麻、柴胡升提中气；益智仁、山药、乌药温脾固涩。

寐深者，可加炙麻黄、石菖蒲宣肺醒神；兼里热者，加焦山栀清心火；纳呆者，加生山楂、焦神曲开胃消食。

7. 喉喑（肺脾气虚）

喉喑是以声音嘶哑为主要特征的喉部疾病。西医学中喉的急慢性炎症性疾病、喉肌无力、声带麻痹等可参照本病治疗。

《中医耳鼻咽喉科学》将其分为风寒袭肺、风热犯肺、痰热壅肺、肺肾阴虚、肺脾气虚和血瘀痰凝。

【临床表现】声嘶日久，语音低沉，高音费力，不能持久，劳则加重，上午症状明显。可兼少气懒言、倦怠乏力、纳呆便溏、面色萎黄等。舌体胖有齿痕，苔白，脉细弱。检查见喉黏膜色淡不红，声带肿胀或不肿胀，松弛无力，声门闭合不全。

【证机概要】肺脾气虚，无力鼓动声门。

【治法】补益肺脾，益气开音。

【方药】补中益气汤加减。可加生诃子收敛肺气、利喉开音;加石菖蒲通窍开音。若声带肿胀,湿重痰多者,可加半夏、茯苓、白扁豆燥湿除痰,消肿开音。

8. 小儿咳嗽(气虚咳嗽)

咳嗽是小儿常见的一种肺系病证。有声无痰为咳,有痰无声为嗽,有声有痰谓之咳嗽。本病相当于西医学的气管炎、支气管炎。一年四季均可发生,以冬、春两季发病率高。任何年龄小儿皆可发病,以婴幼儿多见。小儿咳嗽有外感和内伤之分,小儿的外感咳嗽多于内伤咳嗽。

《中医儿科学》将其分为外感咳嗽(风寒咳嗽、风热咳嗽)和内伤咳嗽(痰热咳嗽、痰湿咳嗽、气虚咳嗽、阴虚咳嗽)。

【临床表现】咳而无力,痰白清稀,面色苍白,气短懒言,语声低微,自汗畏寒。舌淡嫩,边有齿痕,脉细无力。

【证机概要】痰湿咳嗽,病久伤气,脾肺气虚。

【治法】健脾补肺,益气化痰。

【方药】六君子汤加味。方中党参健脾益气;白术、茯苓健脾化湿;陈皮、半夏燥湿化痰;百部、炙紫菀宣肺止咳;甘草调和诸药。

气虚重,加黄芪、黄精益气补虚;咳重痰,加杏仁、川贝母、炙枇杷叶化痰止咳;食少纳呆,加焦山楂、焦神曲和胃消食。

9. 哮病

哮病是一种发作性的痰鸣气喘疾患。发时喉中有哮鸣声,呼吸气促困难,甚则喘息不能平卧。本病属中医痰饮病中的"伏饮",类似西医学的支气管哮喘、喘息性支气管炎、嗜酸性粒细胞增多症(或其他急性肺部过敏性疾患)引起的哮喘。若因肺系或其他多种疾病引起的痰鸣气喘症状则属于喘证、肺胀等范围,亦可与本病互参。

第三章　气病辨证

《中医内科学》将其分为发作期（冷哮证、热哮证、寒包热哮证、风哮证、虚哮证）和缓解期（肺脾气虚证、肺肾两虚证）。

（1）肺脾气虚证

【临床表现】气短声低，喉中时有轻度哮鸣，痰多质稀、色白，自汗，怕风，易感冒，倦怠无力，食少便溏。舌淡，苔白，脉濡软。

【证机概要】哮病日久，肺虚不能主气，脾虚健运无权，气不化津，痰饮蕴肺，肺气上逆。

【治法】健脾益气，补土生金。

【方药】六君子汤加减。

方中党参、白术健脾益气；山药、薏苡仁、茯苓甘淡补脾；法半夏、橘皮燥湿化痰；五味子敛肺气；甘草补气调中。

表虚自汗，加炙黄芪、浮小麦、大枣；怕冷畏风，易感冒，可加桂枝、白芍、附片；痰多，加前胡、杏仁。

（2）肺肾两虚证

【临床表现】短气息促，动则为甚，吸气不利，咳痰质黏起沫，脑转耳鸣，腰酸腿软，心慌，不耐劳累；或五心烦热，颧红，口干，舌红少苔，脉细数；或畏寒肢冷，面色苍白，苔淡白，质胖，脉沉细。

【证机概要】哮病久发，精气亏乏，肺肾摄纳失常，气不归元，津凝为痰。

【治法】补肺益肾。

【方药】生脉地黄汤合金水六君煎加减。两者都可用于久哮肺肾两虚，但前者以益气养阴为主，适用于肺肾气阴两伤；后者以补肾化痰为主，适用于肾虚阴伤痰多。

方中熟地黄、山茱萸、胡桃肉补肾纳气；人参、麦冬、五味子补益肺之气阴；茯苓、甘草益气健脾；半夏、陈皮理气化痰。

肺气阴两虚为主者，加黄芪、沙参、百合；肾阳虚为主者，酌加补骨脂、仙灵脾、鹿角片、制附片、肉桂；肾阴虚为主者，加生地黄、冬虫夏草。另可常服紫河车粉补益肾精。

10. 气胸（肺虚气逆）

气胸是胸膜腔进入气体，造成浊气闭肺的常见急症。本病起病急骤，来势凶猛。气胸易发生于阴虚火旺体质，或继发于肺胀，或因针刺、胸穿等损伤而致。无明显季节性。

《中医急诊学》将其分为实证浊气闭肺、内闭外脱和虚证肺虚气逆。

【临床表现】胸闷胀痛，心慌气短，干咳少痰，咳声无力，倦怠乏力，面唇淡紫不泽，脉虚数。

【证机概要】浊气久稽，肺气衰耗。

【治法】补肺降逆。

【方药】生脉散。

咳甚，加百部以清肺止咳。

中成药可选取蛤蚧定喘丸、平喘固本丸。

11. 肾病综合征（肺脾气虚）

肾病综合征是一组由多种病因引起的临床证候群，以大量蛋白尿、低蛋白血症、高脂血症及不同程度的水肿为主要特征。小儿肾病属中医学水肿范畴，且多属阴水，以肺、脾、肾三脏虚弱为本，尤以脾肾亏虚为主。

《中医儿科学》将其分为本证（肺脾气虚、脾肾阳虚、肝肾阴虚、气阴两虚）和标证（外感风邪、水湿、湿热、血瘀、湿浊）。

【临床表现】全身浮肿，面目为著，小便减少，面白身重，气短乏力，纳呆便溏，自汗出，易感冒，或上气喘息，咳嗽。舌淡胖，脉虚弱。

【证机概要】脾肺气虚,或水邪停留肌肤。多由外感诱发,多见于病程早期或激素维持治疗阶段。

【治法】益气健脾,宣肺利水。

【方药】防己黄芪汤合五苓散加减。

方中黄芪、白术益气健脾;茯苓、泽泻、猪苓、车前子健脾利水;桂枝、防己宣肺通阳利水。

浮肿明显,加五皮饮,如生姜皮、陈皮、大腹皮以利水行气;伴上气喘息、咳嗽,加麻黄、杏仁、桔梗宣肺止咳;常自汗出而易感冒者,重用黄芪,加防风、牡蛎,取玉屏风散之意,益气固表;伴腰背酸痛,多为肾气虚,应加用五味子、菟丝子、肉苁蓉等以滋肾气。

12. 维生素 D 缺乏性佝偻病(肺脾气虚)

维生素 D 缺乏性佝偻病是因儿童体内维生素 D 不足,致使钙磷代谢失常的一种慢性营养性疾病。

《中医儿科学》将其分为肺脾气虚、脾虚肝旺和肾精亏损。

【临床表现】初期多以非特异性神经精神症状为主,多汗夜惊,烦躁不安,发稀枕秃,囟门开大,伴轻度骨骼改变,或形体虚胖,肌肉松软,大便不实,食欲不振,反复感冒。舌淡,苔薄白,脉软无力。

【证机概要】脾虚为本,脾虚及肺。

【治法】健脾益气,补肺固表。

【方药】人参五味子汤加减。

方中黄芪健脾补肺益气;党参、白术、茯苓、甘草健脾益气;五味子、酸枣仁、煅牡蛎敛表止汗安神;陈皮、神曲调脾助运。

湿重者,白术易苍术,以燥湿助运;汗多者,加浮小麦、糯稻根敛表止汗;夜惊烦躁者,酌加煅龙骨、合欢皮、夜交藤养心安神；大便不实者，加山药、白扁豆健脾助运。

13. 肺胀（肺肾气虚证）

肺胀是多种慢性肺系疾患反复发作，迁延不愈，导致肺气胀满、不能敛降的一种病证。西医学的慢性支气管炎合并肺气肿、肺源性心脏病与本病类似。肺性脑病则常见于肺胀的危重变证，可参照本病治疗。本病为临床常见的慢性疾病，病理演变复杂多端，故还当与咳嗽、痰饮（支饮、溢饮）等互参，注意与心悸、水肿（喘肿）、喘厥等病证的联系。

《中医内科学》将其分为痰浊壅肺证、痰热郁肺证、痰蒙神窍证、阳虚水泛证和肺肾气虚证。

【临床表现】呼吸浅短难续，声低气怯，甚则张口抬肩，倚息不能平卧，咳嗽，痰白如沫，咳吐不利，胸闷心慌，形寒汗出，或腰膝酸软，小便清长，或尿有余沥。舌淡或暗紫，脉沉细数无结代，或有结代。

【证机概要】肺肾两虚，气失摄纳。

【治法】补肺纳肾，降气平喘。

【方药】平喘固本汤合补肺汤加减。前方补肺纳肾，降气化痰，用于肺肾气虚、喘咳有痰者；后方功在补肺益气，用于肺气虚弱、喘咳短气不足以息者。

方中党参（人参）、黄芪、炙甘草补肺；冬虫夏草、熟地黄、胡桃肉、脐带益肾；五味子收敛肺气；灵磁石、沉香纳气归元；紫菀、款冬、苏子、法半夏、橘红化痰降气。

肺虚有寒，怕冷，舌淡，加肉桂、干姜、钟乳石温肺散寒；兼阴伤，低热，舌红苔少，加麦冬、玉竹、生地黄养阴清热；气虚瘀阻，面唇发绀明显，加当归、丹参、苏木活血通脉。如见喘脱危象者，可急用参附汤送服蛤蚧粉或黑锡丹补气纳肾，回阳固脱。病情稳定阶段，可常服皱肺丸。

四、肾、心、心脾气虚

1. 崩漏（肾气虚证）

崩漏是指经血非时暴下不止或淋沥不尽。前者谓崩中，后者谓漏下。崩与漏出血情况虽不同，然二者常交替出现，因病因病机基本一致，故概称崩漏。崩漏属月经病。妇科学所称的功能不良性子宫出血、内分泌失调引起的子宫异常出血，符合崩漏者，可参照本病治疗。

《中医妇科学》将其分为脾虚证、肾虚证（肾气虚证、肾阴虚证、肾阳虚证）、血热证（虚热证、实热证）、血瘀证和止血后治疗。

【临床表现】青春期少女或经断前后妇女经乱无期，出血量多，势急如崩，或淋沥日久不净，或由崩而淋、由淋而崩反复发作，色淡红或淡暗，质清稀；面色晦暗，眼眶暗，小腹空坠，腰脊酸软。舌淡暗，苔白润，脉沉弱。

【证机概要】青年肾气未盛，更年肾气渐虚，或中年房劳、胎产屡伤肾气，肾气虚衰，封藏失司，冲任不固，不能制约经血。

【治法】补肾益气，固冲止血。

【方药】苁蓉菟丝子丸加党参、黄芪、阿胶。

方中肉苁蓉、菟丝子、覆盆子温补肾气，补阳益阴；熟地黄滋肾益阴，阴阳双补，使肾气充盛，封藏密固而止崩；黄芪、党参补气摄血；阿胶、艾叶补血固冲摄血；枸杞子、桑寄生补益肝肾；当归补血活血，引血归经。若嫌当归辛温助动，走而不守，可去当归。

2. 不孕症（肾气虚证）

凡女子婚后未避孕，有正常性生活，同居两年而未受孕者；或有过妊娠而未避孕，又连续两年未再受孕者，称不孕症。

《中医妇科学》将其分为肾虚证（肾气虚证、肾阳虚证、肾阴虚证）、肝气郁结证、瘀滞胞宫证和痰湿内阻证。

【临床表现】婚久不孕，月经不调或停闭，经量或多或少、色暗，头晕耳鸣，腰酸膝软，精神疲倦，小便清长。舌淡，苔薄，脉沉细、两尺尤甚。

【证机概要】肾气不足，冲任虚衰，不能摄精成孕。

【治法】补肾益气，温养冲任。

【方药】毓麟珠（又名调经毓麟丸）。

方中八珍双补气血，温养冲任；菟丝子、杜仲温养肝肾，调补冲任；鹿角霜、川椒温肾助阳。诸药合用，既温补先天肾气以生精，又培补后天脾胃以生血，精血充足，冲任得养，胎孕可成。

3. 喘证（肾虚不纳证）

喘即气喘、喘息，临床表现以呼吸困难，甚至张口抬肩，鼻翼翕动，不能平卧为特征者谓之喘证。西医学的肺炎、喘息性支气管炎、肺气肿、肺源性心脏病、心源性哮喘、肺结核、矽肺及癔病等发生呼吸困难时均可参照本病治疗。

【临床表现】喘促日久，动则喘甚，呼多吸少，呼则难升，吸则难降，气不得续，形瘦神惫，跗肿，汗出肢冷，面青唇紫，舌淡苔白或黑而润滑，脉微细或沉弱；或见喘咳，面红烦躁，口咽干燥，足冷，汗出如油，舌红少津，脉细数。

【证机概要】肺病及肾，肺肾俱虚，气失摄纳。

【治法】补肾纳气。

【方药】金匮肾气丸合参蛤散加减。前方温补肾阳，用于喘息短气，形寒肢冷，跗肿。后方人参、蛤蚧补气纳肾，用于咳喘乏力，动则为甚，吸气难降。前者偏于温阳，后者长于益气；前方用于久喘而势缓者，后方适于喘重而势急者。方中附子、肉桂、山茱萸、冬虫夏草、胡桃肉、紫河车等温肾纳气；熟地黄、当归滋阴助阳。

若脐下筑筑跳动，气从少腹上冲胸咽，为肾失潜纳，加紫石英、磁石、沉香等镇纳；喘剧气怯，不能稍动，加人参、五味子、蛤蚧益气纳肾。

肾阴虚者不宜辛燥，宜用七味都气丸合生脉散加减以滋阴纳气。方中生地黄、天冬、麦冬、龟板胶、当归养阴；五味子、诃子敛肺纳气。

本证以阳气虚多见，若阴阳两虚应分清主次予以处理。若喘息渐平，善后调理可常服紫河车、胡桃肉以补肾固本纳气。

4. 尿频（脾肾气虚）

尿频是以小便频数为特征的疾病。多发于学龄前儿童，以婴幼儿时期发病率最高，女孩高于男孩。尿频属于中医"淋证"范畴，以热淋为多。西医学的泌尿系感染、结石、肿瘤、白天尿频综合征等均可出现尿频，儿科以尿路感染和白天尿频综合征最为常见。

《中医儿科学》将其分为湿热下注、脾肾气虚和阴虚内热。

【临床表现】病程日久，小便频数，滴沥不尽，尿液不清，神倦乏力，面色萎黄，食欲不振，甚则畏寒怕冷，手足不温，大便稀薄，眼睑浮肿。舌淡或有齿痕，苔薄腻，脉细弱。

【证机概要】脾肾气虚，膀胱失约。

【治法】温补脾肾，升提固摄。

【方药】缩泉丸加味。

方中益智仁、山药、白术、薏苡仁、淫羊藿温补脾肾，固精气，缩小便；乌药调气散寒，助气化，涩小便。

若以脾气虚为主，症见神倦乏力，面黄纳差，便溏，尿液混浊，可用参苓白术散健脾益气，和胃渗湿；若以肾阳虚为主，症见面白无华，畏寒肢冷，下肢浮肿，脉沉细无力，可用济生肾气丸温补肾阳，利水消肿；夜尿增多，加桑螵蛸、生龙骨；属肺脾气虚者，症见小便频数，点滴而出，不能自控，入睡自止，面色萎黄，容易出汗，神倦体瘦，食欲不振，舌淡苔白，脉缓弱，可用补中益气汤合缩泉丸加减，以益气补肺，固摄缩尿。

5. 遗尿（肾气不足）

遗尿又称尿床，是指3周岁以上小儿睡中小便自遗、醒后方觉的一种病证。

《中医儿科学》将其分为肺脾气虚、肾气不足和心肾失交。

【临床表现】每晚尿床1次以上，小便清长，面白少华，神疲乏力，智力较同龄儿稍差，肢冷畏寒。舌淡，苔白滑，脉沉无力。

【证机概要】肾气虚弱，命火不足，下元虚寒，不能约束水道。

【治法】温补肾阳，固涩小便。

【方药】菟丝子散加减。

方中菟丝子、巴戟天、肉苁蓉、附子温补肾阳，以暖膀胱；山茱萸、五味子、牡蛎、桑螵蛸滋肾敛阴，以缩小便。

伴寐深沉睡不易唤醒者，加炙麻黄以醒神；兼郁热者，酌加栀子、黄柏兼清里热。

6. 虚劳

虚劳又称虚损，是以脏腑亏损，气血阴阳虚衰，久虚不复成劳为主要病机，以五脏虚证为主要临床表现的多种慢性虚弱证候的总称。西医学中多个系统的多种慢性消耗性和功能衰退性疾病，出现类似虚劳的临床表现时，均可参照本节辨证论治。

第三章 气病辨证

《中医内科学》将其分为气虚（肺气虚证、心气虚证、脾气虚证、肾气虚证）、血虚（心血虚证、肝血虚证）、阴虚（肺阴虚证、心阴虚证、脾胃阴虚证、肝阴虚证、肾阴虚证）和阳虚（心阳虚证、脾阳虚证、肾阳虚证）。

(1) 肾气虚证

【临床表现】神疲乏力，腰膝酸软，小便频数而清，白带清稀。舌淡，脉弱。

【证机概要】肾气不充，腰督失养，固摄无权。

【治法】益气补肾。

【方药】大补元煎加减。

方中人参、山药、炙甘草益气固肾；杜仲、山茱萸温补肾气；熟地黄、枸杞子、当归补养精血。

神疲乏力甚者，加黄芪益气；尿频较甚、小便失禁者，加菟丝子、五味子、益智仁补肾固摄；脾失健运兼大便溏薄者，去熟地黄、当归，加肉豆蔻、补骨脂温补固涩。

(2) 心气虚证

【临床表现】心悸，气短，劳则尤甚，神疲体倦，自汗。

【证机概要】心气不足，心失所养。

【治法】益气养心，宁心安神。

【方药】七福饮加减。

方中人参、白术、炙甘草益气养心；熟地黄、当归滋补阴血；酸枣仁、远志宁心安神。

自汗多者，可加黄芪、五味子益气固摄；饮食少思，加砂仁、茯苓开胃健脾。

7. 心悸（心虚胆怯证）

心悸是指患者自觉心中悸动，惊惕不安，甚则不能自主的一种病证，临床多呈发作性，每因情志波动或劳累过度而发作，常伴胸闷、气短、失眠、健忘、眩晕、耳鸣等症。病情较轻者为惊悸，病情较重者为怔忡，可呈持续性。各种原因引起的心律失常，如心动过速、心动过缓、期前收缩、心房颤动或扑动、房室传导阻滞、病态窦房结综合征、预激综合征，以及心功能不全、心肌炎、一部分神经官能症等，表现以心悸为主症者，均可参照本病治疗。

《中医内科学》将其分为心虚胆怯证、心血不足证、阴虚火旺证、心阳不振证、水饮凌心证、瘀阻心脉证和痰火扰心证。

【临床表现】心悸不宁，善惊易恐，坐卧不安，不寐、多梦、易惊醒，恶闻声响，食少纳呆。苔薄白，脉细略数或细弦。

【证机概要】气血亏损，心虚胆怯，心神失养，神摇不安。

【治法】镇惊定志，养心安神。

【方药】安神定志丹加减。

方中龙齿、琥珀镇惊安神；酸枣仁、远志、茯神养心安神；人参、茯苓、山药益气壮胆；天冬、生地黄、熟地黄滋养心血；配伍少许肉桂，有鼓舞气血生长之效；五味子收敛心气。

气短乏力，头晕目眩，动则为甚，静则悸缓，为心气虚损明显，重用人参，加黄芪以加强益气之功；兼见心阳不振，肉桂易桂枝，加附子，以温通心阳；兼心血不足，加阿胶、首乌、龙眼肉以滋养心血；兼心气郁结，心悸烦闷，精神抑郁，加柴胡、郁金、合欢皮、绿萼梅疏肝解郁；气虚夹湿，加泽泻，重用白术、茯苓；气虚夹瘀，加丹参、川芎、红花、郁金。

8. 五迟、五软（心脾两虚）

五迟、五软是小儿生长发育障碍的病证。五迟指立迟、行迟、齿迟、发迟和语迟；五软指头顶软、口软、手软、足软和肌肉软。五迟、五软既可单独出现，也可同时出现。本病包括西医学之佝偻病、脑发育不全、脑性瘫痪和智能低下等。

《中医儿科学》将其分为肝肾亏损、心脾两虚和痰瘀阻滞。

【临床表现】语言发育迟滞，精神呆滞，智力低下，头发生长迟缓，发稀萎黄，四肢萎软，肌肉松弛，口角流涎，吮吸咀嚼无力，或见弄舌，纳食欠佳，大便秘结。舌淡胖，苔少，脉细缓，指纹色淡。

【证机概要】心脾两虚，气血不足，体无所养。多为久病体弱所致，或为代谢性疾病及某些脑炎后遗症。

【治法】健脾养心，补益气血。

【方药】调元散加减

方中人参、黄芪、白术、山药、茯苓、甘草益气健脾；当归、熟地黄、白芍、川芎补血养心；石菖蒲开窍益智。

语迟失聪者，加远志、郁金化痰解郁开窍；发迟难长者，加何首乌、肉苁蓉养血益肾生发；四肢萎软，加桂枝温通经络；口角流涎，加益智仁温脾益肾固摄；气虚阳衰，加肉桂、附子温壮元阳；脉弱无力，加五味子、麦冬养阴生脉。

9. 不寐（心胆气虚证）

不寐是以经常不能获得正常睡眠为特征的一类病证，主要表现为睡眠时间、深度的不足，轻者入睡困难，或寐而不酣，时寐时醒，或醒后不能再寐，重则彻夜不寐，常影响人的正常工作、生活、学习和健康。

《中医内科学》将其分为肝火扰心证、痰热扰心证、心脾两虚证、心肾不交证和心胆气虚证。

【临床表现】虚烦不寐，触事易惊，终日惕惕，胆怯心悸，伴气短自汗，倦怠乏力。舌淡，脉弦细。

【证机概要】心胆虚怯,心神失养,神魂不安。

【治法】益气镇惊,安神定志。

【方药】安神定志丸合酸枣仁汤加减。前方重于镇惊安神,用于心烦不悸、气短自汗、倦怠乏力之症;后方偏于养血清热除烦,用于虚烦不寐、终日惕惕、触事易惊之症。

方中人参、茯苓、甘草益心胆之气;茯神、远志、龙齿、石菖蒲化痰宁心,镇惊安神;川芎、酸枣仁调血养心;知母清热除烦。

心肝血虚、惊悸汗出者,重用人参,加白芍、当归、黄芪补养肝血;肝不疏土致胸闷、善太息、纳呆腹胀者,加柴胡、陈皮、山药、白术疏肝健脾;心悸甚、惊惕不安者,加生龙骨、生牡蛎、朱砂重镇安神。

五、气阴两虚证

1. 百日咳 (气阴耗伤)

百日咳是小儿时期感受百日咳时邪(百日咳杆菌)引起的肺系传染病,临床以阵发性痉挛性咳嗽和痉咳末伴有较长的鸡鸣样吸气性吼声为特征。中医学以咳嗽之特征称"顿嗽""顿呛",因其具有传染性,又称"疫咳""天哮呛"。

《中医儿科学》将其分为邪犯肺卫、痰火阻肺和气阴耗伤(恢复期)。

【临床表现】痉咳缓解,咳嗽逐渐减轻,仍干咳无痰,或痰少而稠,声音嘶哑,伴低热,午后颧红,烦躁,夜寐不宁,盗汗,口干,舌红,苔少或无苔,脉细数;或表现为咳声无力,痰白清稀,神倦乏力,气短懒言,纳差食少,自汗或盗汗,大便不实,舌淡,苔薄白,脉细弱。

【证机概要】脾气素虚,痰浊阻肺,痉咳日久,耗散正气,疾病后期肺阴亏虚。

【治法】养阴润肺，益气健脾。

【方药】肺阴亏虚证用沙参麦冬汤加减。方中沙参、麦冬、玉竹、石斛润养肺阴；桑叶、天花粉、炙冬花、川贝母润肺止咳；芦根、甘草生津利咽。

咳嗽时作，加桔梗、杏仁宣肺止咳；干咳无痰，加百合、阿胶、生地黄润肺止咳；盗汗甚者，加地骨皮、浮小麦、牡蛎清热敛汗；声音嘶哑者，加木蝴蝶、胖大海、凤凰衣清咽开音；大便干结者，加麻仁、全瓜蒌润燥通便。

肺脾气虚证用人参五味子汤加减。方中党参、茯苓、白术、甘草、生姜、红枣健脾养胃；五味子敛肺纳气；百部、白前宣肺止咳。

痰稀量多，加半夏、陈皮燥湿化痰；咳嗽不止，加川贝母、炙冬花化痰止咳；不思饮食者，加砂仁、神曲、鸡内金助运开胃。

2. 病毒性心肌炎（气阴亏虚）

病毒性心肌炎是由病毒感染引起的以局限性或弥漫性心肌炎性病变为主的疾病。部分患儿因治疗不及时或病后调养失宜，可迁延不愈而致顽固性心律失常。本病属中医学"风温""心悸""怔忡""胸痹""猝死"等范畴。

《中医儿科学》将其分为风热犯心、湿热侵心、气阴亏虚、心阳虚弱和痰瘀阻络。

【临床表现】心悸不宁活动后尤甚，少气懒言，神疲倦怠，头晕目眩，烦热口渴，夜寐不安。舌光红，少苔，脉细数或促或结代。

【证机概要】热毒犯心，病久耗气伤阴，气阴亏虚。

【治法】益气养阴，宁心安神。

【方药】炙甘草汤合生脉散加减。

方中炙甘草、党参益气养心；桂枝温阳通脉；生地黄、阿胶滋阴养血,以充血脉;麦冬、五味子养阴敛阴;酸枣仁宁心安神;丹参活血化瘀。

心脉不整,加磁石、鹿衔草镇心安神;便秘常可诱发加重心律不齐,故大便偏干应重用麻仁,加瓜蒌仁、柏子仁、桑椹等养血润肠。

3. 厥心痛(阳气虚衰或气阴两虚或心肾阴虚)

厥心痛是因正气亏虚,痰、瘀、寒等邪乘虚致病,可单因为病,亦可多因综合致病,或寒凝气滞,或气滞血瘀,或痰瘀交阻,致心脉痹阻,心失煦濡,西医学的急性冠状动脉缺血综合征(不稳定型心绞痛、急性心肌梗死)等可参照本病治疗。

《中医急诊学》分为厥心痛实证(寒凝阳遏,痰瘀交结)、虚证(阳气虚衰或气阴两虚或心肾阴虚)和真心痛实证(寒凝心脉)、虚证(阳气虚衰)。

【临床表现】以胸骨后或左胸前区憋闷、压迫性剧烈疼痛、向背部放射为主症。阳气虚衰偏重,兼见心悸,汗出,畏寒肢冷,舌淡紫暗,脉微欲绝。气阴两虚偏重,兼见心悸气短,倦怠懒言,舌红苔白,边有齿痕,脉细无力。心肾阴虚偏重,兼见心烦不寐,心悸盗汗,腰酸头晕,舌红少苔,脉细涩。

【证机概要】阳气虚衰,心失温煦;气阴两虚或心肾阴虚,心失濡养。

【治法】阳气虚衰证治宜益气温阳,活血通络;气阴两虚证治宜益气养阴,活血通络;心肾阴虚证治宜滋阴益肾,养心安神。

【方药】阴虚用生脉散加减。阳虚用参附汤加味。

中成药可用麝香保心丸、滋心阴口服液、生脉散冲剂、生脉注射液、参附注射液。

4. 药毒（气阴两虚证）

药毒是指药物通过口服、注射或皮肤黏膜直接用药等途径，进入人体后所引起的皮肤或黏膜的急性炎症反应。本病相当于西医学的药物性皮炎，亦称药疹。

《中医外科学》将其分为湿毒蕴肤证、热毒入营证和气阴两虚证。

【临床表现】严重药疹后期皮肤大片脱屑；伴低热，神疲乏力，气短，口干欲饮。舌红，少苔，脉细数。

【证机概要】药毒入内，伤及气阴。

【治则】益气养阴清热。

【方药】增液汤合益胃汤加减。

脾胃虚弱者，加茯苓、白术、山药、黄芪。

5. 胸痹（气阴两虚证）

胸痹是指以胸部闷痛，甚则胸痛彻背，喘息不得卧为主症的一种疾病。轻者仅感胸闷如窒，呼吸欠畅；重者则胸痛，严重者心痛彻背，背痛彻心。西医学的冠状动脉硬化性心脏病（心绞痛、心肌梗死）、心包炎、二尖瓣脱垂综合征、病毒性心肌炎、心肌病、慢性阻塞性肺气肿、慢性胃炎等出现胸闷、心痛彻背、短气、喘不得卧等症状者可参照本病治疗。

《中医内科学》将其分为心血瘀阻证、气滞心胸证、痰浊闭阻证、寒凝心脉证、气阴两虚证、心肾阴虚证和心肾阳虚证。

【临床表现】心胸隐痛，时作时休，心悸气短，动则益甚，伴倦怠乏力，声息低微，面色㿠白，易汗出。舌淡红，舌体胖边有齿痕，苔薄白，脉虚细缓或结代。

【证机概要】心气不足，阴血亏耗，血行瘀滞。

【治法】益气养阴，活血通脉。

【方药】生脉散合人参养荣汤加减。两者皆能补益心气。

生脉散长于益心气,敛心阴,适用于心气不足、心阴亏耗者;人参养荣汤补气养血,安神宁心,适用于胸闷气短、头昏神疲等症。

方中人参、黄芪、炙甘草大补元气,通经利脉;肉桂温通心阳;麦冬、玉竹滋养心阴;五味子收敛心气;丹参、当归养血活血。

兼气滞血瘀,可加川芎、郁金行气活血;兼痰浊之象,可合用茯苓、白术、白蔻仁健脾化痰;兼见纳呆、失眠等心脾两虚者,可用茯苓、茯神、远志、半夏曲健脾和胃,加柏子仁、酸枣仁收敛心气,养心安神。

6. 汗证 (气阴亏虚)

汗证是指小儿在安静状态下、正常环境中,全身或局部出汗过多,甚则大汗淋漓的一种病证。多发生于5岁以内的小儿。小儿汗证多属西医学的植物神经功能紊乱。

《中医儿科学》将其分为肺卫不固、营卫失调、气阴亏虚和湿热迫蒸。

【临床表现】以盗汗为主,常伴自汗,形体消瘦,汗出较多,神萎不振,心烦少寐,寐后汗多,或伴低热,口干,手足心灼热,哭声无力,口唇淡红。舌淡,苔少或剥苔,脉细弱或细数。

【证机概要】急病、久病、重病之后气血失调,或素体气阴两虚。

【治法】益气养阴。

【方药】生脉散加减。

方中人参(或党参)益气生津;麦冬养阴清热;五味子、酸枣仁收敛止汗;生黄芪、碧桃干益气固表。

精神困顿,食少不眠,不时汗出,面色无华,为气阳偏虚,去麦冬,加白术、茯苓益气健脾固表;睡眠汗出,醒则汗止，口干心烦，容易惊醒，口唇淡红，为心脾不足，脾虚血少，心失所养，可用归脾汤合龙骨、牡蛎、浮小麦补养心脾，益气养血，敛汗止汗；低热口干，手足心灼热，加白芍、地骨皮、丹皮清其虚热。

7. 风温肺热病（晚期：气阴两伤，余邪未净）

风温肺热病是感受风热病邪所引起的四时皆有而以冬春两季多发的以发热、咳嗽、咳痰为主要临床表现的急性外感热病。风温肺热病属中医外感热病范畴。西医学的急性肺炎、支气管周围炎和急性支气管炎等急性肺部感染疾病均可参照本病治疗。

《中医急诊学》将其分为初期（热在肺卫）、中期（痰热壅肺，热陷心包、痰热阻窍）和晚期（气阴两伤、余邪未净，阴竭阳脱）。

【临床表现】发热或不发热，或自觉发热，咳嗽，痰不多而黏，口渴。舌红裂，苔黑或焦，脉数细。

【证机概要】气阴两伤，余邪未除。

【治法】养阴清热。

【方药】沙参麦冬汤。纳呆者，加谷芽、麦芽；腹胀者，加佛手、香橼皮。

中成药可用养阴清肺糖浆、生脉注射液等。

8. 肾病综合征（气阴两虚）

肾病综合征（简称肾病）是一组由多种病因引起的临床证候群，以大量蛋白尿、低蛋白血症、高脂血症和不同程度的水肿为主要特征。

《中医儿科学》将其分为本证（肺脾气虚、脾肾阳虚、肝肾阴虚、气阴两虚）和标证（外感风邪、水湿、湿热、血瘀、湿浊）。

【临床表现】面色无华，神疲乏力，汗出，易感冒或有浮

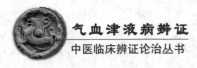

肿, 头晕耳鸣, 口干咽燥或长期咽痛, 咽部暗红, 手足心热。舌稍红, 苔少, 脉细弱。

【证机概要】病程较久, 或反复发作, 或长期、反复使用激素后, 导致脾气肾阴虚。

【治法】益气养阴, 化湿清热。

【方药】六味地黄丸加黄芪。

方中黄芪、生地黄、山茱萸、山药益气养阴; 茯苓、泽泻、丹皮健脾利湿清热。

气虚证突出者重用黄芪, 加党参、白术增强益气健脾之功; 阴虚偏重者, 加玄参、怀牛膝、麦冬、枸杞子养阴; 阴阳两虚者, 加益气温肾之品, 如仙灵脾、肉苁蓉、菟丝子、巴戟天等阴阳并补。

9. 泄泻（变证：气阴两伤）

泄泻是以大便次数增多、粪质稀薄或如水样为特征的一种小儿常见病。轻者治疗得当, 预后良好; 重者下泄过度, 易见气阴两伤, 甚至阴竭阳脱; 久泻迁延不愈者, 易转为疳证。

《中医儿科学》将其分为常证（湿热泻、风寒泻、伤食泻、脾虚泻、脾肾阳虚泻）和变证（气阴两伤、阴竭阳脱）。

【临床表现】泻下过度, 质稀如水, 精神萎靡或心烦不安, 目眶及囟门凹陷, 皮肤干燥或枯瘪, 啼哭无泪, 口渴引饮, 小便短少, 甚至无尿, 唇红而干。舌红少津, 苔少或无苔, 脉细数。

【证机概要】多起于湿热泄泻, 病程日久, 气阴两伤。

【治法】健脾益气, 酸甘敛阴。

【方药】人参乌梅汤加减。

方中人参、炙甘草补气健脾; 乌梅涩肠止泻; 木瓜祛湿和胃, 四药合用酸甘化阴; 莲子、山药健脾止泻。

泻下不止, 加山楂炭、诃子、赤石脂涩肠止泻; 口渴引饮,加石斛、玉竹、天花粉、芦根养阴生津止渴;大便热臭,加黄连、辣蓼清解内蕴之湿热。

10. 肺痨(气阴耗伤证)

肺痨是具有传染性的慢性虚弱疾患。本病类似于西医学的肺结核。因肺外结核引起的劳损也可参照本病治疗。

《中医内科学》将其分为肺阴亏损证、虚火灼肺证、气阴耗伤证和阴阳虚损证。

【临床表现】咳嗽无力,气短声低,咳痰清稀色白、量较多,偶或夹血,或咯血,血色淡红,午后潮热,伴畏风,怕冷,自汗与盗汗可并见,纳少神疲,便溏,面色㿠白,颧红。舌光淡、边有齿印,苔薄,脉细弱而数。

【证机概要】阴伤气耗,肺脾两虚,肺气不清,脾虚不健。

【治法】益气养阴。

【方药】保真汤或参苓白术散加减。前方补气养阴,兼清虚热,主治肺脾气阴耗伤、形瘦体倦、咳而短气、劳热骨蒸等;后方健脾补气,培土生金,主治食少腹胀、便溏、短气、面浮、咳痰清稀等。

方中党参、黄芪、白术、甘草、山药补肺益脾,培土生金;北沙参、麦冬滋养肺阴;地黄、阿胶、五味子、冬虫夏草滋肾水,润肺燥;白及、百合补肺止咳,抗痨杀虫;紫菀、款冬花、苏子温润肺金,止咳化痰。

夹湿痰者,加姜半夏、橘红、茯苓等燥湿化痰;咯血量多者,加山茱萸、仙鹤草、煅龙牡、参三七等,配合补气药,补气摄血;若见劳热、自汗、恶风者,可宗甘温除热之意,取桂枝、白芍、红枣,配合党参、黄芪、炙甘草等和营气,固卫表;兼骨蒸盗汗等阴伤者,酌加鳖甲、牡蛎、乌梅、地骨皮、银柴胡等益阴配阳,清热除蒸;纳少腹胀、大便溏薄者,加白扁豆、薏苡仁、莲肉、橘白等健脾之品，忌用地黄、麦冬、阿胶等过于滋腻之品。

11. 皮肤黏膜淋巴结综合征（气阴两伤）

皮肤黏膜淋巴结综合征又称川崎病，是一种以全身血管炎性病变为主要病理改变的急性发热性出疹性疾病。本病病因未明，多认为是易患宿主对多种感染病原触发的一种免疫介导的全身性血管炎。其可归于中医学温病范畴。

《中医儿科学》将其分为卫气同病、气营两燔和气阴两伤。

【临床表现】多形红斑，球结膜充血，草莓舌和颈淋巴结肿大，手足硬肿，身热渐退，倦怠乏力，动辄汗出，咽干唇裂，口渴喜饮，指趾端脱皮或潮红脱屑，心悸，纳少。舌红，苔少，脉细弱不整。

【证机概要】疾病恢复期，身热渐退，或偏气虚证，或偏阴虚证，余毒未清。

【治法】益气养阴，清解余热。

【方药】沙参麦冬汤加减。方中沙参、麦冬、玉竹清润滋养；天花粉生津止渴；生地黄、玄参清热凉血；太子参气阴两补；白术、白扁豆益气和胃。

纳呆，加茯苓、焦山楂、焦神曲健脾开胃；低热不退，加地骨皮、银柴胡、鲜生地黄清解虚热；大便硬结，加瓜蒌仁、火麻仁清肠润燥；心悸，脉律不整，加丹皮、丹参、黄芪益气活血化瘀。

12. 喉癣（瘵虫蚀喉，气阴亏虚）

喉癣是指以咽喉干痒、溃烂疼痛、腐衣叠生、形似苔藓为主要特征的咽喉疾病。本病多为肺痨的并发病。西医学的咽、喉结核等疾病可参照本病治疗。

《中医耳鼻咽喉科学》将其分为瘵虫蚀喉，气阴亏虚；肺肾阴虚，虚火上炎。

【临床表现】咽喉如芒刺痛，吞咽痛甚，干燥不适，声音嘶哑，咳嗽痰黏，痰中带血。伴潮热盗汗，形瘦乏力，舌红少苔，脉细数。检查见咽喉黏膜苍白或淡红，黏膜上有粟粒状小结节，黏膜水肿及浅表溃疡，边缘不齐。

【证机概要】瘵虫感染，腐蚀咽喉；肺气不足，阴虚生热；虚火灼津，气阴两虚。

【治疗】益气养阴，生津润燥。

【方药】养金汤合生脉散加减。养金汤中阿胶、生地黄补血养阴；沙参、麦冬、白蜜润肺生津；杏仁、桑白皮、知母清肺热止咳。生脉散益气养阴，可加百部杀瘵虫。若时而咯血，加侧柏叶、茜草根、藕节等敛血止血。

13. 喉痈（气阴耗损，余邪未清）

喉痈是指发生于咽喉及其邻近部的臃肿。本病以喉关痈、会厌痈常见，多发于青壮年。里喉痈多见于3岁以下的婴幼儿。西医学的扁桃体周围脓肿、急性会厌炎及会厌脓肿、咽后脓肿、咽旁脓肿等疾病可参照本病治疗。

《中医耳鼻咽喉科学》将其分为外邪侵袭，热毒搏结；热毒困结，化腐成脓；气阴耗损，余邪未清。

【临床表现】疾病后期咽痛逐渐减轻，身热已平，红肿始退，咽干口渴，倦怠乏力，懒动少言。舌红或淡红，苔薄黄而干，脉细数。检查见患处红肿凸起已平复，黏膜色红欠润，或溃口未愈合。

【证机概要】热毒蕴结多日，耗气伤阴。阴气未复，余邪尚存。

【治法】益气养阴，清解余毒。

【方药】沙参麦冬汤加减。方中沙参、麦冬清养肺胃；玉竹、天花粉生津止渴；扁豆、甘草益气培中，甘淡和胃；桑叶清宣邪热。可加太子参增强益气生津之功；加金银花、蒲公英清解余毒。

14. 凝脂翳（气阴两虚证）

凝脂翳是指黑睛生翳，状如凝脂，多伴黄液上冲的急重眼病。本病病情危急，发展快，应高度重视。凝脂翳相当于西医学的细菌性角膜炎，主要指匐行性角膜溃疡和绿脓杆菌性角膜溃疡。

《中医眼科学》将其分为风热壅盛证、肝胆火炽证、热盛腑实证和气阴两虚证。

【临床表现】羞明较轻，或眼内干涩，轻度抱轮红赤，黑睛溃陷，日久不敛；常伴体倦便溏。舌红，或舌淡，脉弱或细数。

【证机概要】病情日久，正虚无力抗邪，余邪未尽。

【治法】偏阴虚者，滋阴退翳；偏气虚者，益气退翳。

【方药】偏于阴虚者用滋阴退翳汤或海藏地黄散加减；偏于气虚者，托里消毒散去陈皮，宜加蝉衣、木贼祛风退翳。

15. 消渴目疾（气阴两虚证）

消渴目疾是指由消渴病引起的内障眼病。其相当于西医学的糖尿病性视网膜病变。

《中医眼科学》将其分为阴虚燥热证、气阴两虚证、脾肾两虚证、瘀血内阻证和痰瘀阻滞证。

【临床表现】视力下降，或眼前有黑影飘动，眼底可见视网膜、黄斑水肿，视网膜渗出、出血等；面色少华，神疲乏力，少气懒言，咽干，自汗，五心烦热。舌淡，脉虚无力。

【证机概要】气阴不足，水停血瘀。

【治法】益气养阴，利水化瘀。

【方药】六味地黄汤合生脉散加减。自汗、盗汗，加黄芪、生地黄、牡蛎、浮小麦益气固表；视网膜水肿、渗出多，加猪苓、车前子、益母草利水化瘀；视网膜出血，加三七、旱莲草活血化瘀。

16. 消渴（中消：气阴亏虚证）

消渴是以多饮、多食、多尿、乏力、消瘦，或尿有甜味为主要临床表现的一种疾病。其主要指西医学的糖尿病。他如尿崩症，因有多尿、烦渴的特点，可参照本病治疗。

《中医内科学》将其分为上消（肺热津伤证）、中消（胃热炽盛证、气阴亏虚证）和下消（肾阴亏虚证、阴阳两虚证）。

【临床表现】口渴引饮，能食与便溏并见，或饮食减少，精神不振，四肢乏力。舌淡，苔白而干，脉弱。

【证机概要】气阴不足，脾失健运。

【治法】益气健脾，生津止渴。

【方药】七味白术散加减。可合生脉散益气生津止渴。方中黄芪、党参、白术、茯苓、怀山药、甘草益气健脾；木香、藿香醒脾行气散津；葛根升清生津；天冬、麦冬养阴生津。

肺有燥热，加地骨皮、知母、黄芩清肺；口渴明显，加天花粉、生地黄养阴生津；气短汗多，加五味子、山茱萸敛气生津；食少腹胀，加砂仁、鸡内金健脾助运。

17. 肉瘿（气阴两虚证）

肉瘿是瘿病中较常见的一种，其特点是颈前喉结一侧或两侧结块，柔韧而圆，如肉之团，随吞咽动作而上下移动，发展缓慢。好发于青年女性及中年人。相当于西医学的甲状腺腺瘤或囊肿，属甲状腺的良性肿瘤。

《中医外科学》将其分为肝郁气滞证和气阴两虚证。

【临床表现】颈部肿块柔韧，随吞咽动作上下移动；常伴急躁易怒、汗出心悸、失眠多梦、消谷善饥、形体消瘦、月经不调、手部震颤等。舌红，苔薄，脉弦。

【证机概要】肝郁气滞,蕴结于喉,病久伤及气阴。

【治法】益气养阴,软坚散结。

【方药】生脉散合海藻玉壶汤加减。

18. 锁肛痔（气阴两虚证）

锁肛痔是发生在肛管直肠的恶性肿瘤,因病至后期肿瘤阻塞,肛门狭窄,排便困难,犹如锁住肛门一样,故称锁肛痔。相当于西医学的肛管直肠癌。

《中医外科学》将其分为湿热蕴结证、气滞血瘀证和气阴两虚证。

【临床表现】面色无华,消瘦乏力,便溏或排便困难,便中带血,色泽紫暗,肛门坠胀;或伴心烦口干,夜间盗汗。舌红或绛,苔少,脉细弱或细数。

【证机概要】病久伤正,气阴两虚。

【治法】益气养阴,清热解毒。

【方药】四君子汤合增液汤加减。

19. 脱疽（气阴两虚证）

脱疽是指发于四肢末端,严重时趾（指）节坏疽脱落的一种慢性周围血管疾病,又称脱骨疽。西医学的血栓闭塞性脉管炎、动脉硬化性闭塞症和糖尿病足可参照本病治疗。

《中医外科学》将其分为寒湿阻络证、血脉瘀阻证、湿热毒盛证、热毒伤阴证和气阴两虚证。

【临床表现】病程日久,坏死组织脱落后疮面久不愈合,肉芽暗红或淡而不鲜;倦怠乏力,口渴不欲饮,面色无华,形体消瘦,五心烦热。舌淡尖红,少苔,脉细无力。

【证机概要】久病气阴两伤,疮口不愈。

【治法】益气养阴。

【方药】黄芪鳖甲汤加减。

六、脱证与厥证

1. 产后血晕（血虚气脱证）

产妇分娩后突然头晕眼花，不能起坐，或心胸满闷，恶心呕吐，痰涌气急，心烦不安，甚则神昏口噤，不省人事，称为"产后血晕"。西医学的"产后出血"和"羊水栓塞"可参照本病治疗。

《中医妇科学》将其分为血虚气脱证和瘀阻气闭证。

【临床表现】产时或产后失血过多，突然晕眩，面色苍白，心悸愦闷，甚则昏不知人，眼闭口开，手撒肢冷，冷汗淋漓。舌淡，无苔，脉微欲绝或浮大而虚。

【证机概要】产时或产后失血过多，气随血脱。

【治法】益气固脱。

【方药】参附汤或扶阳救脱汤。参附汤中人参大补元气，固脱生津；附子温里散寒，回阳救逆。若阴道下血不止，加姜炭、黑芥穗增强止血之力。若神志昏迷，难以口服药物，可行鼻饲。待心清神醒后，应大补气血，方用当归补血汤。

2. 喘证

喘即气喘、喘息。临床表现以呼吸困难，甚至张口抬肩、鼻翼翕动、不能平卧为特征者谓之喘证。喘证虽是一个独立的病证，但可见于多种急慢性疾病过程中。如肺炎、喘息性支气管炎、肺气肿、肺源性心脏病、心源性哮喘、肺结核、矽肺及癔病等发生呼吸困难时均可参照本病治疗。

《中医内科学》分为实喘（风寒壅肺证、表寒肺热证、痰热郁肺证、痰浊阻肺证、肺气郁痹证）和虚喘（肺气虚耗证、肾虚不纳证、正虚喘脱证）。

（1）正虚喘脱证

【临床表现】喘逆剧甚，张口抬肩，鼻翕气促，端坐不能平卧，稍动则咳喘欲绝，或有痰鸣，心慌动悸，烦躁不安，面青唇紫，汗出如珠，肢冷。脉浮大无根，或见歇止，或模糊不清。

【证机概要】肺气欲绝，心肾阳衰。

【治法】扶阳固脱，镇摄肾气。

【方药】参附汤送服黑锡丹，配合蛤蚧粉。前方扶阳固脱，后方镇摄肾气。方中人参、黄芪、炙甘草补益肺气；山茱萸、冬虫夏草、五味子、蛤蚧（粉）摄纳肾气；龙骨、牡蛎敛汗固脱。

若阳虚甚，气息微弱，汗出肢冷，舌淡，脉沉细，加附子、干姜；阴虚甚，气息急促，心烦内热，汗出黏手，口干舌红，脉沉细数，加麦冬、玉竹，人参改用西洋参；神昧不清，加丹参、远志、菖蒲安神祛痰开窍；浮肿，加茯苓、炙蟾皮、万年青根强心利水。

（2）喘脱危证

《中医内科学》将喘脱危证附于"哮病"内，属久病气脱的危证。

【临床表现】哮病反复久发，喘息鼻翕，张口抬肩，气短息促，烦躁，昏蒙面青，四肢厥冷，汗出如油。脉细数不清，或浮大无根，舌青暗，苔腻或滑。

【证机概要】痰浊塞盛，上蒙清窍，肺肾两亏，气阴耗伤，心肾阳衰。

【治法】补肺纳肾，扶正固脱。

【方药】回阳急救汤合生脉饮加减。前者长于回阳救逆，后者重在益气养阴。方中人参、附子、甘草益气回阳；山茱萸、五味子、麦冬固阴救脱；龙骨、牡蛎敛汗固脱；冬虫夏草、蛤蚧纳气归肾。

如喘急面青，烦躁不安，汗出肢冷，舌淡紫，脉细，另吞黑锡丹镇纳虚阳，温肾平喘固脱。阳虚甚，气息微弱，汗出肢冷，舌淡，脉沉细，加肉桂、干姜回阳固脱；气息急促，心烦内热，汗出黏手，口干舌红，脉沉细数，加生地黄、玉竹养阴救脱，人参改用西洋参。

3. 中风（脱证：元气败脱，神明散乱）

中风是在元气内虚的基础上，遇有劳倦内伤、忧思恼怒、嗜食厚味及烟酒等诱因，进而引起脏腑阴阳失调，气血逆乱，直冲犯脑，形成脑脉痹阻或脑脉血溢的病证，以突然昏倒、半身不遂、口舌㖞斜、语言謇涩或不语、偏身麻木为主症，有起病急、变化快的特点。西医学的急性脑血管病可参照本病治疗。

《中医急诊学》将其分为邪阻经络神机失用（风痰瘀血，闭阻脉络）、闭证（热痰邪闭清窍）和脱证（元气败脱，神明散乱）。

【临床表现】神昏，肢体瘫软，手撒肢冷，汗出，重则周身湿冷，二便自遗，舌痿。舌紫暗，苔白腻，脉沉缓或沉微。

【证机概要】元气败脱，神明散乱。

【治法】益气回阳救逆。

【方药】气脱用独参汤；阴脱用生脉散；阳脱用参附汤。

《中医内科学》认为，中风中脏腑脱证是因正不胜邪、元气衰微、阴阳欲绝所致，当回阳救逆，益气固脱。参附汤合生脉散加味，人参、附子补气回阳；麦冬、五味子、山茱萸滋阴敛阳。

阴不敛阳，阳浮于外，津液不能内守，汗泄过多者，可加龙骨、牡蛎敛汗回阳；阴精耗伤，舌干，脉微者，加玉竹、黄精以救阴护津。

4. 多脏器功能失调综合征（气阴耗竭证和阳气暴脱证）

多脏器功能失调综合征是因严重感染、严重免疫紊乱、创伤、烧伤及各种休克引起的以严重生理紊乱为特征的临床证候群，临床特征是多个器官序贯或同时发生的多个器官功能障碍或功能衰竭。本病属中医学"温病""伤寒变证""脱证"等范畴。

《中医急诊学》将其分为实证期（毒热内盛证和瘀毒内阻证）和虚证期（气阴耗竭证和阳气暴脱证）。

【临床表现】身热骤降，烦躁不安，颧红，神疲气短，汗出，口干不欲饮，舌红少苔，脉细数无力；或喘急，神昏，大汗淋漓，四肢厥冷，脉微欲绝，舌淡苔白。

【证机概要】热毒耗阴伤气，导致气阴两伤；阴损及阳，导致阴竭阳脱。

【治法】救阴回阳，醒神固脱。

【方药】阴竭明显者以生脉散为主。阳脱明显者以参附汤为主。

中成药用生脉注射液、参附注射液。

5. 呼吸窘迫综合征（正虚欲脱）

呼吸窘迫综合征是发生于严重感染、休克、创伤及烧伤等疾病过程中肺实质细胞损伤导致的以进行性低氧血症、呼吸窘迫为特征的临床综合征。本病属中医学"喘证""暴喘"等范畴。

《中医急诊学》将其分为早期（气营两燔证和阳明腑实证）、中期（虚实夹杂证）和晚期（正虚欲脱）。

【临床表现】晚期正虚欲脱，会出现一派以脱证为主的表现。呼吸急促，神志淡漠，声低息微，汗漏不止，四肢微冷，舌淡，苔白润，脉微弱；或突然大汗不止，或汗出如油，神情恍惚，四肢逆冷，二便失禁，舌卷而颤，脉微欲绝。

【证机概要】正气耗散，阴阳欲竭。

【治法】扶正固脱。

【方药】生脉散合参附汤。

气阳欲脱明显，重用人参、制附子，加肉桂粉冲服；阴脱明显，重用山茱萸、麦冬，减制附子的用量。

中成药用生脉注射液、参麦注射液、参附注射液。

6. 脱证（气脱）

脱证是因邪毒侵扰，脏腑败伤，气血受损，阴阳互不维系而致的以突然汗出、目合口开、二便自遗、甚则神昏为主要表现的急危病证。本病为元气不足，营卫失和，邪毒内侵，或伤津耗液，损精亏血，脱气亡阳，以致五脏败伤，阴枯于下，阳尽于上，上引下竭，阴阳互不相抱，五络俱衰，属急危重症。西医学各类休克可参照本病治疗。

《中医急诊学》将其分为气脱、阴脱和阳脱。

【临床表现】面色苍白，神志淡漠，声低息微，倦怠乏力，汗漏不止，四肢微冷。舌淡，苔白润，脉微弱。

【证机概要】真气亏虚，散乱欲脱。

【治法】益气固脱。

【方药】独参汤。方中人参可以党参、黄芪代之。若喘脱，加五味子；汗漏，加煅龙牡、五味子、黄芪；二便不禁，加附子、肉桂。

7. 胸部损伤（虚证：气随血脱）

急性创伤是指外力作用于人体造成脏腑、经络、四肢百骸严重损伤的急危重症。

《中医急诊学》对急性创伤，将头损伤分为脑震荡、脑海损伤（闭证瘀血痰浊内停，脱证阴阳乖逆、元神外脱）；将胸部损伤分为实证（瘀血内停）和虚证（气随血脱）。

【临床表现】面色苍白，目光无神，胸闷气短，少气懒言，唇甲发绀，四肢厥冷。舌淡，苔薄，脉芤或脉微欲绝。

【证机概要】心脉破损，气随血脱。

【治法】益气固脱，回阳救逆。

【方药】参附汤加减。

中成药用参附注射液、参麦注射液。

8. 厥证

厥证是以突然昏倒、不省人事、四肢逆冷为主要临床表现的一种病证。病情轻者，一般在短时间内可苏醒；病情重者，昏厥时间较长；严重者甚至一厥不复而导致死亡。

《中医内科学》将其分为气厥（实证、虚证）、血厥（实证、虚证）和痰厥。

（1）气厥（虚证）

【临床表现】发病前有明显的情绪紧张、恐惧、疼痛或站立过久等诱发因素，发作时眩晕昏仆，面色苍白，呼吸微弱，汗出肢冷。舌淡，脉沉细微。本证体弱的年轻女性易发。

【证机概要】元气素虚，清阳不升，神明失养。

【治法】补气回阳醒神。

【方药】生脉注射液、参附注射液、四味回阳饮。前两方为注射剂，适用于急救。三方均能补益正气，但生脉注射液重在益气生津，参附注射液和四味回阳饮均能益气回阳。先急用生脉注射液或参附注射液静脉推注或滴注，补气摄津醒神。苏醒后可用四味回阳饮加味补气温阳，方中人参大补元气，附子、炮姜温里回阳，甘草调中缓急。

汗出多者，加黄芪、白术、煅龙骨、煅牡蛎加强益气功效，更能固涩止汗；心悸不宁，加远志、柏子仁、酸枣仁等养心安神；纳谷不香、食欲不振者，加白术、茯苓、陈皮健脾和胃。本证有反复发作倾向，平时可服香砂六君子丸、归脾丸等，健脾和中，益气养血。

（2）血厥（虚证）

【临床表现】常因失血过多，突然昏厥，面色苍白，唇白无华，四肢震颤，自汗肢冷，目陷口张，呼吸微弱。舌淡，脉芤或细数无力。

【证机概要】出血过多，气随血脱，神明失养。

【治法】补养气血。

【方药】急用独参汤灌服，继服人参养营汤。前方益气固脱，后方补益气血。

独参汤大补元气，亦可用人参注射液、生脉注射液静脉推注或滴注。急性失血过多者及时止血，并采取输血措施。缓解后继用人参养营汤补养气血。方中人参、黄芪为主益气，当归、熟地黄养血，白芍、五味子敛阴，白术、茯苓、远志、甘草健脾安神，肉桂温养气血，生姜、大枣和中补益，陈皮行气。

若自汗肤冷、呼吸微弱，加附子、干姜温阳；若口干少津，加麦冬、玉竹、沙参养阴；心悸少寐，加龙眼肉、酸枣仁养心安神。

小　　结

一、气虚类涉及的病证

气虚类涉及的病证有气虚与气虚邪恋；脾不统血及中气下陷；肺、肺脾、肺肾气虚；肾、心、心脾气虚；气阴两虚证；脱证与厥证。

1. 气虚与气虚邪恋　包括虚劳（脾气虚证）、产后汗证（气虚证）、气虚感冒、鼻渊（肺气虚弱）、耳眩晕（脾气不足）、经期延长（气虚证）、月经过多（气虚证）、妊娠小便不通（气虚证）、厌食（脾胃气虚）、内伤发热（气虚发热证）、乳漏（正虚毒恋证）、乳痈（正虚毒恋证）、乳痨（正虚邪恋证）、粉刺性乳痈（正虚邪滞证）、急性肾小球肾炎（气虚邪恋）、股肿（气虚湿阻证）、有头疽（气虚毒滞证）、鼻咽癌（正虚毒滞）、乳岩（正虚毒炽证）、产后恶露不绝（气虚证）、产后乳汁自出（气虚失摄）、产后小便不通（气虚证）、筋瘤（劳倦伤气证）、漏睛疮（正虚邪留证）。

2. 脾不统血及中气下陷　包括崩漏（虚证：脾肾气虚，血失统摄）、吐血（气虚血溢证）、便血（气虚不摄证）、尿血（脾不统血证）、鼻衄（脾不统血）、紫癜（气不摄血）、乳衄（脾虚失统证）、血瘤（脾统失司证）、癃闭（脾气不升证）、上胞下垂（脾虚气弱证）、脱肛（脾虚气陷证）、内痔（脾虚气陷证）、子宫脱垂（气虚证）、产后乳汁自出（气虚失摄证）。

3. 肺、肺脾、肺肾气虚　包括肺衰（肺气亏虚）、喘证（肺气虚耗证）、鼻渊（肺气虚寒）、虚劳（肺气虚证）、便秘（气虚秘）、遗尿（肺脾气虚）、喉喑（肺脾气虚）、小儿咳嗽（气虚咳嗽）、哮病（肺脾气虚证、肺肾两虚证）、气胸（肺虚气逆）、肾病综合征（肺脾气虚）、维生素 D 缺乏性佝偻病（肺脾气虚）、肺胀（肺肾气虚证）。

4. 肾、心、心脾气虚　包括崩漏（肾气虚证）、不孕症（肾气虚证）、喘证（肾虚不纳证）、尿频（脾肾气虚）、遗尿（肾气不足）、虚劳（肾气虚证、心气虚证）、心悸（心虚胆怯证）、五迟五软（心脾两虚）、不寐（心胆气虚证）。

5. 气阴两虚证　包括百日咳（气阴耗伤）、病毒性心肌炎（气阴亏虚）、厥心痛（阳气虚衰或气阴两虚或心肾阴虚）、药毒（气阴两虚证）、胸痹（气阴两虚证）、汗证（气阴亏虚）、风温肺热病（气阴两伤，余邪未净）、肾病综合征（气阴两虚）、泄泻（气阴两伤）、肺痨（气阴耗伤证）、皮肤黏膜淋巴结综合征（气阴两伤）、喉癣（痨虫蚀喉，气阴亏虚）、喉痈（气阴耗损，余邪未清）、凝脂翳（气阴两虚证）、消渴目疾

（气阴两虚证）、消渴（中消：气阴亏虚证）、肉瘿（气阴两虚证）、锁肛痔（气阴两虚证）、脱疽（气阴两虚证）。

6. 脱证与厥证 包括产后血晕（血虚气脱证）、喘证（正虚喘脱证、喘脱危证）、中风（元气败脱，神明散乱）、多脏器功能失调综合征（气阴耗竭证和阳气暴脱证）、呼吸窘迫综合征（正虚欲脱）、脱证（气脱）、胸部创伤（虚证：气随血脱）、厥证（气厥虚证、血厥虚证）。

二、临床表现

（一）主症

1. 气虚与气虚邪恋 气虚证的表现以不足为主。如产后汗证、耳眩晕、内伤发热、筋瘤、股肿等，多劳力与活动则加剧；月经病、带下病表现为月经及带下色淡质稀，多无臭味；影响脾气则不思进食，食而不化，大便溏薄等。气虚还可引起妊娠、产后小便不通，产后乳汁自足。因正虚邪恋引起的疮、疡、痈、疽及恶性肿瘤的后期，多病程较久，肿痛不重，疮面肉色不鲜、脓水不断、脓汁清稀，或有败絮状物质，愈合缓慢形成漏窦。

2. 脾不统血及中气下陷
脾（气）虚可引起脾不统血证与中气下陷证。脾不统血可导致血液不循常道，或上溢于口鼻诸窍，或下泄于前后二阴，或渗出于肌肤等出现的崩漏、吐血、便血、尿血、鼻衄、紫癜、血瘤。由乳房而出的称乳衄。中气下陷证是因中气不足，不能维系脏器正常的位置及功能，导致上胞下垂、脱肛、内痔、子宫脱垂、产后乳汁自出、癃闭等。

3. 肺、肺脾、肺肾气虚 肺系病证如肺衰、喘证、小儿咳嗽、哮病、气胸虚证、肺胀、虚劳（肺气虚证）等除咳嗽、气喘等症状外，多有动则喘甚、气怯声低、咳声低弱、痰吐稀薄或见咳呛，痰少质黏或痰白清稀。甚则张口抬肩，倚息不能平卧，胸闷心慌等。其他疾病多病程长，劳则加重。如鼻渊，鼻塞或重或轻，鼻涕黏白，稍遇风冷则鼻塞加重，鼻涕增多；便秘（虚秘），大便并不干硬，虽有便意，但排便困难；遗尿表现为夜间遗尿，日间尿频而量多；喉喑表现为声嘶日久，劳则加重；肾病综合征可见全身浮肿，面目为著，小便减少；维生素 D 缺乏性佝偻病初期多以非特异性神经精神症状为主，囟门开大，伴有轻度骨骼改变等。

4. 肾、心、心脾气虚　崩漏属月经病，崩与漏出血情况不同，然常交替出现，因病因病机一致，故概称崩漏。虚劳又称虚损，是以脏腑亏损、气血阴阳虚衰、久虚不复成劳为主要病机，以五脏虚证为主要临床表现的多种慢性虚弱证候的总称。五迟、五软是小儿生长发育障碍的病证。其他病证名称就是其临床表现。共同特点是病程较长久、有颜色则较淡、有气味则较轻或无。

5. 气阴两虚证　气阴两虚多由气虚日久，累及阴液而形成，故气虚与阴虚症状先后或同时存在。其损伤部位较多，可损伤五脏，也可损伤五官。主症根据损伤部位和程度等出现相应表现。

6. 脱证与厥证

（1）脱证：主要表现为突然晕眩，面色苍白，心悸愦闷，甚则昏不知人，眼闭口开，手撒肢冷，冷汗淋漓；目光无神，胸闷气短，少气懒言，唇甲发绀，四肢厥冷，呼吸微弱；气阴耗竭则身热骤降，烦躁不安，颧红，神疲气短，汗出，口干不欲饮。另病证不同临床表现各异，产后血晕表现为产后出血过多。喘证多表现为张口抬肩，鼻翕气促，端坐不能平卧，或有痰鸣。哮病可反复久发，喘息鼻翕，张口抬肩，气短息促，烦躁，昏蒙，面青，四肢厥冷，汗出如油。中风表现为眩晕昏仆，面色苍白，呼吸微弱，汗出肢冷。多脏器功能失调综合征的阳气暴脱证表现为喘急、神昏、大汗淋漓、四肢厥冷；晚期呼吸急促，神志淡漠，声低息微，汗漏不止，四肢微冷。或突然大汗不止，或汗出如油，神情恍惚，四肢逆冷，二便失禁等。

（2）厥证：气厥虚证发病前有明显的情绪紧张、恐惧、疼痛或站立过久等诱发因素。发作时眩晕昏仆，面色苍白，呼吸微弱，汗出肢冷；血厥虚证，常因失血过多，多突然昏厥，面色苍白，四肢震颤，自汗肢冷，目陷口张，呼吸微弱。

（二）兼症

1. 气虚与气虚邪恋 脾气虚、中气虚多表现为神疲体弱，气短懒言，倦怠乏力，面色萎黄或㿠白，唇甲不华，形体偏瘦，腹胀便溏，脘腹胀满，食少便溏，易于感冒、头重眩晕，小腹空坠，小便频数，口渴喜热饮等。兼阴虚则盗汗、五心烦热；兼肾虚则腰膝酸软、畏寒肢冷、面色苍白；兼心气虚则心悸失眠。

2. 脾不统血及中气下陷 可有面色无华或萎黄、神疲乏力、气短声低、少气懒言、食少便溏、食欲不振、心悸，少寐、甚则头昏耳鸣，腰膝酸软、小便频数等。

3. 肺、肺脾、肺肾气虚 兼症有肺气虚、脾肺气虚、肺肾气虚等。肺气虚除咳、喘外，多有动则喘甚、气怯声低、咳声低弱、痰吐稀薄或见咳呛，痰少质黏或痰白清稀，甚则张口抬肩、倚息不能平卧，胸闷心慌等症，伴颜面晦暗、口唇发绀、自汗畏风寒、面白神疲、肢倦懒言、易于感冒等。肺脾气虚证还可见面色少华或萎黄、神疲乏力、食欲不振、大便溏薄等。肺肾气虚证可见脑转耳鸣、腰酸腿软、畏寒肢冷、面色苍白；若阴虚可见五心烦热、颧红、口干等。

4. 肾、心、心脾气虚 兼症表现为肾、心、心脾气虚等症状。肾虚表现为腰脊酸软、精神疲倦、小便清长、神疲乏力、肢冷畏寒、跗肿、智力较差等；心气虚证的虚劳多伴心悸气短、神疲体倦；心悸除善惊易恐、坐卧不安外，尚有食少纳呆；不寐有虚烦不寐同时，伴气短自汗、倦怠乏力等。心脾两虚证的五迟五软除肢体、语言、智力、精神等发育缓慢外，还有纳食欠佳、大便秘结等表现。

5. 气阴两虚证 兼症为气虚与阴虚并存。气虚指元气不足，气的推动、固摄、防御、气化等功能减退，或脏器组织的机能减退，以气少气或气短懒言、神疲倦怠乏力、声息低微、面色㿠白或纳少、便溏等为主要表现。阴虚是指阴液亏少而无以制阳，滋润、濡养作用减退。阴液不足则神疲倦怠，气短懒言，声息低微，面色㿠白，口干咽燥，甚则目眶及囟门凹陷，皮肤干燥或枯瘪，口干咽燥，有时心悸气短，心烦不寐；阴虚发热则低热、午后颧红、烦躁盗汗、小便短赤、大便干燥等。

三、舌象与脉象

1. 气虚与气虚邪恋

（1）舌象：舌象可有舌淡、淡红、淡胖、有齿痕，苔白、薄白。有瘀血可见舌紫或瘀斑、苔黄等。

（2）脉象：脉象多细软弱、细弱、缓弱、浮而无力、虚无力、数无力，也有弦、沉脉。

2. 脾不统血及中气下陷

（1）舌象：舌淡，苔白、薄白或白腻。

（2）脉象：脉细、细弱、缓弱、细无力。

3. 肺、肺脾、肺肾气虚

（1）舌象：多舌淡、淡红、淡胖，有的有齿痕，有瘀血则紫暗，苔多白、薄白或白滑腻。

（2）脉象：脉多弱、软弱、细数、细软弱、濡软，或脉沉无力、沉涩无力。

4. 肾、心、心脾气虚

（1）舌象：舌淡、淡胖或有齿痕，苔薄、白润、淡白。肾虚不纳证的喘证苔白或黑而润滑。

（2）脉象：脉沉弱、沉细、细弱、弱，心虚胆怯证的心悸可见脉细略数或细弦。五迟五软除脉细缓外，还有指纹色淡等。

5. 气阴两虚证

（1）舌象：气虚多舌淡嫩，或体胖边有齿痕、苔薄白；阳虚则舌红少津或舌干。

（2）脉象：气虚则脉虚，阴虚则细数，疾病程度不同，脉象或轻或重。心脏受累可有促、结代或不整，肉瘿时可有脉弦。

6. 脱证与厥证

（1）舌象：舌淡，瘀血者舌青暗或紫暗；呼吸窘迫综合征可见舌卷而颤，气阴耗竭时可舌红；舌苔可见苔白、薄、白润、白腻、腻或滑或无苔。

（2）脉象：脉沉缓、微、微弱、细微、脉芤，或脉微欲绝，或细数不清、无力，或浮大而虚，或浮大无根等。

四、代表方

1. 气虚与气虚邪恋

气虚证以四君子汤为基础。有的是原方，大部分应用时加减。经期延长、月经过多加阿胶、炒艾叶、乌贼骨；有头疽合用仙方活命饮；漏睛疮用托里消毒散，酌加野菊花、蒲公英、郁金；溃后漏口不敛已久加玄参、天花粉、白蔹，亦可配服十全大补丸或人参养荣丸。鼻咽癌、乳岩酌加半枝莲、白花蛇舌草、石见穿；急性肾小球肾炎血尿持续不消，可加参三七、当归。内伤发热、自汗较多加牡蛎、浮小麦、糯稻根；大便溏薄加炮姜、肉豆蔻；饮食不化加焦山楂、炒谷芽、炒麦芽；汗多易感冒加黄芪、防风；情志抑郁加柴胡、佛手；耳眩晕若血虚较明显，选加枸杞子、何首乌、熟地黄、白芍；气虚为主、中气下陷者，补中益气汤；鼻渊若鼻涕浓稠量多酌加陈皮、半夏、枳壳、瓜蒌等；鼻塞甚酌加苍耳子、辛夷花；涕中带血酌加白茅根、仙鹤草等。

四君子汤是补气的基础方，后世不少补脾益气方剂多由此衍化而来。功用：益气健脾。主治脾胃气虚证。

2. 脾不统血及中气下陷

脾不统血证多用归脾汤。《方剂学》将其归于补血剂。功能补气益血，健脾养心。主治心脾气血两虚证和脾不统血证。

崩漏用固冲汤。《方剂学》将其归入固涩剂的固崩止带方。功能固冲摄血，益气健脾。主治脾肾亏虚，冲脉不固证。

中气下陷证多用补中益气汤。《方剂学》将其归于补气剂中。功能补中益气，升阳举陷。主治脾虚气陷证、气虚发热证。本节用于脾虚气陷证。

其他如血瘤用顺气归脾丸；癃闭用春泽汤。

3. 肺、肺脾、肺肾气虚

因为肺、肺脾、肺肾气虚属脏腑气虚范畴，以肺虚为中心，故选用的方剂大多有人参、黄芪和补肺的药物，同时根据病证程度和脏腑关系加用相应的药物。

4. 肾、心、心脾气虚

崩漏用苁蓉菟丝子丸加减；不孕症用毓麟珠；喘证用金匮肾气丸合参蛤散；尿频用缩泉丸；遗尿用菟丝子散；肾气虚之虚劳证用大补元煎，心气虚证用七福饮；心悸用安神定志丹；五迟五软用调元散；不寐用安神定志丸合酸枣仁汤。

本节病证多数为肾虚证，选用方剂虽不同，但多以补肾为主。中医脏腑辨证中，有一脏有病与多脏合病，也有一脏为主，他脏兼病等，治疗需根据病情使用相应药物。

5. 气阴两虚证

（1）生脉散：补益剂的补气方。功能益气生津，敛阴止汗。主治温热、暑热，耗气伤阴证，以及久咳伤肺，气阴两虚证。生脉注射液常用于急性心肌梗死、心源性休克、中毒性休克、失血性休克及冠心病、内分泌失调等属气阴两虚者。本节用于汗证、气阴两虚的厥心痛，合炙甘草汤用于病毒性心肌炎，合人参养荣汤用于胸痹，合养金汤用于喉癣，合六味地黄汤用于消渴目疾，合海藻玉壶汤用于肉瘿等。

（2）沙参麦冬汤：功能甘寒生津，清养肺胃。主治燥伤肺胃阴分，津液亏损，咽干口渴，干咳痰少而黏，或发热，脉细数，舌红少苔者。久热久咳加地骨皮。本节用于百日咳肺阴亏虚证、风温肺热病、皮肤黏膜淋巴结综合征、喉痹。

（3）四君子汤：补益剂中补气的基本方，功能益气健脾。主治脾胃虚弱证。现代常用于慢性胃炎、胃及十二指肠溃疡等属脾气虚者。本节合增液汤用于气阴两虚的锁肛痔。

（4）参苓白术散、七味白术散：均为补益剂中的补气方。前者益气健脾，渗湿止泻，主治脾虚湿盛证；后者健脾益气，和胃生津，主治脾胃虚弱，津虚内热证。前者用于肺痨，或用保真汤；后者用于消渴中消。本节百日咳之肺脾气虚证用人参五味子汤。

（5）其他：厥心痛阳虚用参附汤；药毒用增液汤合益胃汤加减；肾病综合征用六味地黄丸加黄芪；凝脂翳偏于阴虚者用滋阴退翳汤或海藏地黄散，偏气虚者用托里消毒散等。泄泻气阴两伤用人参乌梅汤加减。脱疽黄芪鳖甲汤加减。

6. 脱证与厥证 选用最多的是参附汤、独参汤、生脉散。

（1）参附汤：功能益气回阳固脱。主治阳气暴脱证，峻补阳气，以救暴脱之证。凡大病虚极欲脱、产后或月经暴崩，或痈疽久溃、血脱亡阳等均可用本方救治。本节用于血虚气脱证的产后血晕、阳脱的中风、阳脱明显的多脏器功能失调综合征、气随血脱的胸部创伤虚证和头部创伤虚证。此外，正虚喘脱证的喘证送服黑锡丹；正虚欲脱的呼吸窘迫综合征合生脉散；气厥虚证用参附注射液。

（2）生脉散：功能益气生津，敛阴止汗。主治温热、暑热之耗气伤阴证和久咳伤肺、气阴两虚证。生脉注射液常用于急性心肌梗死、心源性休克、中毒性休克、失血性休克及冠心病、内分泌失调等病属气阴两虚者。本节用于中风阴脱和多脏器功能失调综合征阴竭明显。喘脱危证用回阳急救汤合生脉饮；气阳欲脱明显重用人参、制附子，加肉桂粉冲服；阴脱明显重用山茱萸、麦冬，减制附子的用量；呼吸窘迫综合征用生脉散合参附汤。

（3）独参汤：功能益气固脱。主治元气大伤，阳气暴脱，也用于心力衰竭的抢救。本节用于气脱证，亦可以党参、黄芪代之。

（4）四味回阳饮：《景岳全书》方，主治元阳虚脱，恶寒肢冷；气息微弱，冷汗如油。本节用于气厥虚证苏醒后。

第二节 气郁类

一、肝郁气滞证

1. 郁证（肝气郁结证）

郁证是因情志不舒、气机郁滞所致，以心情抑郁、情绪不宁、胸部满闷、胁肋胀痛，或易怒喜哭，或咽中如有异物梗塞等症为主要临床表现的一类病证。其主要见于西医学的神经衰弱、癔症和焦虑症等，也见于更年期综合征和反应性精神病。这些疾病出现郁证的临床表现时可参照本治疗。

《中医内科学》将其分为肝气郁结证、气郁化火证、痰气郁结证、心神失养证、心脾两虚证和心肾阴虚证。

【临床表现】精神抑郁，情绪不宁，胸部满闷，胁肋胀痛，痛无定处，脘闷嗳气，不思饮食，大便不调。苔薄腻，脉弦。

【证机概要】肝郁气滞，脾胃失和。

【治法】疏肝解郁，理气畅中。

【方药】柴胡疏肝散加减。

方中柴胡、香附、枳壳、陈皮疏肝解郁，理气畅中；郁金、青皮、苏梗、合欢皮调气解郁；川芎理气活血；芍药、甘草柔肝缓急。

肝气犯胃，胃失和降，见嗳气频作、脘闷不舒者，可加旋覆花、代赭石、法半夏和胃降逆；兼食滞腹胀，可加神曲、麦芽、山楂、鸡内金消食化滞；肝气乘脾，见腹胀、腹痛、腹泻，可加苍术、厚朴、茯苓、乌药健脾化湿，理气止痛；兼血瘀而见胸胁刺痛，舌有瘀点瘀斑，可加当归、丹参、郁金、红花活血化瘀。

2. 产后抑郁（肝气郁结证）

产后抑郁是以产妇分娩后出现情绪低落、精神抑郁为主要症状的病证，是产褥期精神综合征中最常见的一种类型。西医学称之为"产褥期抑郁症"。

《中医妇科学》将其分为心脾两虚证、瘀血内阻证和肝气郁结证。

【临床表现】产后心情抑郁，心神不安，夜不入寐，或噩梦纷纭，惊恐易醒；恶露量或多或少，色紫暗有块；胸闷纳呆，善太息。苔薄，脉弦。

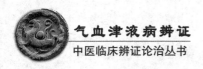

【证机概要】素性忧郁,产后复因情志所伤,导致肝郁气滞,气机失畅。

【治法】疏肝解郁,镇静安神。

【方药】逍遥散加夜交藤、合欢皮、磁石、柏子仁。

3. 经行情志异常(肝气郁结证)

每值行经前后或值经期,出现烦躁易怒,悲伤啼哭,或情志抑郁,喃喃自语,或彻夜不眠,甚或狂躁不安,经后复如常人者,称为"经行情志异常"。本病相当于西医学的周期性精神病。

《中医妇科学》将其分为肝气郁结证和痰火上扰证。

【临床表现】经前抑郁不乐,情绪不宁,烦躁易怒,甚至怒而发狂,经后逐渐减轻或复如常人,月经量多、色红,经期提前;胸闷胁胀,不思饮食,彻夜不眠;苔薄腻,脉弦细。

【证机概要】情志伤肝,肝失条达,肝气夹冲气逆上,扰乱心神。

【治法】疏肝解郁,养血调经。

【方药】逍遥散。

若肝郁化火,见心烦易怒、狂躁不安等,加丹皮、山栀子,或用龙胆泻肝汤。

4. 胁痛(肝郁气滞证)

胁痛是指以一侧或两侧胁肋部疼痛为主要表现的病证。胁指侧胸部,为腋以下至第十二肋骨部的总称。胁痛是临床的常见病,可见于西医学的多种疾病中,如急慢性肝炎、胆囊炎、胆系结石、胆道蛔虫、肋间神经痛等。凡上述疾病以胁痛为主要表现者,均可参照本病治疗。

《中医内科学》将其分为肝郁气滞证、肝胆湿热证、瘀血阻络证和肝络失养证。

【临床表现】胁肋胀痛,走窜不定,甚则引及胸背肩臂,疼痛每因情志变化而增减，胸闷腹胀，嗳气频作，得嗳气而胀痛稍舒，纳少口苦。舌苔薄白，脉弦。

【证机概要】肝失条达，气机郁滞，络脉失和。

【治法】疏肝解郁，理气止痛。

【方药】柴胡疏肝散加减。

方中柴胡、枳壳、香附、川楝子疏肝理气，解郁止痛；白芍、甘草养血柔肝，缓急止痛；川芎、郁金活血行气通络。

若胁痛甚，可加青皮、延胡索增强理气止痛之力；若气郁化火，症见胁肋掣痛、口干口苦、烦躁易怒、溲黄便秘、舌红苔黄者，去辛温之川芎，加山栀、丹皮、黄芩、夏枯草；若肝气横逆犯脾，症见肠鸣腹泻、腹胀，酌加茯苓、白术；若肝郁化火，耗伤阴津，症见胁肋隐痛不休、眩晕少寐、舌红少津、脉细者，去川芎，酌加枸杞子、菊花、首乌、丹皮、栀子；兼见胃失和降、恶心呕吐者，可加半夏、陈皮、生姜、旋覆花等；气滞兼见血瘀者，酌加丹皮、赤芍、当归尾、川楝子、延胡索、郁金等。

5. 梅核气（肝郁气滞）

梅核气是指以咽部异物感如梅核梗阻，咳之不出、咽之不下为主要特征的疾病。西医学的咽部神经官能症或癔球症可参照本病治疗。

《中医耳鼻咽喉科学》将其分为肝郁气滞和痰气互结。

【临床表现】咽喉异物感，或如梅核，或如肿物，吞之不下，吐之不出，但不碍饮食。患者常见抑郁多疑，胸胁脘腹胀满，心烦郁怒，善太息，脉弦。

【证机概要】情志抑郁，肝气郁结，疏泄失常，气机阻滞，肝气上逆，阻结于咽喉。

【治法】疏肝理气，散结解郁。

【方药】逍遥散加减。

方中柴胡疏肝解郁；薄荷助柴胡疏肝；当归、白芍养血柔肝；白术、茯苓健脾祛湿；生姜、甘草益气补中。可选加香附、苏梗、绿萼梅以助理气利咽；烦躁易怒、头痛不适、口干者，可加丹皮、栀子；失眠者，可加合欢花、酸枣仁、五味子、夜交藤；情志抑郁明显者，可配合越鞠丸加减。

6. 不孕症（肝气郁结证）

凡女子婚后未避孕，有正常性生活，同居两年而未受孕者；或曾妊娠而未避孕，又连续两年未再受孕者，称不孕症。《中医妇科学》将其分为肾虚证（肾气虚证、肾阳虚证、肾阴虚证）、肝气郁结证、瘀滞胞宫证和痰湿内阻证。

【临床表现】婚久不孕，月经或先或后，经量多少不一，或经来腹痛；或经前烦躁易怒，胸胁乳房胀痛，精神抑郁，善太息。舌暗红或舌边有瘀斑，脉弦细。

【证机概要】肝气郁结，气机不畅，冲任不能相资。

【治法】疏肝解郁，理血调经。

【方药】开郁种玉汤或百灵调肝汤。

方中重用白芍养肝平肝为君；合当归养血为臣，酒洗开郁；白术健脾，茯苓健脾宁心，香附为解郁要药；丹皮泻郁火，配花粉润燥生津。本方从逍遥散化裁而成，全方乍看平淡无奇，但处处着眼开郁。

7. 男性不育（肝郁气滞证）

男性不育是指育龄夫妇同居两年以上，性生活正常，未采取任何避孕措施，女方有受孕能力，因男方原因而致女方不能怀孕的一种疾病。

《中医外科学》将其分为肾阳虚衰证、肾阴不足证、肝郁气滞证、湿热下注证和气血两虚证。

【临床表现】性欲低下，阳痿不举，或性交时不能射精，精子稀少、活力下降；精神抑郁，两胁胀痛，嗳气泛酸。舌暗，苔薄，脉弦细。

【证机概要】肝郁气滞，经脉受阻，肾精不足。

【治法】疏肝解郁，温肾益精。

【方药】柴胡疏肝散合五子衍宗丸加减。

8. 妊娠腹痛（气滞证）

妊娠期因胞脉阻滞或失养发生小腹疼痛者，称"妊娠腹痛"，亦名"胞阻"，也称"痛胎""胎痛""妊娠小腹痛"。妊娠腹痛属西医学先兆流产的症状之一。

《中医妇科学》将其分为血虚证、气滞证、虚寒证和血瘀证。

【临床表现】妊娠后小腹胸胁胀痛；或少腹胀痛，情志抑郁，嗳气吐酸，或烦躁易怒。苔薄黄，脉弦滑。

【证机概要】素性抑郁，孕后肝血偏虚，肝失调达，气机不畅，胞脉气血阻滞。

【治法】疏肝解郁，养血安胎。

【方药】逍遥散。

临证时加苏梗宽中行气安胎。郁而化热，加栀子、黄芩清热除烦；亦可服逍遥浓缩丸。

9. 腹痛（肝郁气滞证）

腹痛是指胃脘以下、耻骨毛际以上部位发生疼痛为主症的病证。腹痛是临床常见症状，西医学内科腹痛中的肠易激综合征、消化不良、胃肠痉挛、不完全性肠梗阻、肠粘连、肠系膜和腹膜病变、泌尿系结石、急慢性胰腺炎、肠道寄生虫等以腹痛为主要表现者，均可参照本病治疗。外科、妇科疾病及内科疾病中的痢疾、积聚等出现的腹痛应参照相关内容。

《中医内科学》将其分为寒邪内阻证、湿热壅滞证、饮食积滞证、肝郁气滞证、瘀血内停证和中虚脏寒证。

【临床表现】腹痛胀闷，痛无定处，痛引少腹，或兼痛窜

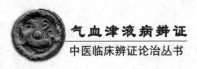

两胁,时作时止,得嗳气或矢气则舒,遇忧思恼怒则剧。舌红,苔薄白,脉弦。

【证机概要】肝气郁结,气机不畅,疏泄失司。

【治法】疏肝解郁,理气止痛。

【方药】柴胡疏肝散加减。

方中柴胡、枳壳、香附、陈皮疏肝理气;芍药、甘草缓急止痛;川芎行气活血。

若气滞较重、胸肋胀痛,加川楝子、郁金;若痛引少腹、睾丸者,加橘核、荔枝核、川楝子;若腹痛肠鸣、气滞腹泻者,可用痛泻要方;若少腹绞痛、阴囊寒疝者,可用天台乌药散;肝郁日久化热者,加丹皮、山栀子、川楝子清肝泄热。

10. 月经后期(气滞证)

月经周期延后 7 天以上,甚至 3~5 个月一行者,称为"月经后期",既往又称"经行后期""月经延后""月经落后""经迟"等。一般认为,连续出现两个周期以上,若每次仅延后三五天,或偶然延后 1 次,下次仍如期来潮者,均不作月经后期论。此外,青春期月经初潮后 1 年内,或围绝经期绝经前,周期时有延后,且无其他证候者,不作病论。

月经后期如伴经量过少,常可发展为闭经。西医学的功能失调性子宫出血出现月经延后征象者可参照本病治疗。

《中医妇科学》将其分为肾虚证、血虚证、血寒证(虚寒证、实寒证)和气滞证。

【临床表现】月经周期延后,量少或正常,色暗红,或有血块,小腹胀痛;或精神抑郁,胸胁、乳房胀痛。舌正常或红,苔薄白或微黄,脉弦或弦数。

【证机概要】抑郁伤肝,疏泄不及,血海不能按时满溢。

【治法】理气行滞调经。

【方药】乌药汤。

方中乌药理气行滞为君；香附疏肝理气，木香行脾胃滞气为臣；当归养血活血调经为佐；甘草调和诸药为使。

若经量过少、有块，加川芎、丹参活血调经；若少腹胀痛甚，加莪术、延胡索理气行滞止痛；胸胁、乳房胀痛明显，酌加柴胡、郁金、川楝子、王不留行疏肝解郁，理气通络止痛；月经量多色红、心烦者，为肝郁化火，行经期酌加茜草炭、地榆、焦栀子清热止痛。

11. 经行乳房胀痛（肝气郁结证）

每于行经前后，或正值经期，出现乳房作胀，或乳胀痒疼痛，甚至不能触衣者，称"经行乳房胀痛"，每可因不孕或不孕后加重。西医学的经前期紧张综合征与本病类似。

《中医妇科学》将其分为肝气郁结证和肝肾亏虚证。

【临床表现】经前或经行乳房胀满疼痛，或乳头痒痛，甚则痛不可触衣。经行不畅，血色暗红，小腹胀痛；胸闷胁胀，精神抑郁，时叹息。苔薄白，脉弦。

【证机概要】平素肝郁气滞，气血运行不畅，经前冲气偏盛，循肝脉上逆，肝经气血郁滞，克伐脾胃，乳络不畅。

【治法】疏肝理气，和胃通络。

【方药】逍遥散加麦芽、青皮、鸡内金。

若乳房胀硬、结节成块者，加夏枯草、青橘叶、橘核、王不留行通络散结；情绪忧郁、闷闷不乐者，加醋香附、合欢皮、娑罗子、郁金；少腹胀痛者，加川楝子、延胡索、台乌药。若见心烦易怒，口苦口干，尿黄便结，舌苔薄黄，脉弦数者，乃肝郁化热之象，治以疏肝清热，方用丹栀逍遥散（见月经先期）。

12. 乳疬（肝气郁结证）

男女儿童或中老年男性乳晕部出现疼痛性结块，称乳疬。本病相当于西医学的乳房异常发育症。其特点是乳晕中央有扁圆形肿块，质地中等，有轻压痛。

《中医外科学》将其分为肝气郁结证和肾气亏虚证。

【临床表现】性情急躁，遇事易怒，乳房肿块疼痛，触痛明显，胸胁牵痛。舌红，苔白，脉弦。

【证机概要】肝气郁结乳房。

【治法】疏肝散结。

【方药】逍遥蒌贝散加减。

13. 乳核（肝气郁结证）

乳核是发生在乳房部最常见的良性肿瘤。本病相当于西医学的乳腺纤维腺瘤。

《中医外科学》将其分为肝气郁结证和血瘀痰凝证。

【临床表现】肿块较小，发展缓慢，不红不热，不觉疼痛，推之可移，伴胸闷叹息。舌质正常，苔薄白，脉弦。

【证机概要】肝气郁结，郁久化痰，结于乳房。

【治法】疏肝解郁，化痰散结。

【方药】逍遥散加减。

14. 缺乳（肝郁气滞）

产后哺乳期内，产妇乳汁甚少或无乳可下，称"缺乳"，又称"产后乳汁不行"。

《中医妇科学》将其分为气血虚弱、肝郁气滞和痰浊阻滞证。

【临床表现】产后乳汁分泌少，甚或全无，乳房胀硬、疼痛，乳汁稠；伴胸胁胀满，情志抑郁，食欲不振。舌正常，苔薄黄，脉弦或弦滑。

【证机概要】情志郁结，肝气不疏，气机不畅，乳络受阻。

【治法】疏肝解郁，通络下乳。

【方药】下乳涌泉散。

方中当归、白芍、川芎补血养血行血；生地黄、天花粉补血滋阴；青皮、柴胡疏肝散结；白芷入阳明，气芳香以散风通窍；桔梗、通草理气通络；漏芦、穿山甲、王不留行通络下乳；甘草以调和脾胃。

若乳房胀痛甚，酌加橘络、丝瓜络、香附以增理气通络之效；乳房胀硬热痛、触之有块者，加蒲公英、夏枯草、赤芍清热散结；乳房掣痛，伴高热恶寒，或乳房结块有波动感者，按"乳痈"诊治。

15. 青盲（肝气郁结证）

青盲是指眼外观正常，视盘色淡，视力渐降，甚至盲无所见的内障眼病。小儿罹患者称小儿青盲。本病相当于西医学的视神经萎缩。视神经萎缩分为原发性视神经萎缩（又名下行性视神经萎缩）、继发性视神经萎缩和上行性视神经萎缩三种。

《中医眼科学》将其分为肝肾不足证、气血不足证、肝气郁结证和气血瘀滞证。

【临床表现】视物昏蒙，视盘色淡白或苍白，或视盘生理凹陷扩大加深如杯状，血管向鼻侧移位，动静脉变细；兼见情志抑郁，胸胁胀痛，口干口苦。舌红，苔薄白或薄黄，脉弦或细弦。

【证机概要】情志不舒，肝气郁结，气滞血瘀，脉道不利。

【治法】疏肝解郁，开窍明目。

【方药】丹栀逍遥散加减。

方中酌加枳壳、香附以助疏肝理气；加丹参、川芎、郁金以助行气活血；加菟丝子、枸杞子、桑椹以滋养肝肾明目；加远志、石菖蒲开窍明目；郁热不重者，去丹皮、栀子。

16. 目系暴盲（肝郁气滞证）

目系暴盲是指目系因六淫外感、情志内伤或外伤等致患眼突然盲而不见的眼病。本病类似于西医学的急性视神经炎、严重的前部缺血性视神经病变等引起视力突然下降的视神经病。前者因发病部位不同又分为视盘炎和球后视神经炎，是由感染性疾病、眶周或眼内炎症或脱髓鞘疾病等多种因素引起的视神经炎症，好发于儿童及青壮年；后者为供应视盘的睫状后血管分支缺血引起的局部梗塞所致，好发于中老年人。

《中医眼科学》将其分为肝经实热、肝郁气滞证、阴虚火旺证和气血两虚证。

【临床表现】视力急降甚至失明，伴眼球胀痛或转动时作痛，眼底可见视盘充血肿胀，边界不清，视网膜静脉扩张，迂曲，颜色紫红，视盘周围水肿、渗出、出血，或眼底无异常。患者平素情志抑郁或妇女月经不调，喜叹息，胸胁疼痛，头晕目眩或前额、眼球后隐痛；口苦咽干。舌暗红，苔薄白，脉弦细。

【证机概要】情志抑郁，气机滞塞，目系郁闭。

【治法】疏肝解郁，行气活血。

【方药】逍遥散合桃红四物汤加减。

若视盘充血明显或视网膜静脉迂曲粗大，加丹皮、栀子清热凉血散瘀；头目隐痛者，加石决明、菊花清肝明目。

17. 黧黑斑（肝郁气滞证）

黧黑斑是指因皮肤色素改变而面部呈现局限性褐色斑的皮肤病，相当于西医学的黄褐斑。特点是对称分布，无自觉症状，日晒后加重。多发生于孕妇或经血不调的女性，部分患者可伴其他慢性病，涂搽不适当的化妆品及日光照晒可加重黄褐斑。

《中医外科学》将其分为肝郁气滞证、肝肾不足证、脾虚湿蕴证和气滞血瘀证。

【临床表现】多见于女性，斑色深褐，弥漫分布；伴烦躁不安，胸胁胀满，经前乳房胀痛，月经不调，口苦咽干。舌红，苔薄，脉弦细。

【证机概要】肝郁气滞，经脉受阻，累及颜面皮肤。

【治法】疏肝理气，活血消斑。

【方药】逍遥散加减。

伴口苦咽干、大便秘结者，加牡丹皮、栀子；月经不调者，加女贞子、香附；斑色深褐而面色晦暗者，加桃仁、红花、益母草。

18. 白驳风（肝郁气滞证）

白驳风是指以大小不同、形态各异的皮肤变白为主要临床表现的局限性色素脱失性皮肤病。中医文献中有"白癜""白驳""斑白""斑驳"等名称。本病相当于西医学的白癜风。

《中医外科学》将其分为肝郁气滞证、肝肾不足证和气血瘀滞证。

【临床表现】白斑散在渐起，数目不定；伴心烦易怒，胸胁胀痛，夜眠不安，月经不调。舌正常或淡红，苔薄，脉弦。

【证机概要】肝郁气滞，累及皮肤。

【治法】疏肝理气，活血祛风。

【方药】逍遥散加减。

心烦易怒者，加牡丹皮、栀子；月经不调者，加益母草；发于头面者，加蔓荆子、菊花；发于下肢者，加木瓜、牛膝。

19. 血栓性浅静脉炎（肝郁证）

血栓性浅静脉炎是发生于肢体浅静脉的血栓性、炎性病变。

《中医外科学》将其分为湿热证、血瘀证和肝郁证。

【临床表现】胸腹壁有条索状物，固定不移，刺痛，胀

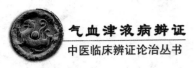

痛,或牵掣痛;伴胸闷、嗳气等。舌淡红或有瘀点、瘀斑,苔薄,脉弦或弦涩。

【证机概要】肝气郁结,血脉受阻。

【治法】疏肝解郁,活血解毒。

【方药】柴胡清肝汤或复元活血汤。

疼痛重者,加三棱、鸡血藤、忍冬藤等。

20. 气瘿(肝郁气滞证)

气瘿是瘿病的一种,因其患部肿块柔软无痛,可随喜怒而消长,故称为气瘿。俗称"大脖子"病。常见于离海较远的高原地区,尤其云贵高原和陕西、山西、宁夏等地区居民多见。本病相当于西医学的单纯性甲状腺肿及部分地方性甲状腺肿。

《中医外科学》认为,本病乃肝郁气滞证所致。

【临床表现】颈部弥漫性肿大,边缘不清,随喜怒消长,皮色如常,质软无压痛,肿块随吞咽动作上下移动;伴急躁易怒,善太息。舌淡红,苔薄,脉沉弦。

【证机概要】肝郁气滞,郁久化痰,结于颈部。

【治法】疏肝解郁,化痰软坚。

【方药】四海舒郁丸。

21. 癃闭(肝郁气滞证)

癃闭是以小便量少,排尿困难,甚则小便闭塞不通为主症的一种病证。其中小便不畅、点滴而短少、病势较缓者称为癃、小便闭塞、点滴不通、病势较急者称为闭,合称癃闭。本病类似于西医学各种原因引起的尿潴留及无尿症,如神经性尿闭、膀胱括约肌痉挛、尿道结石、尿路肿瘤、尿道损伤、尿道狭窄、前列腺增生症、脊髓炎等病所出现的尿潴留以及肾功能不全引起的少尿、无尿症。上述疾病,可参照本节内容辨证论治。

《中医内科学》将其分为膀胱湿热证、肺热蕴盛证、肝郁气滞证、浊瘀阻塞证、脾气不升证（气陷）和肾阳衰惫证。

【临床表现】小便不通或通而不爽，情志抑郁，或多烦善怒，胁腹胀满，舌红，苔薄黄，脉弦。

【证机概要】肝气失于疏泄，三焦气机失宣，膀胱气化不利。

【治法】疏利气机，通利小便。

【方药】沉香散加减。

方中沉香、橘皮、柴胡、青皮、乌药疏肝理气；当归、王不留行、郁金行下焦气血；石韦、车前子、冬葵子、茯苓通利小便。

肝郁气滞症状严重者，可合六磨汤以增强疏肝理气作用；气郁化火，见舌红、苔薄黄者，可加丹皮、山栀清肝泻火。

22. 淋证（气淋）

淋证是指以小便频数短涩、淋沥刺痛、小腹拘急引痛为主症的病证。

根据本病的临床表现，类似于西医学所指的急、慢性尿路感染，泌尿道结核，尿路结石，急、慢性前列腺炎，化学性膀胱炎，乳糜尿以及尿道综合征等病，凡是具有淋证特征者，均可参照本节内容论治。

《中医内科学》将其分为热淋、石淋、血淋、气淋、膏淋和劳淋。

【临床表现】郁怒之后，小便涩滞，淋沥不宣，少腹胀满疼痛，苔薄白，脉弦。

【证机概要】气机郁结，膀胱气化不利。

【治法】理气疏导，通淋利尿。

【方药】沉香散加减。

方中沉香、青皮、乌药、香附疏肝理气；石韦、滑石、冬

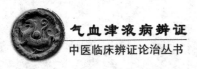

葵子、车前子利水通淋。

少腹胀满，上及于胁者，加川楝子、小茴香、广郁金疏肝理气；兼瘀滞者，加红花、赤芍、益母草活血化瘀行水。

23. 非淋菌性尿道炎（肝郁气滞证）

非淋菌性尿道炎是一种由淋球菌以外的多种病原微生物引起的泌尿生殖器黏膜非化脓性炎症。

《中医外科学》将其分为湿热阻滞证、阴虚湿热证和肝郁气滞证。

【临床表现】似淋病而症轻，男性主要表现为尿道炎，可有尿频、尿急、尿道刺痒、尿道口潮红，有清稀的黏液性分泌物，也可并发附睾炎和前列腺炎。女性尿道炎症状常轻微，甚至无症状，可有宫颈炎，宫颈充血、水肿、糜烂、分泌物增多，还可并发前庭大腺炎、眼导演、子宫内膜炎等。

【证机概要】肝郁气滞，膀胱功能失调。

【治法】疏肝解郁，理气通淋。

【方药】橘核丸加减。

24. 积聚（聚证：肝气郁结证）

积聚是腹内结块，或痛或胀的病证。积属有形，结块固定不移，痛有定处，病在血分，是为脏病；聚属无形，包块聚散无常，痛无定处，病在气分，是为腑病。因积与聚关系密切，故两者往往一并论述。西医学中，凡多种原因引起的肝脾肿大、增生型肠结核、腹腔肿瘤等，多属"积"之范畴；胃肠功能紊乱、不完全性肠梗阻等原因所致的包块则与"聚"关系密切。

《中医内科学》将其分为聚证（肝气郁结证、食滞痰阻证）和积证（气滞血阻证、瘀血内结证、正虚瘀结证）。

【临床表现】腹中结块柔软，时聚时散，攻窜胀痛，脘胁胀闷不适，苔薄，脉弦等。

【证机概要】肝失疏泄，腹中气结成块。

【治法】疏肝解郁，行气散结。

【方药】逍遥散、木香顺气散加减。前方疏肝解郁，健脾养血，适用于肝气郁结、脾弱血虚者；后方疏肝行气，温中化湿，适用于寒湿中阻、气机壅滞者。

方中柴胡、当归、白芍、甘草、生姜、薄荷疏肝解郁；香附、青皮、枳壳、郁金、台乌药行气散结。

如胀痛甚者，加川楝子、延胡索、木香理气止痛；如兼瘀象，加延胡索、莪术活血化瘀；如寒湿中阻，腹胀，舌苔白腻，可加苍术、厚朴、陈皮、砂仁、桂心等温化药物。

25. 胸痹（气滞心胸证）

胸痹是指以胸部闷痛，甚则胸痛彻背，喘息不得卧为主症的一种疾病，轻者仅感胸闷如窒，呼吸欠畅，重者则胸痛，严重者心痛彻背、背痛彻心。本病与西医学所指的冠状动脉硬化性心脏病（心绞痛、心肌梗死）关系密切，其他如心包炎、二尖瓣脱垂综合征、病毒性心肌炎、心肌病、慢性阻塞性肺气肿、慢性胃炎等出现胸闷、心痛彻背、短气、喘不得卧等症状者，亦可参照本节论治。

《中医内科学》将其分为心血瘀阻证、气滞心胸证、痰浊闭阻证、寒凝心脉证、气阴两虚证、心肾阴虚证和心肾阳虚证。

【临床表现】心胸满闷，隐痛阵发，痛有定处，时欲太息，遇情志不遂时容易诱发或加重，或兼脘腹胀闷，得嗳气或矢气则舒，苔薄或薄腻，脉细弦。

【证机概要】肝失疏泄，气机郁滞，心脉不和。

【治法】疏肝理气，活血通络。

【方药】柴胡疏肝散加减。

方中柴胡、枳壳疏肝理气；香附、陈皮理气解郁；川芎、赤芍，活血通脉。

胸闷、心痛明显为气滞血瘀之象，可合用失笑散，增强活血行瘀、散结止痛之用；气郁日久化热，心烦易怒，口干便秘，舌红苔黄，脉弦数者，可用丹栀逍遥散，以疏肝清热；便秘严重，加当归芦荟丸以泻郁火。

26. 小儿呕吐（肝气犯胃）

呕吐是因胃失和降，气逆于上，以致乳食由胃中上逆经口而出的一种常见病证。古人谓有声有物谓之呕，有物无声谓之吐，有声无物谓之哕。由于呕与吐常同时发生，故多合称呕吐。呕吐可见于西医学的多种疾病，如消化道功能紊乱、胃炎、溃疡病、胆囊炎、胰腺炎、胆道蛔虫、急性阑尾炎、肠梗阻等消化系统疾病，肝炎等一些急性传染病，或颅脑疾患、尿毒症，以及中暑、药物、食物影响等。本证以呕吐为主症，本节所述以消化道功能紊乱症为主。

《中医儿科学》将其分为乳食积滞、胃热气逆、脾胃虚寒和肝气犯胃。

【临床表现】呕吐酸苦，或嗳气频频，每因情志刺激加重，胸胁胀痛，精神郁闷，易怒易哭，舌边红，苔薄腻，脉弦，指纹紫。

【证机概要】肝气犯胃，胃气上逆。

【治法】疏肝理气，和胃降逆。

【方药】解肝煎加减。

方中白芍缓肝急；苏叶、苏梗疏肝气；砂仁、厚朴调理脾胃气机；陈皮、法半夏降逆止呕。

肝火犯胃致吐，用左金丸合四逆散清肝理气和胃；火郁伤阴，加北沙参、石斛清养胃阴；呕吐黄苦水者加柴胡、黄芩清利肝胆。

27. 呃逆（气机郁滞证）

呃逆是指胃气上逆动膈，以气逆上冲，喉间呃呃连声，声短而频，难以自制为主要表现的病证。本病相当于西医学中的单纯性膈肌痉挛，其他疾病如胃肠神经官能症、胃炎、胃扩张、胸腹腔肿瘤、肝硬化晚期、脑血管病、尿毒症，以及胸腹手术后等所引起的膈肌痉挛之呃逆均可参照本节论治。

《中医内科学》将其分为胃中寒冷证、胃火上逆证、气机郁滞证、脾胃阳虚证和胃阴不足证。

【临床表现】呃逆连声，常因情志不畅而诱发或加重，胸胁满闷，脘腹胀满，嗳气纳减，肠鸣矢气。苔薄白，脉弦。

【证机概要】肝气郁滞，横逆犯胃，胃气上逆。

【治法】顺气解郁，和胃降逆。

【方药】五磨饮子加减。

方中木香、乌药解郁顺气；枳壳、沉香、槟榔宽中降气；丁香、代赭石降逆止呕。

肝郁明显者，加川楝子、郁金疏肝解郁；心烦口苦，气郁化热者，加栀子、黄连泄肝和胃；气逆痰阻，昏眩恶心者，旋覆代赭汤加陈皮、茯苓顺气降逆，化痰和胃；气滞日久成瘀，瘀血内结，胸胁刺痛，久呃不止，血府逐瘀汤加减，以活血化瘀。

28. 便秘（气秘）

便秘是指粪便在肠内滞留过久，秘结不通，排便周期延长，或周期不长，但粪质干结，排出艰难，或粪质不硬，虽有便意，但便不畅的病证。本病类似于西医学的功能性便秘，同时肠道激惹综合征、肠炎恢复期肠蠕动减弱引起的便秘，直肠及肛门疾患引起的便秘，药物性便秘，内分泌及代谢性疾病的便秘，以及肌力减退所致的排便困难等均可参照本病内容辨证论治。

《中医内科学》将其分为实秘（热秘、气秘、冷秘）和虚秘（气虚秘、血虚秘、阴虚秘、阳虚秘）。

【临床表现】大便干结，或不甚干结，欲便不得出，或便而不爽，肠鸣矢气，腹中胀痛，嗳气频作，纳食减少，胸胁痞满。舌苔薄腻，脉弦。

【证机概要】肝脾气滞，腑气不通。

【治法】调肝理脾，顺气导滞。

【方药】六磨汤加减。

方中木香调气；乌药顺气；沉香降气；大黄、槟榔、枳实破气行滞。

腹部胀痛甚，可加厚朴、柴胡、莱菔子以助理气；便秘腹痛，舌红苔黄，可加黄芩、栀子、龙胆草清肝泻火；气逆呕吐，可加半夏、陈皮、代赭石；七情郁结，忧郁寡言，可加白芍、柴胡、合欢皮疏肝解郁；跌仆损伤，腹部术后便秘不通，属气滞血瘀者，可加红花、赤芍、桃仁等药活血化瘀。

二、气郁化火及气郁证

1. 郁证（气郁化火证）

郁证是因情志不舒、气机郁滞所致，以心情抑郁、情绪不宁、胸部满闷、胁肋胀痛，或易怒喜哭，或咽中如有异物梗塞等症为主要临床表现的一类病证。

郁有广义狭义之分。广义的郁，包括外邪、情志等因素所致的郁在内。狭义的郁，即单指情志不舒为病因的郁。明以后医籍所记载的郁证多单指情志之郁而言。本病主要见于西医学的神经衰弱、癔症和焦虑症等，也可见于更年期综合征和反应性精神病。当这些疾病出现郁证的临床表现时，可参照本节论治。

《中医内科学》将其分为肝气郁结证、气郁化火证、痰气郁结证、心神失养证、心脾两虚证和心肾阴虚证。

【临床表现】性情急躁易怒，胸胁胀满，口苦而干，或头痛，目赤，耳鸣，或嘈杂吞酸，大便秘结。舌红，苔黄，脉弦数。

【证机概要】肝郁化火，横逆犯胃。

【治法】疏肝解郁，清肝泻火。

【方药】丹栀逍遥散加味。

方中柴胡、薄荷、郁金、制香附疏肝解郁；当归、白芍养血柔肝；白术、茯苓健脾祛湿；丹皮、栀子清肝泻火。

热势较甚，口苦，大便秘结者，可加龙胆草、大黄泄热通腑；肝火犯胃而见胁肋疼痛，口苦，嘈杂吞酸，嗳气，呕吐者，可加黄连、吴茱萸（即左金丸）清肝泻火，降逆止呕；肝火上炎而见头痛，目赤，耳鸣者，加菊花、钩藤、刺蒺藜清热平肝；热盛伤阴，见舌红少苔、脉细数者，原方去当归、白术、生姜之温燥，酌加生地黄、麦冬、山药滋阴健脾，或改用滋水清肝饮养阴清火。

2. 多发性抽搐症（气郁化火）

多发性抽搐症又称抽动-秽语综合征，临床特征为慢性、波动性、多发性运动肌快速抽搐，并伴有不自主发声和语言障碍。起病在 2~12 岁之间，病程持续时间长，可自行缓解或加重。本病发病无季节性，男孩发病率较女孩约高 3 倍。本病以肢体抽掣及喉中发出怪声或口出秽语为主要临床表现，归于中医"慢惊风""抽搐"等范畴。

《中医儿科学》将其分为气郁化火、脾虚痰聚和阴虚风动。

【临床表现】面红耳赤，烦躁易怒，皱眉眨眼，张口㖞嘴，摇头耸肩，发作频繁，抽动有力，口出异声秽语，大便秘结，小便短赤。舌红，苔黄，脉弦数。

【证机概要】气郁化火生风。

【治法】清肝泻火,息风镇惊。

【方药】清肝达郁汤加减。

方中栀子、菊花、丹皮清肝泻火;柴胡、薄荷、青橘叶疏肝解郁;钩藤、白芍、蝉蜕平肝息风;琥珀、茯苓宁心安神;甘草调和诸药。

肝火旺者,加龙胆草清泻肝火;大便秘结者,加槟榔、瓜蒌仁顺气导滞;喜怒不定,喉中有痰者,加浙贝母、竹茹清化痰热。

3. 内伤发热(气郁发热证)

内伤发热是指以内伤为病因,脏腑功能失调,气、血、阴、阳失衡为基本病机,以发热为主要临床表现的病证。一般起病较缓,病程较长,热势轻重不一,但以低热为多,或自觉发热而体温并不升高。凡是不因感受外邪所导致的发热,均属内伤发热的范畴。西医学所称的功能性低热、肿瘤、血液病、结缔组织疾病、内分泌疾病及部分慢性感染性疾病所引起的发热,以及某些原因不明的发热,具有内伤发热的临床表现时均可参照本病治疗。

《中医内科学》将其分为阴虚发热证、血虚发热证、气虚发热证、阳虚发热证、气郁发热证、痰湿郁热证和血瘀发热证。

【临床表现】发热多为低热或潮热,热势常随情绪波动而起伏,精神抑郁,胁肋胀满,烦躁易怒,口干而苦,纳食减少。舌红,苔黄,脉弦数。

【证机概要】气郁日久,化火生热。

【治法】疏肝理气,解郁泄热。

【方药】丹栀逍遥散加减。

方中丹皮、栀子清肝泄热;柴胡、薄荷疏肝解热;当归、白芍养血柔肝；白术、茯苓、甘草培补脾土。

气郁较甚，可加郁金、香附、青皮理气解郁；热象较甚，舌红口干，便秘者，去白术，加龙胆草、黄芩清肝泻火；若兼月经不调，可加泽兰、益母草活血调经。

4. 绿风内障（气火上逆证）

绿风内障是以头眼胀痛、眼珠变硬、瞳神散大、瞳色淡绿、视力锐减为主要临床特征的眼病，又名绿风、绿盲、绿水灌珠等。该病发病急，病情危重，需尽早及时治疗。若被贻误，患眼极易失明。绿风内障是常见的致盲眼病之一，可两眼先后或同时发病，多见于50岁以上的老年人，女性常见。女性的发病率常为男性的两倍。绿风内障相当于西医学的急性闭角型青光眼。

《中医眼科学》将其分为风火攻目证、气火上逆证和痰火郁结证。

【临床表现】头眼剧烈胀痛，视力骤降，眼压升高，白睛混赤，黑睛雾状混浊，前房极浅，黄仁晦暗，纹理模糊，瞳神中等度散大，展缩不灵，房角有粘连；伴有胸闷嗳气、恶心、呕吐，口苦。舌红，苔黄，脉弦数。

【证机概要】气郁化火，上逆攻目。

【治法】清热疏肝解郁。

【方药】丹栀逍遥散加减。

伴恶心、呕吐，加左金丸清肝泻火，降逆和胃止呕；胸闷胁肋胀痛，加郁金、香附疏肝行气止痛；目珠胀硬，黑睛雾状混浊，加猪苓、通草、泽泻利水泄热。

5. 鹘眼凝睛（气郁化火证）

鹘眼凝睛是指以眼珠凸出，如鹘鸟之眼，呈凝视状为特征的眼病，又名鹘眼凝睛外障、鱼睛不夜。该病多伴有全身症状，可单眼或双眼发病。本病类似于西医学的甲状腺相关性免疫眼眶病，又称 Graves 眼病。患者可表现为甲状腺功能亢进、甲状腺功能低下和甲状腺功能正常。若甲状腺功能正常而出现 Graves 眼病时，称眼型 Graves 病。

《中医眼科学》将其分为气郁化火证和阴虚阳亢证。

【临床表现】眼珠进行性凸出，不能转动，白睛红赤；全身可伴性急易怒，怕热多汗，心悸失眠，口苦咽干。舌红，苔黄，脉弦数。

【证机概要】肝火上炎目窠。

【治法】清肝泻火，解郁散结。

【方药】丹栀逍遥散加减。

临证可加夏枯草、草决明入肝经而清泻郁火；若胸闷胁痛，可加香附、郁金疏肝解郁；两手及舌伸出有震颤，可加石决明、钩藤以平肝息风。

6. 夜啼（脾寒气滞）

婴儿若白天能安静入睡，入夜则啼哭不安，时哭时止，或每夜定时啼哭，甚则通宵达旦，称为夜啼，多见于新生儿及婴儿。本病主要论述婴儿夜间不明原因的反复啼哭。

《中医儿科学》将其分为脾寒气滞、心经积热和惊恐伤神。

【临床表现】啼哭时哭声低弱，时哭时止，睡喜蜷曲，腹喜摩按，四肢欠温，吮乳无力，胃纳欠佳，大便溏薄，小便较清，面色青白，唇色淡红。舌苔薄白，指纹多淡红。

【证机概要】多见于受寒受冷后脾阳受损，寒凝气滞。

【治法】温脾散寒，行气止痛。

【方药】乌药散合匀气散加减。

方中乌药、高良姜、炮姜温中散寒；砂仁、陈皮、木香、香附行气止痛；白芍、甘草缓急止痛；桔梗载药上行，调畅气机。

大便溏薄，加党参、白术、茯苓健脾益气；时有惊惕，加蝉蜕、钩藤祛风镇惊；哭声微弱，胎禀怯弱，形体羸瘦，酌用附子理中汤温壮元阳。

7. 喘证（肺气郁闭证）

喘即气喘、喘息，临床表现以呼吸困难，甚至张口抬肩，鼻翼翕动，不能平卧为特征者谓之喘证。

喘证虽是一个独立的病证，但可见于多种急慢性疾病过程中。喘证涉及的范围较广，不但是肺系疾病的主要证候，且可因其他脏腑病变影响于肺所致。必要时当结合辨病，与有关章节互参，以便全面分析疾病特点，掌握不同的预后转归。临床上如肺炎、喘息性支气管炎、肺气肿、肺源性心脏病、心源性哮喘、肺结核、矽肺及癔病等发生呼吸困难时，均可参照本节辨证施治。

《中医内科学》将其分为实喘（风寒壅肺证、表寒肺热证、痰热郁肺证、痰浊阻肺证、肺气郁闭证）和虚喘（肺气虚耗证、肾虚不纳证、正虚喘脱证）。

【临床表现】每遇情志刺激而诱发，发时突然呼吸短促，息粗气憋，胸闷胸痛，咽中如窒，但喉中痰鸣不著，或无痰声。平素常多忧思抑郁，失眠，心悸。苔薄，脉弦。

【证机概要】肝郁气逆，上冲犯肺，肺气不降。

【治法】行气开郁，降气平喘。

【方药】五磨饮子加减。

方中沉香、木香、川朴花、枳壳行气解郁；苏子、金沸草、代赭石、杏仁降逆平喘。

肝郁气滞较著，可加用柴胡、郁金、青皮等增强解郁之力；心悸、失眠者，加百合、合欢皮、酸枣仁、远志等宁心；气滞腹胀，大便秘结，可用大黄降气通腑，即六磨汤之意。本证治疗中，宜劝慰病人心情开朗，配合治疗。

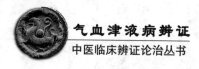

8. 厥证（气厥实证）

厥证是以突然昏倒、不省人事、四肢逆冷为主要临床表现的一种病证。病情轻者，一般短时间内苏醒，病情重者则昏厥时间较长，严重者甚至一厥不复而导致死亡。

《中医内科学》将其分为气厥（实证、虚证）、血厥（实证、虚证）和痰厥。

【临床表现】由情志异常、精神刺激而发作，突然昏倒，不知人事，或四肢厥冷，呼吸气粗，口噤握拳。苔薄白，脉伏或沉弦。

【证机概要】肝郁不疏，气机上逆，壅阻心胸，内闭神机。

【治法】开窍，顺气，解郁。

【方药】通关散合五磨饮子加减。前方辛香通窍，取少许粉剂吹鼻取嚏，以促其苏醒，本法仅适用于气厥实证。后方开郁畅中，降气调肝。必要时先化饲苏合香丸宣郁理气，开闭醒神。

本证因气机逆乱而厥，"急则治其标"，可先通关开窍，急救催醒。通关散以皂角辛温开窍，细辛走窜宣散，合用以通诸窍。用沉香、乌药降气调肝，槟榔、枳实、木香行气破滞，檀香、丁香、藿香理气宽胸。

若肝阳偏亢，头晕而痛，面赤躁扰者，可加钩藤、石决明、磁石等平肝潜阳；若兼有痰热，症见喉中痰鸣、痰壅气塞者，可加胆南星、贝母、橘红、竹沥等涤痰清热；若醒后哭笑无常、睡眠不宁者，可加茯神、远志、酸枣仁等安神宁志。

因本证的发作常由明显的情志精神因素诱发，且部分患者有类似既往病史，故平时可服柴胡疏肝散、逍遥散、越鞠丸之类，理气解郁，调和肝脾。

9. 鼓胀（气滞湿阻证）

鼓胀是指腹部胀大如鼓的一类病证，临床以腹大胀满、绷急如鼓、皮色苍黄、脉络显露为特征，故名鼓胀。本病类似西医学的肝硬化腹水，包括病毒性肝炎、血吸虫病、营养不良等多种原因导致的肝硬化腹水。其他疾病出现的腹水，如结核性腹膜炎腹水、丝虫病乳糜腹水、腹腔内晚期恶性肿瘤、慢性缩窄性心包炎、肾病综合征等符合鼓胀特征者均可参照本病论治。

《中医内科学》将其分为气滞湿阻证、水湿困脾证、水热蕴结证、瘀结水留证、阳虚水盛证和阴虚水停证。

【临床表现】腹胀按之不坚，胁下胀满或疼痛，饮食减少，食后胀甚，得嗳气、矢气稍减，小便短少。舌苔薄白腻，脉弦。

【证机概要】肝郁气滞，脾运不健，湿浊中阻。

【治法】疏肝理气，运脾利湿。

【方药】柴胡疏肝散合胃苓汤加减。前方以疏肝理气为主，适用于胸胁闷胀疼痛较著者；后方以运脾利湿消胀为主，适用于腹胀、尿少、苔腻较著者。

方中柴胡、香附、郁金、青皮疏肝理气；川芎、白芍养血和血；苍术、厚朴、陈皮、运脾化湿消胀；茯苓、猪苓利水渗湿。

胸脘痞闷，腹胀，噫气为快，气滞偏甚者，可酌加佛手、沉香、木香调畅气机；如尿少腹胀，苔腻者，加砂仁、大腹皮、泽泻、车前子以加强运脾利湿作用；若神倦，便溏，舌淡者，宜酌加党参、附片、干姜、川椒以温阳益气，健脾化湿；如兼胁下刺痛，舌紫，脉涩者，可加延胡索、莪术、丹参等活血化瘀药物。

10. 子肿（气滞证）

妊娠中晚期，孕妇出现肢体面目肿胀者称子肿，亦称妊娠肿胀。

《中医妇科学》将其分为脾虚证、肾虚证和气滞证。

【临床表现】妊娠三四月后，肢体肿胀，始于两足，渐延于腿，皮色不变，随按随起，胸闷胁胀，头晕胀痛。苔薄腻，脉弦滑。

【证机概要】妊娠数月，胎体上升，肺气壅塞，不能通调水道，或素性抑郁，气滞水停，中州水湿停滞。

【治法】理气行滞，除湿消肿。

【方药】天仙藤散或正气天香散。天仙藤行气祛风消肿为君，配疏肝理气之香附、乌药，宣肺行水之紫苏叶，理气和胃之橘皮、木瓜、甘草，使三焦气顺，水调湿除而肿自消。

若肿势重，腹胀纳呆，加茯苓、白术、大腹皮健脾行水；肺气壅塞，气逆面肿，加桑白皮、杏仁、桔梗宣肺降气，利水消肿；胸胁胀痛，情志不畅，加柴胡、佛手疏理肝气。

小　　结

一、气郁类涉及的病证

气郁类涉及的病证有肝郁气滞证和气郁化火及气郁证。

1. 肝郁气滞证　包括郁证（肝气郁结证）、产后抑郁（肝气郁结证）、经行情志异常（肝气郁结证）、胁痛（肝郁气滞证）、梅核气（肝郁气滞）、不孕症（肝气郁结证）、男性不育（肝郁气滞证）、妊娠腹痛（气滞证）、腹痛（肝郁气滞证）、月经后期（气滞证）、经行乳房胀痛（肝气郁结证）、乳疬（肝气郁结证）、乳核（肝气郁结证）、缺乳（肝郁气滞）、青盲（肝气郁结证）、目系暴盲（肝郁气滞证）、鳌黑斑（肝郁气滞证)、白驳风(肝郁气滞证)、血栓性浅静脉炎(肝郁证)、气瘿(肝郁气滞证)、癃闭(肝郁气滞证)、淋证(气淋)、非淋菌性尿道炎(肝郁气滞证)、积聚(聚证:肝气郁结证)、胸痹(气滞心胸证)、小儿呕吐(肝气犯胃)、呃逆(气机郁滞证)、便秘(气秘)。

2. 气郁化火及气郁证 包括郁证(气郁化火证)、多发性抽搐症(气郁化火)、内伤发热(气郁发热证)、绿风内障(气火上逆证)、鹘眼凝睛(气郁化火证)、夜啼(脾寒气滞)、喘证(肺气郁闭证)、厥证(气厥实证)、鼓胀(气滞湿阻证)、子肿(气滞证)。

二、临床表现

(一) 主症

1. 肝郁气滞证 多为肝郁引起的气滞,又名肝气郁滞。其临床表现随病证不同而有不同的表现。如郁证,以精神抑郁、情绪不宁为主,或心神不安、噩梦纷纭。产后抑郁发生在产后;经行情志异常在经期,经期过后逐渐减轻或复如常人。疼痛因部位不同名称各异。有些病证名称即主症,如月经后期、不孕症、男性不育症、黧黑斑、白驳风、癃闭、淋证、小儿呕吐、呃逆、便秘、经行乳房胀痛、缺乳等。乳疬为乳房肿块疼痛,触痛明显,胸胁牵痛;乳核则肿块较小,发展缓慢,不红不热,不觉疼痛,推之可移。青盲可见视物昏蒙,视盘色淡白或苍白;目系暴盲则视力急降甚至失明,眼底可见视盘充血肿胀,视盘周围水肿、渗出、出血,或眼底无异常。胸痹表现为心胸满闷,隐痛阵发,痛有定处。血栓性浅静脉炎表现为胸腹壁有条索状物;非淋菌性尿道炎表现为小便涩滞、淋沥不宣等。梅核气可见咽喉异物感。气瘿见颈部弥漫性肿大,边缘不清。聚证表现为腹中结块柔软,时聚时散。

2. 气郁化火及气郁证 郁证多性情急躁易怒，胸胁胀满，口苦而干。多发性抽搐症见面红耳赤，烦躁易怒。内伤发热多为低热或潮热。绿风内障表现为头眼剧烈胀痛，视力骤降，眼压升高，白睛混赤。鹘眼凝睛表现为眼珠进行性凸出，不能转动，白睛红赤等。夜啼表现为哭声低弱，时哭时止。喘证每遇情志刺激而诱发，发时突然呼吸短促，息粗气憋，胸闷胸痛，咽中如窒。气厥实证发作时突然昏倒，不知人事，或四肢厥冷，呼吸气粗，口噤握拳。鼓胀见腹胀按之不坚，胁下胀满或疼痛。子肿表现为妊娠三四月后肢体肿胀，始于两足，渐延于腿，皮色不变，随按随起。

（二）兼症

1. 肝郁气滞证 肝郁与气滞的表现一般可见胸部满闷，胁肋胀痛，脘闷嗳气，心烦郁怒，善太息，乳房胀痛，烦躁易怒，胸闷叹息，口干口苦，得嗳气或矢气则舒，遇忧思恼怒则剧等。妇女可有恶露量或多或少、色紫暗有块，月经不调、量多、色红，经期提前，经行不畅，血色暗红等。

2. 气郁化火及气郁证 气郁化火者，气郁与热象同时存在，多为气郁较久而化热。气郁者可见精神抑郁、胁肋胀满、烦躁易怒、胸闷嗳气、恶心呕吐、性急易怒等；热象可见目赤、耳鸣、大便秘结、小便短赤、口苦咽干等。脾寒气滞之夜啼多睡喜蜷曲，腹喜摩按，四肢欠温，吮乳无力，胃纳欠佳，大便溏薄，小便较清，面色青白。肺气郁闭之喘证，平素常多忧思抑郁，失眠，心悸。气厥实证由情志异常、精神刺激而发作，且平时有情志精神因素表现，可有类似既往病史。气滞湿阻的鼓胀则饮食减少，食后胀甚，得嗳气、矢气稍减。小便短少、气滞水停的子肿，除肢体肿胀外，还有胸闷胁胀、头晕胀痛等。

三、舌象与脉象

1. 肝郁气滞证

（1）舌象：一般正常或红、淡红，有瘀血可有瘀点瘀斑。舌苔多薄、薄白、薄黄、微黄、薄腻等。

（2）脉象：绝大多数为弦脉，也可有弦细、弦滑、弦数、弦涩等。

2. 气郁化火及气郁证

（1）舌象：有热则舌红苔黄；无热见唇色淡红，舌苔薄或薄白；有湿舌苔腻或薄腻。

（2）脉象：气郁与热同在，故脉弦数，无热则不数。气厥则脉伏或沉弦。子肿之脉弦滑；脾寒气滞之夜啼，指纹多淡红。

四、代表方

1. 肝郁气滞证

（1）逍遥散：功能疏肝解郁，养血健脾。主治肝郁，血虚，脾弱。本节用于梅核气、妊娠腹痛、黧黑斑、白驳风；产后抑郁加夜交藤、合欢皮、磁石、柏子仁；经行情志异常加夜交藤、合欢皮、磁石、柏子仁；经行乳房胀加麦芽、青皮、鸡内金；目系暴盲合桃红四物汤加减；积聚证合木香顺气散加减。

（2）丹栀逍遥散：又名加味逍遥散，是逍遥散加丹皮、栀子。功能养血健脾，疏肝清热。主治肝郁血虚，内有郁热。本节用于梅核气、青盲以及经行乳房胀痛见肝郁化热者。

（3）柴胡疏肝散：功能疏肝行气，活血止痛。主治肝气郁滞证。本节用于郁证、胁痛、腹痛、胸痹，男性不育合五子衍宗丸加减。

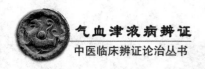

以上三方皆属和解剂，不同的是，逍遥散疏肝解郁，养血健脾；主治肝郁血虚脾弱证；丹栀逍遥散养血健脾，疏肝清热；主治肝郁血虚，内有郁热。柴胡疏肝散疏肝行气，活血止痛；主治肝气郁滞证。

（4）沉香散：出处不同、成分不同，则功用不同。本节用于癃闭、气淋。目前八味沉香散的功用为清心热，养心安神开窍，用于热病攻心，神昏谵语，冠心病心绞痛。非此沉香散。

（5）其他：不孕症用开郁种玉汤或百灵调肝汤；月经后期用乌药汤；乳痈用逍遥蒌贝散；血栓性浅静脉炎用柴胡清肝汤或复元活血汤；气瘿用四海舒郁丸；非淋菌性尿道炎用橘核丸；小儿呕吐用解肝煎；呃逆用五磨饮子；便秘用六磨汤。

2. 气郁化火及气郁证

（1）丹栀逍遥散：又名加味逍遥散，乃逍遥散加丹皮、栀子。功能养血健脾，疏肝清热。主治肝郁血虚，内有郁热。本节用丹栀逍遥散的有郁证、内伤发热、绿风内障、鹘眼凝睛。

（2）五磨饮子：原方主治暴怒暴死，气厥者。本节用于肺气郁闭之喘证。气厥通关散合五磨饮子加减，先用通关散吹鼻取嚏，促其苏醒（本法仅适用气厥实证），再用开郁畅中、降气调肝的五磨饮子。必要时化饲苏合香丸宣郁理气，开闭醒神。

（3）其他：脾寒气滞之夜啼，用乌药散合匀气散。气滞湿阻之鼓胀，用柴胡疏肝散合胃苓汤。气滞水停之子肿用天仙藤散或正气天香散。多发性抽搐症用清肝达郁汤。

第四章 血病辨证

第一节 血瘀类

一、血瘀证

1. 月经过少（血瘀证）

月经周期正常，月经量明显减少，或行经时间不足两天，甚或点滴即净者，称为"月经过少"。古籍又称"经水涩少""经水少""经量过少"。西医学的子宫发育不良、性腺功能低下等疾病及计划生育手术后导致的月经过少可参照本病治疗。

《中医妇科学》将其分为肾虚证、血虚证、血瘀证和痰湿证。

【临床表现】经行涩少，色紫暗，有血块；小腹胀痛，血块排出后胀痛减轻。舌紫暗，或有瘀斑瘀点，脉沉弦或沉涩。

【证机概要】瘀血内停，冲任阻滞。

【治法】活血化瘀，养血调经。

【方药】桃红四物汤或通瘀煎。

方中桃仁、红花、川芎活血祛瘀；当归养血调经，活血止痛；白芍柔肝缓急止痛；熟地黄补血滋阴。

小腹胀痛甚或兼胸胁胀痛者，为气滞血瘀，酌加香附、乌药以理气行滞。若小腹冷痛，得热痛减，为寒凝血瘀，酌加肉桂、吴茱萸以温通血脉。

2. 月经过多（血瘀证）

月经量较正常明显增多，周期基本正常者，称"月经过多"，又称"经水过多"。西医学的排卵性功能失调性子宫出血、子宫肌瘤、子宫肥大症、盆腔炎、子宫内膜异位症等疾病及宫内节育器引起的月经过多可参照本病治疗。

《中医妇科学》将其分为气虚证、血热证和血瘀证。

【临床表现】经行量多，色紫暗，有血块；经行腹痛，或平时小腹胀痛。舌紫暗或有瘀点，脉涩。

【证机概要】瘀血内阻，新血不能归经，趁经行之际而妄行。

【治法】活血化瘀，止痛止血。

【方药】失笑散加益母草、三七、茜草。

方中蒲黄活血止血，五灵脂散瘀止痛。加益母草、三七、茜草增强活血祛瘀止血之功。

经行腹痛甚，加延胡索、香附、血竭理气化瘀止痛；兼口渴、心烦，酌加麦冬、五味子、旱莲草养阴生津止血。

3. 异位妊娠

受精卵在子宫体腔以外着床发育称为"异位妊娠"，以往习称"宫外孕"。但两者含义稍有不同，异位妊娠包括输卵管妊娠、卵巢妊娠、腹腔妊娠、阔韧带妊娠、宫颈妊娠及子宫残角妊娠。宫外孕仅指子宫以外的妊娠，不包括宫颈妊娠和子宫残角妊娠。因此，异位妊娠含义更广。

《中医妇科学》将其分为未破损型和已破损型。

（1）未破损型

【临床表现】患者可有停经史及早孕反应，或有一侧下腹隐痛，或阴道出血淋漓；妇科检查可触及一侧附件有软性包块、压痛，妊娠试验阳性或弱阳性。舌正常，苔薄白，脉弦滑。

【证机概要】孕卵在输卵管着床发育，胞络瘀阻，气血运行不畅。

【治法】活血化瘀，消癥杀胚。

【方药】宫外孕Ⅱ号方加蜈蚣、全蝎、紫草。

方中丹参、赤芍、桃仁活血化瘀，三棱、莪术消癥散结。可加蜈蚣、全蝎、紫草以破血通络，杀胚消癥。

可同时使用天花粉针剂，以提高杀胚效果，但必须严格遵循使用程序，防止过敏反应。西药氨甲喋呤（MTX）、S-Fu、米非司酮也应用于异位妊娠的杀胚治疗。

（2）已破损型

已破损型指输卵管妊娠流产或破裂者。

①休克型：输卵管妊娠破损后引起急性大量出血，有休克征象。

【临床表现】突发性下腹剧痛，肛门下坠感，面色苍白，四肢厥冷，或冷汗淋漓，恶心呕吐，血压下降或不稳定，有时烦躁不安，脉微欲绝或细数无力，并有腹部及妇科检查体征。

【证机概要】孕卵停滞于子宫之外，涨破脉络。

【治法】益气活血。

【方药】生脉散合宫外孕Ⅰ号方。

方中人参、麦冬、五味子益气摄血敛汗，养阴生津；赤芍、丹参、桃仁活血化瘀，以消积血。

四肢厥冷，酌加附子回阳救逆；大汗淋漓不止，酌加山茱萸敛汗涩津。本型宜中西医结合抢救，急症处理。

②不稳定型：输卵管妊娠破损后时间不长，病情不稳定，有再次发生内出血的可能。

【临床表现】腹痛拒按，腹部有压痛及反跳痛，但逐步减轻，可触及界限不清的包块，时有少量阴道出血，或头晕神疲，血压平稳。舌质正常或舌淡，苔薄白，脉细缓。

【证机概要】脉络破损,络伤血溢,离经之血,瘀于少腹。

【治法】活血化瘀,佐以益气。

【方药】宫外孕Ⅰ号方加党参、黄芪。此型患者常见有气虚之象,用药宜平和,勿伤正气,又因本型有再次内出血的可能,应做好抢救准备。

③包块型:指输卵管妊娠破损时间较长,腹腔内血液已形成血肿包块者。

【临床表现】腹腔血肿包块形成,腹痛逐步减轻,可有下腹坠胀或便意感;阴道出血逐渐停止。舌暗或正常,苔薄白,脉细涩。

【证机概要】络伤血溢于少腹成瘀,瘀积成癥。

【治法】活血祛瘀消癥。

【方药】宫外孕Ⅱ号方。

若兼虚象,食欲不振,脉虚弱酌加党参、黄芪补气。为了加速包块吸收,可用蜜水调双柏散外敷或消癥散蒸热外敷下腹部,并可用20%复方毛冬青灌肠液保留灌肠。

消癥散为末,每250g 1份,纱布包,蒸30分钟,趁热外敷,每日两次,10天为1个疗程。双柏散水蜜各半,加热调匀,趁热外敷,每日两次,10天为1个疗程。

外敷或灌肠的治疗,一定要在包块形成、内出血已停止的情况下进行。

非手术治疗输卵管妊娠,必须重视对兼症的处理。最多见的兼症是腑实证,表现为腹胀便秘,胃脘不舒,腹痛拒按,肠鸣音减弱或消失。根据临床辨证,腑实证有属实热、寒实及寒热夹杂之分。属实热者,主方加大黄、芒硝清热泻下;属寒实者,可加服九种心痛丸(《金匮要略》方,药物共研细末,炼蜜为丸如豌豆大,每服3~10丸);如寒热夹杂者,主方加大黄、芒硝清热泻下，佐以肉桂温中散寒。在疏通胃肠的同时，一般可加枳实、厚朴各3~9g，宽胸理气消胀。

《中医急诊学》将异位妊娠分为实证（血瘀气滞，血溢成瘀，瘀积成癥）和虚实夹杂证（络伤内崩，阴血暴亡，气随血脱）。实证瘀积成癥用活血化瘀、消癥杀胚法。选用宫外孕Ⅱ号方为代表方。中成药桂枝茯苓胶囊：活血化瘀，缓消癥块，用于包块型。天花粉蛋白注射液，未破损时用于杀胚。

4. 痛经（瘀阻冲任）

凡在经期或行经前后，出现周期性小腹疼痛，或痛引腰骶，甚至剧痛晕厥者，称为痛经。西医学分原发性痛经和继发性痛经，前者又称功能性痛经，后者多继发于生殖器官的器质性病变，如子宫内膜异位症、子宫腺肌病、慢性盆腔炎、妇科肿瘤等可参照本病进行辨证论治。

《中医急诊学》将其分为虚证（冲任精血亏少）和实证（瘀阻冲任）。

【临床表现】经前或经期，小腹胀痛，或冷痛，或灼痛，拒按，经行不畅，色暗有块，块下痛减。舌暗或有瘀点，脉涩。

【证机概要】七情郁结，或寒热湿瘀，瘀阻冲任，不通则痛。

【治法】活血化瘀止痛。

【方药】血府逐瘀汤。

恶心呕吐，加吴茱萸、半夏降逆止呕；便溏，加巴戟天、白术温阳健脾；寒凝血瘀小腹冷痛，加艾叶、小茴香，或用温经汤；热瘀，小腹灼痛，口渴舌红，加丹皮、栀子，或用清热调血汤。

中成药可用月月舒，温经化瘀，理气止痛，用于寒凝气滞血瘀痛经。金佛止痛丸行气止痛，疏肝和胃，祛瘀生新，用于气滞血瘀痛经。田七痛经胶囊通调气血,止痛调经,用于寒凝血瘀痛经。调经益母片调经活血,祛瘀生新,用于血瘀痛经。血府逐瘀胶囊活血祛瘀,行气止痛,用于气滞血瘀痛经。延胡索片行气止痛。三七片行气化瘀止痛,用于气滞血瘀痛经。复方丹参片活血化瘀,用于血瘀痛经,或丹参注射液。

其他疗法可以外敷:麝香痛经膏穴位外贴。痛经发作时或经前3~7天;将膏外敷于气海、关元、三阴交或腹部疼痛部位,1~3日更换1次,痛经消失后除去,以行经时用效果最好。

中药保留灌肠:瘀血实证痛经用三棱、莪术、赤芍各15g,丹参30g,皂角刺12g;湿热蕴结型痛经用红藤、败酱草各15g,紫草20g,黄柏、丹皮各12g,延胡索10g,煎液保留灌肠,每日1次,经期停用。

中药离子导入:桃仁、红花、三棱、莪术、当归、川芎各10g,浓煎取汁。每次用药液50mL,倒入纱布中,敷在下腹痛处,通过直流电离子透入理疗仪导入体内。每日1次,10次为1个疗程。用于瘀血性痛经。

5. 胎堕不全(瘀阻胞中)

凡妊娠12周内、胚胎自然殒堕,或人工殒堕,堕而不全者,称为胎堕不全。因胎物部分残留在宫腔内,常引起腹痛和阴道出血持续不止,甚至大量出血,为妇产科常见急症。西医学中的不全流产、子宫复旧不良等可参照本病治疗。

《中医急诊学》将其分为实证(瘀阻胞中)和虚证(血出气伤)。

【临床表现】胎殒之后,尚有部分残留宫腔内;阴道出血持续不止,甚至大量出血,腹痛阵作;妇科检查:宫口开大,有时可见组织物堵塞于子宫颈口,子宫体积小于妊娠月份。舌淡红,苔薄白,脉细无力。

【证机概要】胎堕不全，留而为瘀，瘀阻胞中，新血不得归经。

【治法】活血祛瘀。

【方药】脱花煎。出血多可加炒蒲黄、血余炭等祛瘀止血。

中成药可用益母草膏，活血化瘀，用于堕胎不全、瘀血阻滞、阴道出血、腹痛等症。生化汤丸活血祛瘀，用于治产后胎物残留。

6. 妊娠腹痛（血瘀证）

妊娠期因胞脉阻滞或失养，发生小腹疼痛者，称为"妊娠腹痛"，亦名"胞阻"，也称"痛胎""胎痛""妊娠小腹痛"。本病属西医学先兆流产的症状之一。

《中医妇科学》将其分为血虚证、气滞证、虚寒证和血瘀证。

【临床表现】妊娠后小腹常感隐痛不适，或刺痛，痛处不移，或素有癥瘕。舌暗有瘀点，脉弦滑。

【证机概要】素有癥瘕痼疾，或寒凝气滞，孕后胞脉气血运行不畅。

【治法】养血活血，补肾安胎。

【方药】桂枝茯苓丸合寿胎丸。

桂枝茯苓丸以桂枝温经通阳、行血中之滞为君；芍药助桂枝通调血脉为臣；丹皮、桃仁化瘀消癥为佐；茯苓益脾气，宁心安神为使。寿胎丸以菟丝子补益肾精，固摄冲任以系胎，重用为君；桑寄生、续断固肾强腰，养血安胎为臣。阿胶养血止血为佐使。

7. 滑胎（血瘀证）

凡堕胎或小产连续发生 3 次或 3 次以上者，称为"滑胎"，亦称"屡孕屡堕"或"数堕胎"。西医学称为习惯性流产。

《中医妇科学》将其分为肾虚证（肾气不足、肾阳亏虚、肾精亏虚）、气血虚弱证和血瘀证。

【临床表现】素有癥瘕之疾，孕后屡屡滑堕；肌肤无华。舌紫暗或有瘀斑，脉弦滑或涩。

【证机概要】子宫素有癥瘕，胎元受损，屡孕屡堕。

【治法】祛瘀消癥，固冲安胎。

【方药】桂枝茯苓丸合寿胎丸。

方中桂枝温经通阳，以促血脉运行而散与瘀为君；白芍养肝和营，缓急止痛，或用赤芍活血化瘀消癥为臣，桃仁、丹皮活血化瘀为佐；茯苓健脾益气，宁心安神，与桂枝同用，通阳开结，伐邪安胎为使。合寿胎丸补肾安胎。

8. 堕胎小产（血瘀）

凡妊娠12周内，胚胎自然殒堕者，称为"堕胎"；妊娠12~28周内，胎儿已成形而自然殒堕者，称为"小产"，亦称"半产"。怀孕1个月不知其已受孕而殒堕者，称为"暗产"。

堕胎、小产分别相近于西医学的早期流产和晚期流产。流产又分为自然流产和人工流产两大类，本病仅限于妊娠28周以内，胚胎或胎儿自然殒堕的自然流产，此种现象又称自发性流产，其发病率占全部妊娠的10%~15%，其中早期流产较为多见。

《中医妇科学》将其分为胎动欲堕证和胎堕不全证，皆属"血瘀"范围。

（1）胎动欲堕证

【临床表现】妊娠早期，阴道流血逐渐增多，色红有块，小腹坠胀疼痛，或妊娠中晚期，小腹疼痛，阵阵紧逼，会阴逼胀下坠，或有羊水溢出，继而阴道下血量多，或伴心悸气短，面色苍白，头晕目眩。舌正常或紫暗，舌边尖有瘀点，脉滑或涩。

【证机概要】孕后因故伤胎，胞脉受损，殒胎阻滞胞中。

【治法】活血化瘀，祛瘀下胎。

【方药】脱花煎加益母草；生化汤加益母草。脱花煎中当归、川芎、红花、益母草活血祛瘀，催生下胎；肉桂温通血脉，增强行血之功；牛膝活血行血，引血下行；车前子滑利泄降。

胎堕难留，应尽快终止妊娠，生化汤加益母草速去其胎。若服药后残胎不下，须立即行清宫术，以防发生大出血。

（2）胎堕不全证

【临床表现】胎损之后，尚有部分组织残留于子宫，阴道流血不止，甚至大量出血，腹痛阵阵紧逼。舌淡红，苔薄白，脉沉细无力。

【证机概要】胎损已堕，堕而未尽，瘀阻子宫，新血不得归经。

【治法】活血化瘀，佐以益气。

【方药】脱花煎加人参、益母草、炒蒲黄。

方用脱花煎祛瘀下胎；加人参益气以助排瘀之力；益母草、炒蒲黄以祛瘀生新，止血止痛。

若胎堕不全，伴发热、腹痛、阴道流液臭秽，为感染邪毒所致，应于化瘀祛胎的同时清热解毒，可用脱花煎加益母草、红藤、败酱草、蒲公英、紫花地丁、粉丹皮等，同时予以抗感染治疗，尽快清宫。

9. 经期延长（血瘀证）

月经周期基本正常，行经时间超过 7 天以上，甚或淋沥半月方净者，称"经期延长"，又称"月水不断""经事延长"等。西医学之排卵性功能失调性子宫出血病的黄体萎缩不全、盆腔炎等疾病及计划生育手术后引起的经期延长可参照本病治疗。

《中医妇科学》将其分为气虚证、虚热证和血瘀证。

【临床表现】经行时间延长，量或多或少，经色紫暗，有块；经行小腹疼痛，拒按。舌紫暗或有瘀点，脉弦涩。

【证机概要】瘀血阻于冲任，瘀血不去，新血难安。

【治法】活血祛瘀止血。

【方药】桃红四物汤合失笑散加味或桂枝茯苓丸加益母草、川牛膝。

方中桃红四物汤养血活血祛瘀；失笑散祛瘀止痛止血；益母草、茜草活血祛瘀止血。

兼见口渴心烦，大便干结，舌暗红苔薄黄者为瘀热之征，酌加生地黄、黄芩、马齿苋、藕节炭清热化瘀止血。

10. 经间期出血（血瘀证）

两次月经中间，即氤氲之时出现周期性的少量阴道出血者，称经间期出血。西医学排卵期出血可参照本病治疗。若出血量增多，出血期延长、失治误治常可发展为崩漏。

《中医妇科学》将其分为肾阴虚证、湿热证和血瘀证。

【临床表现】经间期出血量少或多少不一，色紫黑或有血块，少腹两侧或一侧胀痛或刺痛；情志抑郁，胸闷烦躁。舌紫或有紫斑，脉细弦。

【证机概要】瘀血阻滞于胞络冲任，经间期阳气内动，脉络损伤，血不循经。

【治法】活血祛瘀，养阴止血。

【方药】逐瘀止血汤。

方中生地黄、当归尾、赤芍养血活血，桃仁、大黄、丹皮活血祛瘀，枳壳行气散结，龟甲养阴化瘀止血。

出血偏多去赤芍、当归，加失笑散；少腹痛甚加玄胡、香附；夹湿热加薏苡仁、红藤、败酱草、玄胡；兼脾虚去生地黄、桃仁、大黄，加木香、陈皮、砂仁；兼肾虚加川断、寄生、山药、菟丝子。

11. 崩漏

崩漏是指经血非时暴下不止或淋沥不尽，前者谓崩中，后者谓漏下。崩与漏出血情况虽不同，然二者常交替出现，因两者病因病机相同，故统称崩漏。西医学将崩漏归于月经病。其所称的功能不良性子宫出血为常见的月经病之一。凡由内分泌失调引起的子宫异常出血，符合崩漏者，参照本病治疗。

《中医妇科学》将其分为出血期和止血后治疗。出血期又分为脾虚证、肾虚证（肾气虚、肾阴虚、肾阳虚证）、血热证（虚热证、实热证）和血瘀证。《中医急诊学》分为虚证（脾肾气虚，血失统摄）和实证（瘀滞冲任，血不循经）。

（1）血瘀证

【临床表现】经血非时而下，量时多时少，时出时止，或淋沥不断，或停闭数月又突然崩中，继之漏下，经色暗有血块；小腹疼痛或胀痛。舌紫暗或尖边有瘀点，脉弦细或涩。

【证机概要】冲任、子宫瘀血阻滞，新血不安。

【治法】活血化瘀，固冲止血。

【方药】逐瘀止血汤或将军斩关汤。方由桃红四物汤和桃仁承气汤化裁而成。

方中重用生地黄，清热凉血，酒炒寓止于行；当归尾、桃仁、赤芍祛瘀止痛；丹皮行血泻火；大黄凉血逐瘀下滞，配枳壳下气，加强涤荡瘀滞之功；妙用龟甲养阴化瘀。龟甲一药既能养阴以生新，又能化瘀，独具化瘀生新之效。临证中常加田七、益母草加强化瘀止血之功。

（2）瘀滞冲任，血不循经

【治法】活血化瘀，固冲止血。

【方药】逐瘀止崩汤。

瘀而有热,去艾叶,加地骨皮、旱莲草;气虚血瘀,加党参、黄芪;寒凝血瘀去丹皮,加炮姜炭。

中成药可用:①妇血康冲剂:化瘀止血,用于瘀血引起的出血。②云南白药:活血化瘀止血,用于血瘀型崩漏。③宫血宁胶囊:凉血收涩止血,用于崩漏止血。④血府逐瘀胶囊:活血祛瘀,行气止痛,用于血瘀出血。⑤血竭胶囊:活血化瘀,收敛止血,用于瘀血导致的出血。

12. 经行头痛(血瘀证)

每遇经期或行经前后,出现以头痛为主要症状,经后辄止者,称"经行头痛"。

《中医妇科学》将其分为肝火证、血瘀证和血虚证。

【临床表现】每逢经前、经期头痛剧烈,痛如锥刺,经色紫暗有块;伴小腹疼痛拒按,胸闷不舒。舌暗或尖边有瘀点,脉细涩或弦涩。

【证机概要】血瘀内停,络脉不通,阻塞清窍。

【治法】调气活血,化瘀通络。

【方药】通窍活血汤。

方中赤芍、川芎、桃仁、红花直入血分,行血中之滞,化瘀通络;老葱、麝香通上下之气,气通则血活;姜、枣调和营卫。

13. 不孕症(瘀滞胞宫证)

凡女子婚后未避孕,有正常性生活,同居两年,未受孕者;或曾有过妊娠,而未避孕,又连续两年未再受孕者,称不孕症。

《中医妇科学》将其分为肾虚证(肾气虚证、肾阳虚证、肾阴虚证)、肝气郁结证、瘀滞胞宫证和痰湿内阻证。

【临床表现】婚久不孕,月经多推后或周期正常,经来腹痛,甚或呈进行性加剧,经量多少不一,经色紫暗,有血块,块下痛减。有时经行不畅、淋沥难净，或经间出血。或肛门坠胀不适，性交痛。舌紫暗或舌边有瘀点，苔薄白，脉弦或弦细涩。

【证机概要】瘀血内停，阻滞冲任胞宫。

【治法】逐瘀荡胞，调经助孕。

【方药】少腹逐瘀汤或膈下逐瘀汤。少腹逐瘀汤原方治"小腹积块疼痛"或"经血见时先腰酸少腹胀，或经血一月见三五次，接连不断，断而又来，其色或紫或黑，或块，或崩漏，兼少腹疼痛，或粉红兼白带，皆能治之"。王清任创制的少腹逐瘀汤、血府逐瘀汤、膈下逐瘀汤分别适用于血瘀偏寒、偏热、偏气的不同血瘀证。盆腔炎、附件炎导致的不孕多选用膈下逐瘀汤、当归芍药散，抓住瘀、湿、虚的不同进行加减。常可配合外治法，如中药外敷下腹部或用活血行气通脐药、水煎保留灌肠等以改善盆腔瘀滞，促进怀孕。

14. 鼻窒（邪毒久留，血瘀鼻窍）

鼻窒是指以经常性鼻塞为主要特征的慢性鼻病。本病任何年龄均可发生。西医学的慢性鼻炎等疾病可参照本病论治。

《中医耳鼻咽喉科学》将其分为肺经蕴热，壅塞鼻窍；肺脾气虚，邪滞鼻窍；邪毒久留和血瘀鼻窍。

【临床表现】鼻塞较甚或持续不减，鼻涕黏黄或黏白，语声重浊或有头胀头痛，耳闭重听，嗅觉减退。检查见鼻黏膜暗红肥厚，鼻甲肥大质硬，表面凹凸不平，呈桑椹状。舌暗红或有瘀点，脉弦或弦涩。

【证机概要】鼻窒日久，邪毒久留鼻窍，气血瘀阻。

【治法】行气活血，化瘀通窍。

【方药】通窍活血汤加减。方中以桃仁、红花、赤芍、川芎活血化瘀，疏通血脉；麝香（可用人工麝香代）、老葱通阳开窍；黄酒温通血脉。

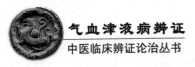

鼻塞甚、嗅觉迟钝选加辛夷花、白芷、石菖蒲、丝瓜络；头胀痛、耳闭重听，加柴胡、蔓荆子、菊花清利头目。

15. 耳损伤（血瘀耳窍）

耳损伤是指耳部遭受外力作用而致的损伤。

《中医耳鼻咽喉科学》将其分为血瘀耳窍、皮肉破损和骨折脉伤。

【临床表现】耳郭肿痛，局部呈瘀血斑块或半球形紫红色瘀肿，外耳道和鼓膜表面有血迹，耳闷。舌暗红，苔薄白，脉弦。

【证机概要】损伤耳郭，气血瘀阻。

【治法】行气活血，散瘀止痛。

【方药】复元活血汤加减。

方中大黄荡涤积瘀败血；当归、桃仁、红花活血祛瘀，消肿止痛；穿山甲破瘀通络；柴胡疏肝理气；天花粉消瘀散结。可加田七粉、丝瓜络、通草以助化瘀通络之效。

为防止瘀肿染毒，若损伤创口不洁或耳郭漫肿，疼痛不已，可选加山栀子、蒲公英、黄芩、黄连、黄柏等清热解毒药物。

瘀肿用药忌苦寒阴凉，因寒凉血凝而难以吸收，易遗留耳郭僵硬、增厚、畸形。

16. 腰痛（瘀血腰痛）

腰痛又称"腰脊痛"，是指因外感、内伤或闪挫导致腰部气血运行不畅，或失于濡养，引起腰脊或脊旁部位疼痛为主要症状的一种病证。西医学的腰肌纤维炎、强直性脊柱炎、腰椎骨质增生、腰椎间盘病变、腰肌劳损等腰部病变以及某些内脏疾病，凡以腰痛为主要症状者，可参照本病治疗。

《中医内科学》将其分为寒湿腰痛、湿热腰痛、瘀血腰痛和肾虚腰痛（肾阴虚、肾阳虚）。

【临床表现】腰痛如刺,痛有定处,痛处拒按,日轻夜重,轻者俯仰不便,重则不能转侧。舌暗紫,或有瘀斑,脉涩。部分患者有跌仆闪挫病史。

【证机概要】瘀血阻滞,经脉痹阻,不通则痛。

【治法】活血化瘀,通络止痛。

【方药】身痛逐瘀汤加减。

方中当归、川芎、桃仁、红花、䗪虫活血祛瘀,疏通经脉;香附、没药、五灵脂、地龙行气活血,通络止痛,祛瘀消肿;牛膝活血化瘀,引药下行,并能强壮腰脊。

兼风湿,肢体困重,阴雨天加重,加独活、秦艽、狗脊;腰痛日久肾虚,兼腰膝酸软无力,眩晕,耳鸣,小便频数,加桑寄生、杜仲、续断、熟地黄;腰痛引胁,胸胁胀痛不适,加柴胡、郁金;有跌仆、扭伤、闪挫病史,加乳香、青皮行气活血止痛;瘀血明显,腰痛入夜更甚,加全蝎、蜈蚣、白花蛇等虫类药以通络止痛。

17. 腹痛（瘀血内停证）

腹痛是指胃脘以下、耻骨毛际以上部位发生疼痛为主症的病证。腹痛是临床上极为常见的一个症状,内科腹痛常见于西医学的肠易激综合征、消化不良、胃肠痉挛、不完全性肠梗阻、肠粘连、肠系膜和腹膜病变、泌尿系结石、急慢性胰腺炎、肠道寄生虫等,以腹痛为主要表现者,均可参照本病内容治疗。凡外科、妇科疾病及内科疾病中的痢疾、积聚等出现的腹痛可参照相关科目及本书有关章节。

《中医内科学》将其分为寒邪内阻证、湿热壅滞证、饮食积滞证、肝郁气滞证、瘀血内停证和中虚脏寒证。

【临床表现】腹痛较剧,痛如针刺,痛处固定,经久不愈。舌紫暗,脉细涩。

【证机概要】瘀血内停,气机阻滞,脉络不通。

【治法】活血化瘀,理气止痛。

【方药】少腹逐瘀汤加减。

方中桃仁、红花、牛膝祛瘀活血;当归、川芎、赤芍、甘草养血和营;延胡索、蒲黄、五灵脂化瘀止痛;香附、乌药、青皮行气活血。

腹部术后作痛,加泽兰、没药、三七;瘀血日久发热,加丹参、丹皮、王不留行;兼寒象,腹痛喜温,加小茴香、干姜、肉桂温经止痛;下焦蓄血,大便色黑,用桃核承气汤。

18. 头痛(瘀血头痛)

头痛是临床常见的自觉症状,可单独出现,亦见于多种疾病的过程中。头痛可见于西医学内、外、神经、精神、五官等各科疾病中。本病所讨论主要为内科常见的头痛,如血管性头痛、紧张性头痛、三叉神经痛、外伤后头痛、部分颅内疾病、神经官能症及某些感染性疾病、五官科疾病的头痛等,均可参照本节内容治疗。

《中医内科学》将其分为外感头痛(风寒头痛、风热头痛、风湿头痛)和内伤头痛(肝阳头痛、血虚头痛、痰浊头痛、肾虚头痛、瘀血头痛)。

【临床表现】头痛经久不愈,痛处固定不移,痛如锥刺,或有头部外伤史。舌紫暗,或有瘀斑、瘀点,苔薄白,脉细或细涩。

【证机概要】瘀血阻窍,络脉滞涩,不通则痛。

【治法】活血化瘀,通窍止痛。

【方药】通窍活血汤加减。

方中川芎、赤芍、桃仁、益母草活血化瘀止痛;当归活血养血;白芷、细辛辛散通窍止痛。

头痛较剧,久痛不已加全蝎、蜈蚣、土鳖虫等搜风剔络止痛。

19. 产后恶露不绝（血瘀证）

产后血性恶露持续 10 天以上，仍淋沥不尽者，称"产后恶露不绝"，又称"恶露不尽""恶露不止"。西医学的产后子宫复旧不全、晚期产后出血等出现本病症状者可参照治疗。本书根据教材和临床实际将恶露不绝的时限定为"血性恶露持续 10 天以上"。

《中医妇科学》将其分为气虚证、血瘀证和血热证。

【临床表现】恶露过期不尽，量时少时多、色暗有块，小腹疼痛拒按。舌紫暗或边有瘀点，脉沉涩。

【证机概要】瘀血阻滞胞络、子宫，新血不得归经。

【治法】活血化瘀止血。

【方药】生化汤加益母草、炒蒲黄。

气虚兼夹，伴小腹空坠加党参、黄芪；瘀久化热，恶露臭秽，兼口干咽燥加马齿苋、蒲公英；兼肝郁，症见腹胀、脉弦加郁金、川楝子、枳壳。

20. 流产术后出血（瘀阻子宫证）

流产术后出血系指人工流产或药物流产术后阴道流血超过 10 日，淋沥不净，或血量过多，或流血停止后又有多量阴道流血者。西医学的流产术后绒毛、蜕膜残留或术后盆腔感染可参照本病治疗。

《中医妇科学》将其分为瘀阻子宫证、气血两虚证和湿热壅滞证。

【临床表现】出血量时多时少，或淋沥不净、色紫黑、有血块；小腹阵发性疼痛，腰部酸胀，头昏乏力，恶心欲呕，纳食欠佳，口渴不欲饮，大便秘结。舌紫暗，脉细涩。

【证机概要】冲脉受伤，瘀血内停。

【治法】化瘀固冲止血。

【方药】生化汤加益母草、赤芍、续断、党参。

21. 产后发热（血瘀证）

产褥期内出现发热持续不退，或突然高热寒战，并伴有其他症状者，称"产后发热"。本病感染邪毒型发热，类似于西医学的产褥感染，是产褥期最常见的严重并发症，为急重症，是产妇死亡的重要原因之一。外感发热包括西医学的"产褥中暑"，病情危重，可危及生命，应予高度重视。

《中医妇科学》将其分为感染邪毒证、外感证、血瘀证和血虚证。

【临床表现】产后寒热时作，恶露不下或下亦甚少、色紫暗有块，小腹疼痛拒按。舌紫暗或有瘀点，脉弦涩。

【证机概要】新产后子宫复旧不良，恶露排出不畅，瘀血停滞胞宫。

【治法】活血化瘀，和营退热。

【方药】生化汤加味或桃红消瘀汤。

方中重用当归补血活血、化瘀生新为君；川芎活血行气祛风，桃仁活血祛瘀，为臣；炮姜温经散寒，收缩子宫，止痛止血，为佐；炙甘草和中，调和诸药，为使。全方补虚化瘀，加丹参、丹皮、益母草加强化瘀清热之功。

22. 产后腹痛（瘀滞子宫证）

产妇在产褥期内，发生与分娩或产褥有关的小腹疼痛，称产后腹痛。其中因瘀血引起者称"儿枕痛"。本病以新产后多见。

《中医妇科学》将其分为气血两虚证和瘀滞子宫证。

【临床表现】产后小腹疼痛，拒按，得热痛缓；恶露量少，涩滞不畅，色紫暗有块，块下痛减；面色青白，四肢不温，或伴胸胁胀痛。舌紫暗，脉沉紧或弦涩。

【证机概要】产后百脉空虚，血室正开，寒邪趁虚而入，寒凝血瘀，或胎盘、胎衣残留，或情志所伤，肝气郁滞，血行不畅,瘀滞冲任,胞脉不通,瘀血停留子宫。

【治法】活血化瘀,温经止痛。

【方药】生化汤加益母草,或散结定疼汤,或补血定痛汤。

生化汤养血温中,祛瘀止痛,补虚化瘀,寓攻于补之中,化瘀血,生新血,血行流畅,通则不痛。

小腹冷痛、绞痛较甚,酌加小茴香、吴茱萸增强温经散寒之功;瘀滞较甚,恶露血块多,块出痛减,加五灵脂、炒蒲黄、延胡索增强化瘀止痛之效;小腹胀痛,加香附、乌药、枳壳理气行滞;伴胸胁胀痛,加郁金、柴胡疏肝理气止痛;伴气短乏力、神疲肢倦,加黄芪、党参益气补虚。

23. 产后身痛（血瘀证）

产妇在产褥期内出现肢体或关节酸楚、疼痛、麻木、重着者,称为"产后身痛",又称"产后遍身疼痛""产后关节痛""产后痹证""产后痛风",俗称"产后风"。西医学产褥期中因风湿、类风湿引起的关节痛、产后坐骨神经痛、多发性肌炎、产后血栓性静脉炎出现类似症状者,可参照本病治疗。

《中医妇科学》将其分为血虚证、风寒证、血瘀证和肾虚证。

【临床表现】产后身痛,尤见下肢疼痛、麻木、发硬、重着、肿胀明显,屈伸不利,小腿压痛;恶露量少,色紫暗夹血块,小腹疼痛,拒按。舌暗,苔白,脉弦涩。

【证机概要】产后多瘀,瘀阻经脉,关节失荣。

【治法】养血活血,化瘀祛湿。

【方药】身痛逐瘀汤加味或生化汤加味。

方中当归、川芎、白芍养血和血为君;桃仁、红花、五灵脂、毛冬青、没药、益母草活血逐瘀为臣;香附行气使气行则血行,秦艽、羌活、忍冬藤、木瓜、地龙祛风胜湿、通络止痛，牛膝破血行瘀强筋壮骨，为佐；甘草调和诸药。

24. 产后小便不通（血瘀证）

新产后产妇发生排尿困难，小便点滴而下，甚则闭塞不通，小腹胀急疼痛者，称"产后小便不通"，又称"产后癃闭"。本病相当于西医学的产后尿潴留。

《中医妇科学》将其分为气虚证、肾虚证和血瘀证。

【临床表现】产程不顺，产时损伤膀胱，产后小便不通或点滴而下，尿色略浑浊带血丝，小腹胀急疼痛。舌正常或暗，脉涩。

【证机概要】产程过长，滞产逼脬，膀胱受压过久，气血运行受阻，瘀血阻滞。

【治法】活血化瘀，行气利水。

【方药】加味四物汤或小蓟饮子或黄芪当归散。

加味四物汤中当归、川芎养血活血；熟地黄、白芍养血缓急止痛；蒲黄、桃仁、牛膝活血祛瘀；木通宣通气机；瞿麦、滑石、木通、甘草梢通利小便。

25. 产后抑郁（瘀血内阻证）

产后抑郁是以产妇在分娩后出现情绪低落、精神抑郁为主要症状的病证。西医学称为"产褥期抑郁症"。

《中医妇科学》将其分为心脾两虚证、瘀血内阻证和肝气郁结证。

【临床表现】产后抑郁寡欢，默默不语，失眠多梦，神思恍惚；恶露淋沥日久，色紫暗有块，面色晦暗。舌暗有瘀斑，苔白，脉弦或涩。

【证机概要】产后气血虚弱，劳倦过度，气血运行无力，血滞成瘀，或情志所伤，气滞血瘀，或胞宫内败血停滞，瘀血上攻，闭于心窍，神明失常。

【治法】活血逐瘀，镇静安神。

【方药】调经散或芎归泻心汤。

调经散中琥珀镇心安神、活血祛瘀为君;赤芍、没药活血祛瘀,肉桂温通血脉,促进血行,共为臣;当归、白芍养血活血,细辛、麝香辛香走窜,芳香开窍醒神为佐使。

26. 胁痛(瘀血阻络证)

胁痛是指以一侧或两侧胁肋部疼痛为主要表现的病证,是临床上比较多见的一种自觉症状。

胁痛是临床的常见病证,可见于西医学的多种疾病之中,如急慢性肝炎、胆囊炎、胆系结石、胆道蛔虫、肋间神经痛等,凡上述疾病中以胁痛为主要表现者,均可参照本病治疗。

《中医内科学》将其分为肝郁气滞证、肝胆湿热证、瘀血阻络证和肝络失养证。

【临床表现】胁肋刺痛,痛有定处,痛处拒按,入夜痛甚,胁肋下或见有瘤块。舌紫暗,脉沉涩。

【证机概要】瘀血停滞,肝络痹阻。

【治法】祛瘀通络。

【方药】血府逐瘀汤或复元活血汤加减。前方活血化瘀,行气止痛,适用于因气滞血瘀、血行不畅所导致的胸胁刺痛,日久不愈者。后方祛瘀通络,消肿止痛,适用于跌打外伤所致的胁下积瘀肿痛、痛不可忍者。

方中当归、川芎、桃仁、红花活血化瘀,消肿止痛;柴胡、枳壳疏肝调气,散瘀止痛;制香附、川楝子、广郁金善行血中之气,行气活血,使气行血畅;五灵脂、延胡索散瘀活血止痛;三七粉活血通络,祛瘀生新。

若因跌打损伤而致胁痛,局部积瘀肿痛者,可酌加穿山甲、酒军、瓜蒌根破瘀散结,通络止痛;若胁肋下有瘤块,而正气未衰者,可酌加三棱、莪术、土鳖虫以增加破瘀散结消坚之力,或配合服用鳖甲煎丸。

27. 心悸（瘀阻心脉证）

心悸是指病人自觉心中悸动，惊惕不安，甚则不能自主的一种病证，临床一般多呈发作性，每因情志波动或劳累过度而发作，且常伴胸闷、气短、失眠、健忘、眩晕、耳鸣等症。病情较轻者为惊悸，病情较重者为怔忡，可呈持续性。

各种原因引起的心律失常，如心动过速、心动过缓、期前收缩、心房颤动或扑动、房室传导阻滞、病态窦房结综合征、预激综合征以及心功能不全、心肌炎、一部分神经官能症等，如表现以心悸为主症者，均可参照本病治疗。

《中医内科学》将其分为心虚胆怯证、心血不足证、阴虚火旺证、心阳不振证、水饮凌心证、瘀阻心脉证和痰火扰心证。

【临床表现】心悸不安，胸闷不舒，心痛时作，痛如针刺，唇甲青紫。舌紫暗或有瘀斑，脉涩或结或代。

【证机概要】血瘀气滞，心脉瘀阻，心阳被遏，心失所养。

【治法】活血化瘀，理气通络。

【方药】桃仁红花煎合桂枝甘草龙骨牡蛎汤。前方养血活血，理气通脉止痛，适用心悸伴阵发性心痛、胸闷不舒、舌紫暗等症；后方温通心阳，镇心安神，用于胸闷不舒、少寐多梦等症。

方中桃仁、红花、丹参、赤芍、川芎活血化瘀；延胡索、香附、青皮理气通脉止痛；生地黄、当归养血活血；桂枝、甘草以通心阳；龙骨、牡蛎以镇心神。

气滞血瘀加柴胡、枳壳；兼气虚加黄芪、党参、黄精；兼血虚加何首乌、枸杞子、熟地黄；兼阴虚加麦冬、玉竹、女贞子；兼阳虚加附子、肉桂、淫羊藿；络脉痹阻，胸部窒闷加沉香、檀香、降香；夹痰浊，胸满闷痛，苔浊腻加瓜蒌、薤白、半夏、广陈皮；胸痛甚加乳香、没药、五灵脂、蒲黄、三七粉等祛瘀止痛。

28. 胸痹（心血瘀阻证）

胸痹是指以胸部闷痛，甚则胸痛彻背，喘息不得卧为主症的一种疾病，轻者仅感胸闷如窒，呼吸欠畅，重者则有胸痛，严重者心痛彻背，背痛彻心。本病与西医学的冠状动脉硬化性心脏病（心绞痛、心肌梗死）关系密切，其他如心包炎、二尖瓣脱垂综合征、病毒性心肌炎、心肌病、慢性阻塞性肺气肿、慢性胃炎等，出现胸闷、心痛彻背、短气、喘不得卧等症状者，亦可参照本节内容治疗。

《中医内科学》将其分为心血瘀阻证、气滞心胸证、痰浊闭阻证、寒凝心脉证、气阴两虚证、心肾阴虚证和心肾阳虚。

【临床表现】心胸疼痛，如刺如绞，痛有定处，入夜为甚，甚则心痛彻背，背痛彻心，或痛引肩背，伴有胸闷，日久不愈，可因暴怒、劳累而加重。舌紫暗，有瘀斑，苔薄，脉弦涩。

【证机概要】血行瘀滞，胸阳痹阻，心脉不畅。

【治法】活血化瘀，通脉止痛。

【方药】血府逐瘀汤加减。

方中川芎、桃仁、红花、赤芍活血化瘀，和营通脉；柴胡、桔梗、枳壳、牛膝调畅气机，行气活血；当归、生地黄补养阴血；降香、郁金理气止痛。

瘀血痹阻重症，胸痛剧烈，加乳香、没药、郁金、降香、丹参等，加强活血理气之功；血瘀气滞并重，胸闷痛甚，加沉香、檀香、荜茇等辛香理气止痛之药；寒凝血瘀或阳虚血瘀，伴畏寒肢冷，脉沉细或沉迟，加桂枝或肉桂、细辛、高良姜、薤白等温通散寒之品或人参、附子等益气温阳之品；气虚血瘀著，伴气短乏力，自汗，脉细弱或结代，当益气活血，用人参

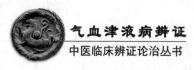

养营汤合桃红四物汤加减，重用人参、黄芪等益气祛瘀之品；猝然心痛发作，含化复方丹参滴丸、速效救心丸等。

29. 眩晕（瘀血阻窍证）

眩是指眼花或眼前发黑，晕是指头晕甚或感觉自身或外界景物旋转。二者常同时并见，故统称为"眩晕"。轻者闭目即止；重者如坐车船，旋转不定，不能站立，或伴有恶心、呕吐、汗出，甚则昏倒等症状。

眩晕是临床常见症状，可见于西医学的多种疾病。凡梅尼埃综合征、高血压病、低血压、脑动脉硬化、椎－基底动脉供血不足、贫血、神经衰弱等，临床表现以眩晕为主症者，均可参照本病治疗。

《中医内科学》将其分为肝阳上亢证、气血亏虚证、肾精不足证、痰湿中阻证和瘀血阻窍证。

【临床表现】眩晕，头痛，兼见健忘，失眠，心悸，精神不振，耳鸣耳聋，面唇紫暗。舌暗有瘀斑，脉涩或细涩。

【证机概要】瘀血阻络，气血不畅，脑失所养。

【治法】祛瘀生新，活血通窍。

【方药】通窍活血汤加减。

方中川芎、赤芍、桃仁、红花活血化瘀，通窍止痛；白芷、菖蒲、老葱通窍理气，温经止痛；当归养血活血；地龙、全蝎善入经络，镇痉祛风。

兼神疲乏力、少气自汗等加黄芪、党参益气行血；兼畏寒肢冷，感寒加重加附子、桂枝温经活血。

30. 胃痛（瘀血停胃证）

胃痛又称胃脘痛，是以上腹胃脘部近心窝处疼痛为主症的病证。西医学的急性胃炎、慢性胃炎、胃溃疡、十二指肠溃疡、功能性消化不良、胃黏膜脱垂等病以上腹部疼痛为主要症状者，属中医学"胃痛"范畴的均可参照本病治疗。

《中医内科学》将其分为寒邪客胃证、饮食伤胃证、肝气犯胃证、湿热中阻证、瘀血停胃证、胃阴亏耗证和脾胃虚寒证。

【临床表现】胃脘疼痛，如针刺，似刀割，痛有定处，按之痛甚，痛时持久，食后加剧，入夜尤甚，或见吐血黑便，舌紫暗或有瘀斑，脉涩。

【证机概要】瘀停胃络，脉络壅滞。

【治法】化瘀通络，理气和胃。

【方药】失笑散合丹参饮加减。前方活血化瘀，后方化瘀止痛，两方合用，加强活血化瘀作用。

方中蒲黄、五灵脂、丹参活血散瘀止痛；檀香、砂仁行气和胃。

胃痛甚加延胡索、木香、郁金、枳壳加强活血行气止痛之功；四肢不温，舌淡脉弱加党参、黄芪等益气活血；便黑加三七、白及化瘀止血；出血不止参照血证有关内容辨证论治；口干咽燥，舌光无苔，脉细加生地黄、麦冬滋阴润燥。

31. 噎膈（瘀血内结证）

噎膈是指吞咽食物哽噎不顺，饮食难下，或纳而复出的疾患。噎即噎塞，指吞咽之时哽噎不顺；膈为格拒，指饮食不下。噎虽可单独出现，又每为膈的前驱表现，故临床往往以噎膈并称。西医学的食道癌、贲门癌、贲门痉挛、食道贲门失弛缓症、食管憩室、食道炎、食道狭窄、胃神经官能症等可参照本节内容治疗。

《中医内科学》将其分为痰气交阻证、瘀血内结证、津亏热结证和气虚阳微证。

【临床表现】饮食难下，或虽下而复吐出，甚或呕出物如赤豆汁，胸膈疼痛，固着不移，肌肤枯燥，形体消瘦。舌紫暗，脉细涩。

【证机概要】蓄瘀留着,阻滞食道,通降失司,肌肤失养。

【治法】滋阴养血,破血行瘀。

【方药】通幽汤加减。

方中生地黄、熟地黄、当归滋阴养血;桃仁、红花、丹参、三七活血化瘀;五灵脂、乳香、没药、蜣螂虫活血破瘀止痛;海藻、昆布、贝母软坚化痰。

瘀阻显著,酌加三棱、莪术、炙穿山甲、急性子;呕吐较甚、痰涎较多加海蛤粉、法半夏、瓜蒌等化痰止呕;呕吐物如赤豆汁者,另服云南白药化瘀止血;服药即吐,难于下咽,含化玉枢丹以开膈降逆,随后再服汤药。

32. 痴呆(瘀血内阻证)

痴呆是由髓减脑消、神机失用所导致的一种神志异常的疾病。

本病以讨论成年人痴呆为主,小儿先天性痴呆不在本节讨论之列。西医学中的老年性痴呆、脑血管性痴呆、混合性痴呆、脑叶萎缩症、正压性脑积水、脑淀粉样血管病、代谢性脑病、中毒性脑病等疾病可参本节治疗。

《中医内科学》将其分为髓海不足证、脾肾两虚证、痰浊清窍证和瘀血内阻证。

【临床表现】表情迟钝,言语不利,善忘,易惊恐,或思维异常,行为古怪,伴肌肤甲错,口干不欲饮,双目晦暗。舌暗或有瘀点瘀斑,脉细涩。

【证机概要】瘀血阻滞,脑脉痹阻。

【治法】活血化瘀,开窍醒脑。

【方药】通窍活血汤加减。

方中麝香芳香开窍,并活血散结通络;当归、桃仁、红花、赤芍、川芎、丹参活血化瘀;葱白、生姜合菖蒲、郁金通阳宣窍。

久病伴气血不足加熟地黄、党参、黄芪；气虚血瘀为主，宜补阳还五汤加减；气滞血瘀为主血府逐瘀汤加减；瘀血日久，阴血亏虚明显加熟地黄、阿胶、鳖甲、制首乌、女贞子；久病血瘀化热，致肝胃火逆，症见头痛、呕恶等加钩藤、菊花、夏枯草、丹皮、栀子、生地黄、竹茹等；痰瘀交阻，兼头重、口流黏沫、舌紫暗有瘀斑，苔厚腻加半夏、橘红、枳实、杏仁、胆南星；病久入络加蜈蚣、僵蚕、全蝎、水蛭、地龙等疏通经络，同时加用天麻、葛根等；兼肾虚，症见口中流涎、舌淡紫胖、苔腻或滑者，加益智仁、补骨脂、山药。

33. 痫病（瘀阻脑络证）

痫病是一种反复发作性神志异常的病证，亦名"癫痫"，俗称"羊痫风"。本节讨论的内容，虽以癫痫大发作证治为主，但对小发作等类型的辨治亦可通用。西医学的癫痫，无论原发性抑或继发性均可参照本病治疗。

《中医内科学》将其分为风痰闭阻证、痰火扰神证、瘀阻脑络证、心脾两虚证和心肾亏虚证。

《中医儿科学》将其分为惊痫、痰痫、风痫、瘀血痫、脾虚痰盛和脾肾两虚。由产伤或脑外伤，脑髓血瘀之瘀血痫用化瘀通窍法。也选用通窍活血汤加减。

【临床表现】平素头晕头痛，痛有定处，常伴单侧肢体抽搐，或一侧面部抽动，颜面口唇青紫。舌暗红或有瘀斑，苔薄白，脉涩或弦。多继发于颅脑外伤、产伤、颅内感染性疾患后，或先天脑发育不全。

【证机概要】瘀血阻窍，脑络闭塞，脑神失养而风动。

【治法】活血化瘀，息风通络。

【方药】通窍活血汤加减。

方中赤芍、川芎、桃仁、红花活血化瘀；麝香、老葱通阳开窍，活血通络；地龙、僵蚕、全蝎息风定痫。

痰涎偏盛加半夏、胆南星、竹茹。

34. 肾病综合征（血瘀）

肾病综合征（简称肾病）是一组由多种病因引起的临床证候群，以大量蛋白尿、低蛋白血症、高脂血症及不同程度的水肿为主要特征。小儿肾病属中医学水肿范畴，且多属阴水。

《中医儿科学》将其分为本证（肺脾气虚、脾肾阳虚、肝肾阴虚、气阴两虚）和标证（外感风邪、水湿、湿热、血瘀、湿浊）。

【临床表现】面色紫暗或晦暗，眼睑下发青、发暗，皮肤不泽或肌肤甲错，有紫纹或血缕，常伴腰痛或胁下癥瘕积聚。唇舌紫暗，舌有瘀点或瘀斑，苔少，脉弦涩等。

【证机概要】为肾病综合征常见的标证，瘀血存内，导致或血液外溢；或病久伤气；或水液代谢失常。

【治法】活血化瘀。

【方药】桃红四物汤加减。

方中桃仁、红花、当归、生地黄、丹参、赤芍、川芎活血化瘀；党参、黄芪益气以助血运；益母草、泽兰化瘀利湿。

尿血者选加仙鹤草、蒲黄炭、旱莲草、茜草、参三七以止血；瘀血重者加水蛭、三棱、莪术活血破血；血胆固醇过高，选泽泻、瓜蒌、半夏、胆南星、生山楂化痰活血；兼郁郁不乐、胸胁胀满、腹胀腹痛、嗳气呃逆等选加郁金、陈皮、大腹皮、木香、厚朴行气活血。本证之高黏滞血症，可用水蛭粉装胶囊冲服；也可用丹参注射液或脉络宁注射液静脉滴注。

35. 癃闭（浊瘀阻塞证）

癃闭是以小便量少，排尿困难，甚则小便闭塞不通为主症的一种病证。其中小便不畅，点滴而短少，病势较缓者称为癃；小便闭塞，点滴不通，病势较急者称为闭。

本病类似于西医学中各种原因引起的尿潴留和无尿症，如神经性尿闭、膀胱括约肌痉挛、尿道结石、尿路肿瘤、尿道损伤、尿道狭窄、前列腺增生症、脊髓炎等病所出现的尿潴留及肾功能不全引起的少尿、无尿症。对上述疾病，可参照本节内容治疗，同时注意辨病求因。

《中医内科学》将其分为膀胱湿热证、肺热蕴盛证、肝郁气滞证、浊瘀阻塞证、脾气不升证（气陷）和肾阳衰惫证。

【临床表现】小便点滴而下，或尿如细线，甚则阻塞不通，小腹胀满疼痛。舌紫暗，或有瘀点，脉涩。

【证机概要】瘀血败精，阻塞尿路，水道不通。

【治法】行瘀散结，通利水道。

【方药】抵当丸加减。

方中当归尾、山甲片、桃仁、莪术活血化瘀；大黄、芒硝、郁金化瘀散结；肉桂、桂枝助膀胱气化。

瘀血现象较重，加红花、川牛膝增强活血化瘀作用；病久气血两虚，面色不华，加黄芪、丹参、当归之类；尿路结石，加金钱草、海金沙、冬葵子、瞿麦、石韦通淋排石利尿；一时性小便不通，胀闭难忍，加麝香 0.09~0.15g 装胶囊内吞服，以急通小便。此药芳香走窜，能通行十二脉，传遍三焦，药力较猛，切不可多用，以免伤人正气。

36. 积证（瘀血内结证）

积聚是腹内结块，或痛或胀的病证。分别言之，积属有形，结块固定不移，痛有定处，病在血分，是为脏病；聚属无形，包块聚散无常，痛无定处，病在气分，是为腑病。因积与聚关系密切，故两者往往一并论述。西医学中凡多种原因引起的肝脾肿大、增生型肠结核、腹腔肿瘤等多属"积"之范畴；胃肠功能紊乱、不完全性肠梗阻等原因所致的包块与"聚"关系密切。

《中医内科学》将其分为聚证（肝气郁结证、食滞痰阻证）和积证（气滞血阻证、瘀血内结证、正虚瘀结证）。

【临床表现】腹部积块明显，质地较硬，固定不移，隐痛或刺痛，形体消瘦，纳谷减少，面色晦暗或黧黑，面颈、胸臂或有血痣赤缕，女子可见月事不下。舌紫或有瘀斑瘀点，脉细涩等。

【证机概要】瘀结不消，正气渐损，脾运不健。

【治法】祛瘀软坚，佐以扶正健脾。

【方药】膈下逐瘀汤合六君子汤加减。膈下逐瘀汤重在活血行气，消积止痛，适用于瘀血结块，为本证的主方；六君子汤旨在调补脾胃，适用于脾虚气弱、运化失健者，可与上方合用或间服，达到攻补兼施的目的。如积块肿大坚硬而正气受损者，可并服鳖甲煎丸化瘀软坚，兼顾正气。

方中当归、川芎、桃仁、三棱、莪术、石见穿活血化瘀消积；香附、乌药、陈皮行气止痛；人参、白术、黄精、甘草健脾扶正。

如积块疼痛加五灵脂、玄胡索、佛手片活血行气止痛；痰瘀互结、舌苔白腻加白芥子、半夏、苍术等化痰散结药物。

37. 股肿（血脉瘀阻证）

股肿是指血液在深静脉血管内发生异常凝固而引起静脉阻塞、血液回流障碍的疾病。相当于西医学的下肢深静脉血栓形成，以往称血栓性深静脉炎。

《中医外科学》将其分为湿热下注证、血脉瘀阻证和气虚湿阻证。

【临床表现】下肢肿胀，皮色紫暗，有固定压痛，肢体青筋怒张。舌暗或有瘀斑，苔白，脉弦。

【证机概要】下肢血脉瘀滞，脉不得通。

【治法】活血化瘀，通络止痛。

【方药】活血通脉汤加减。

疼痛严重加王不留行、乳香、没药；局部压痛拒按加三棱、莪术、水蛭等。

38. 流注（瘀血凝滞证）

流注是发于肌肉深部的急性化脓性疾病。流者，行也；注者，住也。相当于西医学的脓血症。

《中医外科学》将其分为余毒攻窜证、暑湿交阻证和瘀血凝滞证。

【临床表现】劳伤筋脉诱发者，多发于四肢内侧；跌打损伤诱发者，多发于伤处，局部漫肿疼痛，皮色微红，或呈青紫，溃后脓液中夹有瘀血块；妇女产后恶露停滞而成者，多发于小腹及大腿等处；发病较缓，初起一般无全身症状或全身症状较轻，化脓时可出现高热。舌苔薄白或黄腻，脉涩或数。

【证机概要】瘀血流注，凝滞经络深处。

【治法】和营活血，祛瘀通络。

【方药】活血散瘀汤加减。

劳伤筋脉者加忍冬藤、黄柏、薏苡仁、萆薢等；跌打损伤加参三七；产后瘀阻加制香附、益母草、红花等；脓成加炙山甲、皂角刺。

39. 脱疽（血脉瘀阻证）

脱疽是指发于四肢末端，严重时趾（指）节坏疽脱落的一种慢性周围血管疾病，又称脱骨疽。西医学的血栓闭塞性脉管炎、动脉硬化性闭塞症和糖尿病足可参照本病治疗。

《中医外科学》将其分为寒湿阻络证、血脉瘀阻证、湿热毒盛证、热毒伤阴证和气阴两虚证。

【临床表现】患趾（指）坠胀疼痛加重，夜难入寐，步履艰难，患趾（指）皮色暗红或紫暗，下垂更甚，皮肤发凉干燥，肌肉萎缩，趺阳脉搏动消失。舌暗红或有瘀斑，苔薄白，

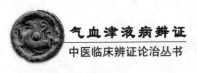

脉弦涩。

【证机概要】经脉瘀阻，血流不畅。

【治法】活血化瘀，通络止痛。

【方药】桃红四物汤加炮山甲、地龙、乳香、没药等。

40. 厥证（血厥实证）

厥证是以突然昏倒、不省人事、四肢逆冷为主要临床表现的一种病证。病情轻者，一般短时间内苏醒，病情重者昏厥时间较长，严重者甚至一厥不复而导致死亡。

《中医内科学》将其分为气厥（实证、虚证）、血厥（实证、虚证）和痰厥。

【临床表现】多因急躁恼怒而发，突然昏倒，不知人事，牙关紧闭，面赤唇紫。舌暗红，脉弦有力。

【证机概要】怒而气上，血随气升，阻于清窍。

【治法】平肝潜阳，理气通瘀。

【方药】羚角钩藤汤或通瘀煎加减。前方以平肝潜阳息风为主，适用于肝阳上亢之肝厥、头痛、眩晕。后方活血顺气，适用于气滞血瘀，经脉不利之血逆、血厥等症。

可先吞服羚羊角粉，继用钩藤、桑叶、菊花、泽泻、生石决明平肝息风，乌药、青皮、香附、当归理气通瘀。

急躁易怒，肝热甚加菊花、丹皮、龙胆草；兼阴虚不足、眩晕头痛加生地黄、枸杞子、珍珠母。

41. 胸部创伤（瘀血内停）

急性创伤是指外力作用于人体造成人体脏腑、经络、四肢百骸严重损伤的急、危重症。

《中医急诊学》对急性创伤的中医治疗，将头部损伤分为脑震荡和脑海损伤（闭证瘀血痰浊内停、脱证阴阳乖逆，元神外脱）；将胸部创伤分为实证（瘀血内停）和虚证（气随血脱）；将腹部创伤分为虚证（血亏气脱）和实证（胃损伤、小肠损伤、大肠损伤、胆囊损伤、膀胱损伤)。

【临床表现】伤后胸痛剧烈，或固定不移，或走窜疼痛，活动受限，咳嗽，胸闷，憋气，胸腹胀痛，喘促气逆，张口抬肩。舌红，苔薄黄，脉弦紧。

【证机概要】气机阻滞，瘀血内停。

【治法】行气导滞，活血散瘀。

【方药】实证可分为伤气与伤血。

(1) 伤气：伤气者俗称"岔气"，经检查如确无肋骨骨折，无出血者，可用手法推拿，外敷七厘散，针刺内关、支沟，强刺激可有很好的止痛效果，对气滞较重者可内服加味乌药汤。

(2) 伤血：伤血即瘀停胸胁，内服：①七厘散。②复元活血汤加减：柴胡、天花粉、当归、红花、桃仁、穿山甲、大黄、甘草。

42. 鼻损伤

鼻损伤是指鼻部遭受外力作用而致的损伤。由于外力作用大小和受力方式不同，损伤的程度也不同，常见的有鼻伤瘀肿、皮肉破损、鼻骨骨折、鼻伤衄血等。若伤势较重，可危及生命。

《中医耳鼻咽喉科学》将其分为真伤瘀肿、皮肉破损、鼻骨骨折和鼻伤瘀血。

(1) 鼻伤瘀血

【临床表现】鼻部受伤时，出现鼻孔内流血，其量可多可少，为各类鼻损伤的常见并发症。或受伤后衄血量多，持续难止，甚则出现面色苍白、脉微欲绝、血压下降等危症；或受伤后数日，仍有反复衄血。

【证机概要】鼻部外伤后，血脉破损，并有鼻窍黏膜破裂，血不归经，循伤口外溢流出鼻腔。

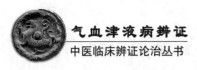

【治法】敛血止血，和血养血。

【方药】初期用活血止痛汤加减。方中乳香、没药、苏木活血祛瘀，消肿止痛；红花、三七、土鳖虫破血逐瘀消肿；当归、川芎养血活血，助赤芍、落得打、紫金藤清热凉血祛瘀；陈皮行气健胃，防苦寒伤胃。有出血者，加仙鹤草、白及、栀子炭等，或用桃红四物汤，或七厘散。

中期用正骨紫金丹加减。方中红花、当归、丹皮、大黄活血消肿；血竭、儿茶祛瘀止痛，生新接骨。亦可用续断紫金丹。

后期人参紫金丹加减。方中人参、茯苓、甘草、当归健脾，补气血，养肝；五加皮、血竭、没药散瘀消肿，定痛生肌；丁香、骨碎补、五味子理气补肾，壮筋骨；酌加白及、蒲黄、仙鹤草、栀子炭、侧柏叶、白茅根、藕节、三七之类；失血过多宜加首乌、干地黄、桑椹子、当归、黄精等和血养血，或配合生脉散益气养血；鼻伤后大衄不止，见面色苍白、脉微欲绝、血压下降者，根据"无形之气须当急固"的原则，治以益气敛阳固脱，用独参汤，或生脉散合参附龙牡汤主之，并配合西医学抢救措施。

(2) 真伤瘀肿

【临床表现】鼻部肿胀，皮下青紫，可连及眼睑，局部疼痛和触痛明显，可有鼻塞、额部胀痛、鼻梁压迫感。或见鼻中隔膨隆、紫暗、光滑柔软。若继发染毒则形成脓肿，出现发热、局部疼痛加重，或呈跳痛等。

【证机概要】多因钝力碰撞，致筋肉受伤，脉络破损，血溢脉外，瘀积于皮肉之间。

【治法】活血通络，行气止痛。

【方药】桃红四物汤加减。加香附、延胡索、丹皮行气消肿止痛。

血肿染毒者可合五味消毒饮以清热解毒。

43. 风牵偏视（脉络瘀阻证）

风牵偏视是以眼珠突然偏斜、转动受限、视一为二为临床特征的眼病，又名目偏视、坠睛、坠睛眼。本病类似于西医学的麻痹性斜视，分为先天性和后天性两类。前者因先天发育异常、产伤等引起；后者因外伤、炎症、血管性疾病、肿瘤和代谢性疾病引起。

《中医眼科学》将其分为风邪中络证、风痰阻络证和脉络瘀阻证。

【临床表现】多系头部外伤、眼部直接受伤或中风后，出现目珠偏位，视一为二。舌脉无特殊。

【证机概要】外伤或中风后，视络瘀阻。

【治法】活血行气，化瘀通络。

【方药】桃红四物汤加减。病变早期可方中加防风、荆芥、白附子、僵蚕、全蝎以增祛风散邪之功；后期可加党参、黄芪等益气扶正。

44. 癌病

（1）肺癌（瘀阻肺络证）

癌病是多种恶性肿瘤的总称，以脏腑组织发生异常增生为基本特征。中西医结合治疗可取长补短，提高疗效或减毒增效，改善症状，提高生存质量，延长生存期。

《中医内科学》将癌病分为脑瘤（痰瘀阻窍证、风毒上扰证、阴虚风动证）、肺癌（瘀阻肺络证、痰湿蕴肺证、阴虚毒热证、气阴两虚证）、大肠癌（湿热郁毒证、瘀毒内阻证、脾肾双亏证、肝肾阴虚证）、肾癌和膀胱癌（湿热蕴毒证、瘀血内阻证、脾肾两虚证、阴虚内热证）。

【临床表现】咳嗽不畅，胸闷气憋，胸痛有定处，如锥如刺，或痰血暗红，口唇紫暗。舌暗或有瘀点瘀斑，苔薄，脉细弦或细涩。

【证机概要】气滞血瘀，痹阻于肺。

【治法】行气活血，散瘀消结。

【方药】血府逐瘀汤加减。

方中桃仁、红花、川芎、赤芍、牛膝活血化瘀；当归、熟地黄养血活血；柴胡、枳壳疏肝理气；甘草调和诸药。

胸痛明显配伍香附、延胡索、郁金等理气通络，活血定痛；反复咯血、血色暗红，去桃仁、红花，加蒲黄、三七、藕节、仙鹤草、茜草根祛瘀止血；瘀滞化热，耗伤气津，见口干舌燥加沙参、天花粉、生地黄、玄参、知母等清热养阴生津；食少、乏力、气短加黄芪、党参、白术益气健脾。

（2）肾癌、膀胱癌（瘀血内阻证）

肾癌、膀胱癌的中医分型论治有共同之处，故合并介绍。

【临床表现】面色晦暗，腰腹疼痛，甚则腰腹部肿块，尿血，发热。舌紫暗或有瘀点瘀斑，苔薄白，脉涩。

【证机概要】瘀血蓄结，壅阻气机。

【治法】活血化瘀，理气散结。

【方药】桃红四物汤加减。

方中桃仁、红花、川芎、当归活血化瘀；白芍、熟地黄养血生新；香附、木香、枳壳理气散结。

血尿较著酌减破血逐瘀的桃仁、红花，加三七、花蕊石化瘀止血；发热加丹皮、丹参清热凉血。

45. 珠凸出眶

珠凸出眶是指眼珠凸出，并与头位改变有一定关系的眼病，又称"睛凸"。本病多单眼为患，常有较明显的诱因。本病类似于西医学的血管性疾病引起的眼球凸出，可分为搏动性和间歇性眼球凸出。搏动性者多由创伤性颅底骨折或颈内动脉-海绵窦血管瘘引起；间歇性者多为眶上静脉曲张所致。

《中医眼科学》将其分为脉络瘀滞证和瘀血内阻证。

（1）脉络瘀滞证

【临床表现】眼珠凸出，低头、俯卧时加重；发作时眼胀不适，上睑下垂，白睛红肿，视盘水肿，视网膜静脉曲张；可伴眩晕、头痛、恶心；舌紫暗或有瘀斑，脉涩或缓。

【证机概要】血瘀脉络，时通时阻。

【治法】活血化瘀，疏通脉络。

【方药】通血散加减。

体质壮实者，可加三棱、莪术破血行瘀；头目胀痛加地龙、蔓荆子以通络止痛。

（2）瘀血内阻证

【临床表现】眼珠突然外凸，弯腰及俯卧时加重，可呈搏动性；眼珠发胀，球后疼痛，视力下降；视盘水肿，视网膜静脉曲张及出血；可伴有患侧头痛。舌淡红，苔薄，脉缓。

【治法】凉血止血为先，后宜活血化瘀。

【证机概要】眶内脉络扩张，或外伤损及脉络，眶内血行异常，占据眶内空间。

【方药】早期用十灰散加减。

眼胀而痛者，加草决明、郁金解郁通经；血止后，其离经之血又当消散，用复元活血汤加减。视盘水肿明显加泽兰、牛膝利水通络。

46. 消渴目病（瘀血内阻证）

消渴目病是指由消渴病引起的内障眼病。本病主要针对消渴病中晚期引起的眼底出血性病变进行讨论，所导致的其他眼病参见有关章节。本病多为双眼先后或同时发病，对视力造成严重影响。本病相当于西医学的糖尿病性视网膜病变。

《中医眼科学》将其分为阴虚燥热证、气阴两虚证、脾肾两虚证、瘀血内阻证和痰瘀阻滞证。

【临床表现】视力下降，眼前有黑影飘动，眼底可见视网膜新生血管，反复发生大片出血、视网膜增殖膜；兼见胸闷，头昏目眩，肢体麻木。舌暗有瘀斑，脉弦或细涩。

【证机概要】瘀血内阻，脉络不畅，脉络破损。

【治法】化瘀通络。

【方药】血府逐瘀汤加减。

视网膜新鲜出血者，可加大蓟、小蓟、生蒲黄、生三七粉止血通络；陈旧出血者，加牛膝、葛根、鸡血藤活血通络；纤维增殖加生牡蛎、僵蚕、浙贝母、昆布除痰软坚散结。

47. 视衣脱离（脉络瘀滞证）

视衣脱离相当于西医学的视网膜脱离，是视网膜内九层与其色素上皮层之间的分离而引起视功能障碍的眼病。因脱离的部位、范围、程度及伴发症状不同，中医将本病分别归入神光自现、云雾移睛、视瞻昏渺、暴盲中。视网膜脱离有原发性和继发性两大类。本节所述为原发性孔源性视网膜脱离。

《中医眼科学》将其分为脾虚湿泛证、脉络瘀滞证和肝肾阴虚证。

【临床表现】头眼部外伤或术后视网膜水肿或残留视网膜下积液，结膜充血、肿胀；伴眼痛头痛。舌暗红或有瘀斑，脉弦涩。

【证机概要】头眼部外伤或术后脉络受损，气血失和。

【治法】养血活血，祛风止痛。

【方药】除风益损汤加减。可于方中加刘寄奴、泽兰、三七以加强祛瘀活血之功；残留积液者，宜加茯苓、赤小豆、白茅根祛湿利水；头目胀痛甚加蔓荆子、菊花、石决明祛风镇痛。

48. 视瞻昏渺（瘀血阻络证）

视瞻昏渺是指眼外观无异常，视物昏蒙，随年龄增长而视力减退日渐加重，终致失明的眼病，多发生于 50 岁以上的中老年人。本病类似于西医学的老年性黄斑变性，根据眼底形态分为干性和湿性两种类型。

《中医眼科学》将其分为痰湿蕴结证、瘀血阻络证、肝肾阴虚证和气血亏虚证。

【临床表现】眼外观无异常，视力下降，不能矫正，视物变形，眼底初期可见后极部有污秽之灰白色稍隆起的视网膜下新生血管膜，周围深层或浅层出血，以及残留的出血块和玻璃膜疣。病变范围小者约 1 个视盘直径，大者波及整个后极部。出血多者可见视网膜前出血，甚而达玻璃体内，成玻璃体积血之湿性者；可伴头痛失眠。舌暗红，有瘀斑，苔薄，脉沉涩或弦涩。

【证机概要】气虚不足以推动血行，瘀血阻滞致出血，或气虚不摄血，溢于络外。

【治法】活血化瘀，行气消滞。

【方药】血府逐瘀汤加减。

可于方中加泡参、黄芪、郁金以助益气活血，化瘀消肿；出血日久不吸收者加鸡内金、山楂、浙贝母等活血消滞。

二、瘀热证

1. 内伤发热（血瘀发热证）

内伤发热是指以内伤为病因，脏腑功能失调，气、血、阴、阳失衡为基本病机，以发热为主要临床表现的病证。一般起病较缓，病程较长，热势轻重不一，但以低热为多，或自觉发热而体温并不升高。

凡是不因感受外邪所导致的发热，均属内伤发热的范畴。西医学所称的功能性低热，肿瘤、血液病、结缔组织疾病、内分泌疾病及部分慢性感染性疾病所引起的发热，以及某些原因

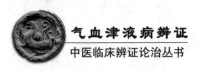

不明的发热，具有内伤发热的临床表现时，均可参照本节辨证论治。

《中医内科学》将其分为阴虚发热证、血虚发热证、气虚发热证、阳虚发热证、气郁发热证、痰湿郁热证和血瘀发热证。

【临床表现】午后或夜晚发热，或自觉身体某些部位发热，口燥咽干但不多饮，肢体或躯干有固定痛处或肿块，面色萎黄或晦暗；舌质青紫或有瘀点、瘀斑，脉弦或涩。

【证机概要】血行瘀滞，瘀热内生。

【治法】活血化瘀，行气止痛。

【方药】血府逐瘀汤加减。

方中当归、川芎、赤芍药、地黄养血活血；桃仁、红花、牛膝活血祛瘀；柴胡、枳壳、桔梗理气行气。

2. 宫环出血（瘀热互结证）

宫环出血系指育龄妇女放置节育器后，节育器位置正常，而出现以经期延长或月经过多、非经期阴道流血等异常子宫出血为主症的疾病。西医学称宫内节育器出血副反应。近代中医妇科著作将其归属"经期延长""月经过多"等月经不调范畴。

《中医妇科学》将其分为肝郁血瘀证、阴虚血瘀证、气虚血瘀证和瘀热互结证。

【临床表现】宫内置环后出现经行时间延长或经量多于以往月经量，经色暗红，有血块或经行不畅；心烦口渴，或伴发热，小便黄，大便燥结；舌红，苔薄，脉弦数。

【证机概要】宫内置环，影响子宫正常血运，导致血瘀，日久化热，形成瘀热互结。

【治法】凉血化瘀止血。

【方药】清经散加味。

第四章 血病辨证

3. 经行发热（瘀热壅阻证）

每值经期或行经前后出现以发热为主症者，称"经行发热"，亦称"经病发热"。

《中医妇科学》将其分为肝肾阴虚证、血气虚弱证和瘀热壅阻证。

【临床表现】经前或经期发热，腹痛，经色紫暗，夹有血块；舌暗或尖边有瘀点，脉沉弦数。

【证机概要】瘀热交结阻碍血行，经行瘀阻不通，营卫失和。

【治法】化瘀清热。

【方药】血府逐瘀汤加丹皮。

方中四物养血活血；桃仁、红花、赤芍、牛膝活血化瘀；柴胡、丹皮凉血清热；枳壳、桔梗调和气血，祛热除瘀。

4. 子宫内膜异位症（热灼血瘀证）

子宫内膜异位症（简称内异症）是指具有生长功能的子宫内膜组织出现在子宫腔被覆黏膜以外的身体其他部位所引起的一种疾病。因大多数病变出现在盆腔内生殖器和邻近器官的腹膜面，故临床常称盆腔子宫内膜异位症。

内异症典型的症状有继发性、进行性加剧的下腹部及腰骶部痛经，可放射至阴道、会阴、肛门或大腿内侧。常于经潮前1~2天发作，经期第一天最甚，之后渐减，多在经净时消失。亦可见月经提前、经量增多、经期延长或经前点滴出血或性交痛、不孕等。肠道子宫内膜异位症患者还可出现腹痛、腹泻或便秘，甚至周期性少量便血。

妇科检查宫颈后上方、子宫后壁、宫骶韧带或子宫直肠窝处可扪及一个或数个豆粒或米粒大小的触痛性结节，经前尤为明显，子宫不大或略增大，多后倾固定，活动受限；病变累及卵巢者，可于子宫一侧或双侧触及包块，表面呈结节囊性感，常与子宫及阔韧带粘连而固定，可有压痛；病变位于宫颈及阴道者，可见宫颈表面有稍凸出的紫蓝色小点或出血点，或阴道后穹隆有紫蓝色结节，质硬光滑而有触痛，有时呈息肉样凸出。发生在阴道、腹壁切口及脐部等其他部位的子宫内膜异位症，在相应部位可触到硬韧、不活动、边界不甚清楚的触痛性结节，其大小可随月经周期改变。

《中医妇科学》将其附于痛经内，分为气滞血瘀证、寒凝血瘀证、肾虚血瘀证、气虚血瘀证和热灼血瘀证。

【临床表现】经前或经行发热，小腹灼热疼痛拒按；月经提前、量多、色红质稠有块或淋沥不净；烦躁易怒，溲黄便结；盆腔结节包块触痛明显；舌红有瘀点，苔黄，脉弦数。

【证机概要】热结冲任，瘀血内停。

【治法】清热凉血，活血化瘀。

【方药】小柴胡汤合桃核承气汤加丹皮、红藤、败酱草。

方中柴胡行气解郁，疏散退热；黄芩苦寒泄热；人参、甘草、大枣扶正祛邪；半夏、生姜和胃降逆；桃仁活血祛瘀；桂枝温经通脉；大黄、芒硝清热泻火，泻下软坚以荡涤热积、破坚积热块。加丹皮、红藤、败酱草增强清热解毒、凉血活血之力。

经量多或淋沥不净加茜草、益母草、大小蓟凉血化瘀止血；疼痛甚加炒蒲黄、五灵脂、延胡索化瘀痛；盆腔结节包块，酌加三棱、莪术、鳖甲、半枝莲消癥散结。

5. 梅毒（热蕴瘀毒证）

梅毒是由梅毒螺旋体引起的一种全身性、慢性性传播疾病，属中医学"霉疮""疳疮""花柳病"等范畴。早期主要表现为皮肤黏膜损害，晚期可造成骨骼及眼部、心血管、中枢神经系统等多器官组织的病变。主要由不洁性交传染，偶尔通过接吻、哺乳，或接触患者污染的衣物、输血等途径间接传染，亦可通过母婴传播。

《中医外科学》将其分为肝经湿热证、血热蕴毒证、毒结筋骨证、肝肾亏损证和心肾亏虚证。

【临床表现】多见于二期梅毒。周身起杨梅疮，色如玫瑰，不痛不痒，或见丘疹、脓疱、鳞屑；兼见口干咽燥，口舌生疮，大便秘结；舌红绛，苔薄黄或少苔，脉细滑或细数。

【证机概要】梅毒内侵，热毒瘀结。

【治法】凉血解毒，泄热散瘀。

【方药】清营汤合桃红四物汤加减。

6. 妇人腹痛（湿热瘀结）

妇人不在行经、妊娠及产后期间发生小腹疼痛，甚则痛连腰骶者，称妇人腹痛，亦称"妇人腹中痛"。西医学中的急性盆腔炎等引起的腹痛可参照本病辨证救治。

《中医急诊学》将其分为实证（感染邪毒、湿热瘀结）和虚实夹杂证（邪毒内陷，正不胜邪）。

【临床表现】小腹疼痛拒按，灼热，或有积块，伴腰骶胀痛，低热起伏，带下量多，黄稠臭秽，小便短黄；舌红，苔黄腻，脉弦滑数。

【证机概要】湿热之邪与血搏结，瘀阻冲任。

【治法】清热除湿，化瘀止痛。

【方药】清热调血汤。

肝胆湿热下注加龙胆草、栀子、黄芩；下腹痛甚加制乳香、制没药、川楝子、木香、红藤行气止痛；腹胀加柴胡、枳实疏肝行气；盆腔有包块加生蒲黄、五灵脂、皂角刺；带下黄稠量多加黄柏、椿根皮清热利湿。

热结瘀甚，症见高热不退，神昏谵语，腹痛拒按，宜泄热化瘀散结，可用桃核承气汤加金银花、白花蛇舌草等。

中成药可用妇炎康复片、金鸡冲剂、鱼腥草注射液。

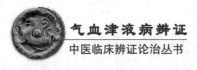

其他疗法：针灸次髎、中极、合谷、曲池、行间、曲泉等穴。

外敷消化膏温化后敷贴。下腹痛为主贴归来、水道穴，两侧交替使用；腰骶坠痛为主，贴命门、肾俞、气海俞、阳关穴；炎性包块用大膏药贴敷于局部皮肤上。

复方红藤汤浓煎保留灌肠。

肛门塞药：野菊花栓、盆炎清栓。

7. 血栓性浅静脉炎（血瘀证）

血栓性浅静脉炎是发生于肢体浅静脉的血栓性、炎性病变。

《中医外科学》将其分为湿热证、血瘀证和肝郁证。

【临床表现】患肢疼痛、肿胀、皮色红紫，活动后甚，小腿部挤压刺痛，或见条索状物，按之柔韧或似弓弦；舌有瘀点、瘀斑，脉沉细或沉涩。

【证机概要】瘀血阻滞经脉，气血不通，瘀久化热。

【治法】活血化瘀，清热散结。

【方药】活血通脉汤加鸡血藤、桃仁、忍冬藤。

发于上肢加桂枝；发于下肢用牛膝，兼服四虫丸。

8. 血栓性外痔（血热瘀结证）

痔是直肠末端黏膜和肛管皮下的静脉丛发生扩大曲张所形成的柔软静脉团。根据发病部位的不同，可分为内痔、外痔和混合痔。

《中医外科学》将其分为内痔（风热肠燥证、湿热下注证、气滞血瘀证、脾虚气陷证）、外痔（结缔组织外痔、静脉曲张性外痔湿热下注证）、血栓性外痔（血热瘀结证）和混合痔。

【临床表现】肛缘肿物凸起，其色暗紫，疼痛剧烈难忍，肛门坠胀，伴口渴便秘；舌紫，苔薄黄，脉弦涩。

【证机概要】瘀热结于肛门。

【治法】清热凉血,散瘀消肿。

【方药】凉血地黄汤合活血散瘀汤加减。

9. 扁瘊（热瘀互结证）

疣是一种发生于皮肤浅表的良性赘生物。因其皮损形态及发病部位不同而名称各异,发于手背、手指、头皮等处称千日疮、疣目、枯筋箭或瘊子；发于颜面、手背、前臂等处的称扁瘊；发于胸背部有脐窝的赘疣称鼠乳；发于足跖称跖疣；发于颈周围及眼睑部位,呈细软丝状凸起者,称丝状疣或线瘊。本病西医学亦称疣,一般分为寻常疣、扁平疣、传染性软疣、掌跖疣和丝状疣等。

《中医外科学》将其分为风热蕴结证和热瘀互结证。

【临床表现】病程较长,皮疹较硬,大小不一,其色黄褐或暗红,不痒不痛；舌红或暗红；苔薄白,脉沉弦。

【证机概要】瘀热结于上焦肌肤。

【治法】活血化瘀,清热散结。

【方药】桃红四物汤加生黄芪、板蓝根、紫草、马齿苋、浙贝母、薏苡仁。

10. 多脏器功能失调综合征（毒热内盛证和瘀毒内阻证）

多脏器功能失调综合征是由严重感染、严重免疫紊乱、创伤、烧伤以及各种休克所引起的,以严重生理紊乱为特征的临床症状群,临床特征是多个器官序贯或同时发生的多个器官功能障碍或功能衰竭。严格地讲,多脏器功能失调综合征是在严重感染、创伤、烧伤、休克及重症胰腺炎等疾病过程中,发病在 24 小时以上,出现两个或两个以上的器官或系统序贯性的功能障碍或功能衰竭。本病的概念涵盖在中医学的温病、伤寒变证、脱证等疾病中,辨证论治具有肯定的疗效。

《中医急诊学》将其分为实证期（毒热内盛证和瘀毒内阻

证）和虚证期（气阴耗竭证和阳气暴脱证）。

【临床表现】高热持续不退，烦躁，神昏，恶心呕吐，舌质红绛，脉数；或高热，或神昏，或疼痛状如针刺刀割，痛处固定不移，常在夜间加重，肿块，出血；舌质紫暗或有瘀斑，脉沉迟或沉弦。

【证机概要】毒热内盛，气机失调，瘀毒内阻，扰闭神机。

【治法】解毒泄热，化瘀理气，醒神开窍。

【方药】承气汤合犀角地黄汤。

阳明腑实为主用大承气汤，荡涤肠胃；瘀血证为主加丹参、红花等；神昏为主加安宫牛黄丸。

中成药可用清开灵注射液、鱼腥草注射液。

三、湿瘀与湿热瘀证

1. 水肿（阴水：瘀水互结证）

水肿是体内水液潴留，泛滥肌肤，表现以头面、眼睑、四肢、腹背，甚至全身浮肿为特征的一类病证。

水肿在西医学中是多种疾病的一个症状，包括肾性水肿、心性水肿、肝性水肿、营养不良性水肿、功能性水肿、内分泌失调引起的水肿等。本节论及的水肿主要以肾性水肿为主，包括急慢性肾小球肾炎、肾病综合征、继发性肾小球疾病等。

《中医内科学》将其分为阳水（风水相搏证、湿毒浸淫证、水湿浸渍证）和阴水（脾阳虚衰证、肾阳衰微证、瘀水互结证）。

【临床表现】水肿延久不退，肿势轻重不一，四肢或全身浮肿，以下肢为主，皮肤瘀斑，腰部刺痛，或伴血尿；舌紫暗，苔白，脉沉细涩。

【证机概要】水停湿阻，气滞血瘀，三焦气化不利。

【治法】活血祛瘀，化气行水。

【方药】桃红四物汤合五苓散。前方活血化瘀，后方通阳行水。

方中当归、赤芍、川芎、丹参养血活血；益母草、红花、凌霄花、路路通、桃仁活血通络；桂枝、附子通阳化气；茯苓、泽泻、车前子利水消肿。

全身肿甚，气喘烦闷，小便不利加葶苈子、川椒目、泽兰逐瘀泻肺；腰膝酸软，神疲乏力合用济生肾气丸温补脾肾，利水肿；气阳虚加黄芪、附子益气温阳，化瘀行水。

久病水肿，虽无明显瘀阻之象，合用益母草、泽兰、桃仁、红花等药，以加强利尿消肿的效果。

2. 鼓胀（瘀结水留证）

鼓胀是指腹部胀大如鼓的一类病证，临床以腹大胀满、绷急如鼓、皮色苍黄、脉络显露为特征。本病类似于西医学的病毒性肝炎，血吸虫病，胆汁性、营养不良性等多种原因导致的肝硬化腹水。其他疾病出现的腹水，如结核性腹膜炎腹水、丝虫病乳糜腹水、腹腔内晚期恶性肿瘤、慢性缩窄性心包炎、肾病综合征等，符合本病特征者，可参照本节内容辨证论治，同时结合辨病处理。

《中医内科学》将其分为气滞湿阻证、水湿困脾证、水热蕴结证、瘀结水留证、阳虚水盛证、阴虚水停证和变证的大出血、昏迷。

【临床表现】脘腹坚满，青筋显露，胁下癥结痛如针刺，面色晦暗黧黑，或见赤丝血缕，面、颈、胸、臂出现血痣或蟹爪纹，口干不欲饮水，或见大便色黑；舌质紫暗或有紫斑，脉细涩。

【证机概要】肝脾瘀结，络脉滞涩，水气停留。

【治法】活血化瘀，行气利水。

【方药】调营饮加减。

方中当归、赤芍、桃仁、三棱、莪术、鳖甲化瘀散结；大腹皮行气消胀；马鞭草、益母草、泽兰、泽泻、赤茯苓化瘀利水。

胁下瘤积肿大明显选加穿山甲、土鳖虫、牡蛎，或配合鳖甲煎丸内服，以化瘀消癥；病久体虚，气血不足，或攻逐之后，正气受损，宜用八珍汤或人参养营丸等补养气血；如大便色黑，可加参三七、茜草、侧柏叶等化瘀止血；如病势恶化，大量吐血、下血，或出现神志昏迷等危象，当辨阴阳之衰脱而急救之。

3. 死胎不下（湿浊瘀阻证）

妊娠20周以后胎死宫内，不能自行产出者，称为"胎死不下"，亦称"胎死腹中""子死腹中"。西医学的"死胎""胎儿死亡综合征"与本病相似，可参考本病辨证论治。

《中医妇科学》将其分为气血虚弱证、气滞血瘀证和湿浊瘀阻证。

【临床表现】胎死腹中，小腹疼痛或有冷感，或阴道流血，色暗滞，胸腹满闷，精神疲倦，口出秽气；苔厚腻，脉濡细。

【证机概要】脾虚失运，水湿内停，湿浊困阻气机。

【治法】运脾燥湿，活血下胎。

【方药】平胃散加芒硝。

方中苍术燥湿健脾，健运中州；甘草健脾和中；厚朴、陈皮燥湿行气；芒硝润下。

脾虚明显加党参、黄芪、白术健脾益气，振奋脾阳，消除湿浊，促死胎外出。

4. 断经复来（湿毒瘀结证）

绝经期妇女月经停止1年或1年以上，又再次出现子宫出血，称经断复来，亦称"年老经水复行"，或称"妇人经断复来"。

《中医妇科学》将其分为脾虚肝郁证、肾阴虚证、湿热下注证和湿毒瘀结证。

【临床表现】绝经后复见阴道出血，量少，淋沥不尽，夹有杂色带下，恶臭，小腹疼痛，低热起伏，神疲，形体消瘦；舌暗，或有瘀斑，苔白腻，脉细弱。

【证机概要】湿毒之邪，日久瘀结，损伤胞宫胞络。

【治法】利湿解毒，化瘀散结。

【方药】萆薢渗湿汤合桂枝茯苓丸去滑石加黄芪、三七。原方治湿热下注证之阴痒。

方中萆薢、赤茯苓、泽泻、通草淡渗利湿；黄柏清下焦湿热，且能解毒；生苡仁健脾利湿，清热解毒；桂枝温经通阳行滞；丹皮、赤芍、桃仁活血化瘀散结；生黄芪健脾益气，且可利水祛湿；三七粉化瘀止血。

带下恶臭明显加败酱草、白花蛇舌草清热解毒；下腹包块，疼痛拒按加三棱、莪术化瘀消癥，活血止痛。

5. 慢性盆腔炎（湿热瘀结证）

女性内生殖器官及其周围结缔组织、盆腔腹膜发生的炎症，称盆腔炎，可分为急性盆腔炎和慢性盆腔炎。盆腔炎相当常见，中西医结合诊治可取得较好疗效。

《中医妇科学》将其分为急性盆腔炎（热毒炽盛证、湿热瘀结证）和慢性盆腔炎（湿热瘀结证、气滞血瘀证、寒湿凝滞证、气虚血瘀证）。

【临床表现】少腹部隐痛，或疼痛拒按，痛连腰骶，低热起伏，经行或劳累时加重，带下量多，色黄，质黏稠；胸闷纳呆、口干不欲饮，大便溏，或秘结，小便黄赤；舌体胖大，色红，苔黄腻，脉弦数或滑数。

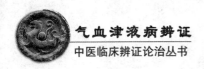

【证机概要】湿热之余邪与气血搏结于冲任胞宫。

【治法】清热利湿,化瘀止痛。

【方药】银甲丸或当归芍药散加丹参、毛冬青、忍冬藤、田七片。

方中金银花、连翘、蒲公英、紫花地丁、红藤、大青叶、升麻重在清热解毒;茵陈、椿根皮清热除湿为辅;生鳖甲、蒲黄、琥珀活血化瘀,软坚散结;桔梗辛散排脓。

湿邪甚加茯苓、厚朴、大腹皮;便溏加白术、藿香。

6. 急性盆腔炎(湿热瘀结证)

【临床表现】下腹部疼痛拒按,或胀满,热势起伏,寒热往来,带下量多、色黄、质稠、味臭秽,经量增多,经期延长,淋沥不止,大便溏或燥结,小便短赤;舌红有瘀点,苔黄厚,脉弦滑。

【证机概要】邪热侵袭冲任胞宫,与气血相搏,下焦气机阻滞,血行不畅,邪热瘀结。

【治法】清热利湿,化瘀止痛。

【方药】仙方活命饮加薏苡仁、冬瓜仁。

方中金银花、甘草清热解毒;防风、白芷发散湿邪;贝母、天花粉清化热痰;当归、赤芍、乳香、没药活血化瘀以止痛;陈皮理气行滞;穿山甲、皂角刺引经入络,直达病所。加薏苡仁、冬瓜仁加强清湿热解毒之功。

7. 痛经(湿热瘀阻证)

妇女正值经期或经行前后出现周期性小腹疼痛或痛引腰骶,甚至剧痛晕厥者,称为痛经,又称"经行腹痛"。西医学分为原发性痛经和继发性痛经。原发性痛经又称功能性痛经,是指生殖器官无器质性病变者。由于盆腔器质性疾病如子宫内膜异位症、子宫腺肌症、盆腔炎或宫颈狭窄等所引起的属继发性痛经。原发性痛经以青少年女性多见,继发性痛经常见于育龄期妇女。

《中医妇科学》将其分为气滞血瘀证、寒凝血瘀证、湿热瘀阻证、气血虚弱证和肾气亏损证。

【临床表现】经前或经期小腹疼痛或胀痛不适，有灼热感，或痛连腰骶，或平时小腹疼痛，经前加剧；经血量多或经期长，色暗红，质稠或夹较多黏液；素常带下量多，色黄质稠有臭味；或伴有低热起伏，小便黄赤；舌质红，苔黄腻，脉滑数或弦数。

【证机概要】湿热之邪，盘踞冲任子宫，气血失畅，经前血海气血充盈，湿热与血互结壅滞不通。

【治法】清热除湿，化瘀止痛。

【方药】清热调血汤加车前子、薏苡仁、败酱草或银甲丸。

方中黄连清热燥湿，丹皮、生地黄、白芍清热凉血，当归、川芎、桃仁、红花活血化瘀，延胡索、莪术、香附行气活血止痛。加车前仁、薏苡仁、败酱草增强清热除湿之功。

痛连腰骶加续断、狗脊、秦艽清热除湿止痛；伴月经量多或经期长酌加地榆、槐花、马齿苋、黄芩凉血止血；带下异常加黄柏、土茯苓、椿根白皮除湿止带。

8. 癥瘕（湿热瘀阻证）

妇人下腹结块，伴有或胀或痛或满或异常出血者，称为癥瘕。癥者有形可征，固定不移，痛有定处；瘕者假聚成形，聚散无常，推之可移，痛无定处。一般以癥属血病，瘕属气病，但临床常难以划分，故并称癥瘕。癥瘕有良性和恶性之分，本节仅讨论良性癥瘕。西医学的子宫肌瘤、卵巢肿瘤、盆腔炎性包块、子宫内膜异位症结节包块、结核性包块及陈旧性宫外孕血肿等，若非手术治疗，可参考癥瘕的因证辨治处理。

《中医妇科学》将其分为气滞血瘀证、痰湿瘀结证、湿热瘀阻证和肾虚血瘀证。

【临床表现】下腹部肿块，热痛起伏，触之痛剧，痛连腰骶，经行量多，经期延长，带下量多，色黄如脓，或赤白兼杂；兼见身热口渴，心烦不宁，大便秘结，小便黄赤；舌暗红，有瘀斑，苔黄，脉滑数。

【证机概要】湿热之邪与余血相搏结，瘀阻胞宫冲任，久则结为癥瘕。

【治法】清热利湿，化瘀消癥。

【方药】大黄牡丹汤加木通、茯苓。

9. 无头疽（附骨疽：湿热瘀阻证）

无头疽是发生于骨与关节间的急性化脓性疾病的统称，因其初起无头故名。相当于西医学的化脓性骨髓炎、化脓性关节炎。

《中医外科学》将其分为附骨疽（湿热瘀阻证、热毒炽盛证、脓毒蚀骨证）和环跳疽。

附骨疽是一种毒气深沉、附着于骨的化脓性疾病。相当于西医学的急、慢性化脓性骨髓炎。

【临床表现】患肢疼痛彻骨，不能活动，继则局部胖肿，皮色不变，按之灼热，有明显的骨压痛和患肢叩击痛，伴寒战高热；舌苔黄，脉数。

【证机概要】经脉瘀阻，瘀久化热生湿。

【治法】清热化湿，行瘀通络。

【方药】仙方活命饮合五神汤加减。

有损伤史者，加桃仁、红花；热毒重者，加黄连、黄柏、山栀；神志不清者，加犀角地黄汤，或安宫牛黄丸，或紫雪丹。

10. 瓜藤缠（湿热瘀阻证）

瓜藤缠是一种发生于下肢的结节红斑性、皮肤血管炎性皮肤病。因数枚结节，犹如藤系瓜果绕腿胫生而得名。相当于西医学的结节性红斑。其特点是散在性皮下结节,鲜红至紫红色,大小不等,疼痛或压痛,好发于小腿伸侧。多见于青年女性,以春、秋季发病者为多。

《中医外科学》将其分为湿热瘀阻证和寒湿入络证。

【临床表现】发病急骤,皮下结节,略高出皮面,灼热红肿;伴头痛、咽痛、关节痛,发热,口渴,大便干,小便黄;舌微红,苔白或腻,脉滑微数。

【证机概要】湿热瘀毒,蕴结下肢。

【治法】清热利湿,祛瘀通络。

【方药】萆薢渗湿汤合桃红四物汤加减。

11. 疣(湿热血瘀证)

疣是一种发生于皮肤浅表的良性赘生物。因其皮损形态及发病部位不同而名称各异,如发于手背、手指、头皮等处者称千日疮、疣目、枯筋箭或瘊子;发于颜面、手背、前臂等处者称扁瘊;发于胸背部有脐窝的赘疣称鼠乳;发于足跖者称跖疣;发于颈周围及眼睑部位,呈细软丝状凸起者称丝状疣或线瘊。本病西医学亦称疣,一般分为寻常疣、扁平疣、传染性软疣、掌跖疣和丝状疣等。

《中医外科学》将其分为风热血燥证和湿热血瘀证。

【临床表现】疣目结节疏松,色灰或褐,大小不一,高出皮肤;舌暗红,苔薄,脉细。

【证机概要】湿热瘀结于浅表肌肤。

【治法】清化湿热,活血化瘀。

【方药】马齿苋合剂加薏苡仁、冬瓜仁。

四、寒瘀证

1. 冻疮(寒凝血瘀证)

冻疮是人体遭受寒邪侵袭所引起的局部性或全身性损伤。

相当于西医学的冻伤。临床上以暴露部位的局部性冻疮为最常见，局部性者常根据受冻部位的不同，分别称为"水浸足""水浸手""冻烂疮"等；全身性冻伤称为"冻死"，西医学称"冻僵"。

《中医外科学》将其分为寒凝血瘀证、寒盛阳衰证、寒凝化热证和气血虚瘀证。

《中医急诊学》将其分为实证（寒客肌肤，经络瘀阻）和虚证（体虚中寒，真阳耗竭）。

【临床表现】局部麻木冷痛，肤色青紫或暗红，肿胀结块，或有水疱，发痒，手足清冷；舌淡苔白，脉沉或沉细。

【证机概要】寒凝血脉，经脉瘀阻。

【治法】温经散寒，养血通脉。

【方药】当归四逆汤或桂枝加当归汤加减。可酌加黄芪、丹参、红花。

2. 硬肿症（寒凝血涩）

硬肿症是新生儿时期特有的一种严重疾病，是由多种原因引起的局部甚至全身皮肤和皮下脂肪硬化及水肿，常伴有低体温及多器官功能低下的综合征。只硬不肿者称新生儿皮脂硬化症；因受寒所致者亦称新生儿寒冷损伤综合征。本病与古代医籍中的"胎寒""五硬"相似，西医学称新生儿硬肿症。

《中医外科学》将其分为寒凝血涩和阳气虚衰。

【临床表现】全身欠温，四肢发凉，反应尚可，哭声较低，肌肤硬肿，难以捏起，硬肿多局限于臀、小腿、臂、面颊等部位，色暗红，青紫，或红肿如冻伤，指纹紫暗。

【证机概要】本证为轻症，先天不足，阳气薄弱，复感外寒，寒凝血瘀。

【治法】温经散寒，活血通络。

【方药】当归四逆汤加减。

第四章 血病辨证

方中当归、红花、川芎、桃仁、丹参活血化瘀；白芍和血；桂枝、细辛温经散寒。

硬肿甚加郁金、鸡血藤活血行瘀；虚甚加人参、黄芪补气；寒甚加制附子、干姜温阳散寒。

3. 痛经（寒凝血瘀证）

妇女正值经期或经行前后出现周期性小腹疼痛或痛引腰骶，甚至剧痛晕厥者，称痛经，又称"经行腹痛"。西医学将痛经分为原发性痛经和继发性痛经。原发性痛经又称功能性痛经，是指生殖器官无器质性病变者。因盆腔器质性疾病如子宫内膜异位症、子宫腺肌症、盆腔炎或宫颈狭窄等所引起的属继发性痛经。原发性痛经以青少年女性多见，继发性痛经则常见于育龄期妇女。

《中医妇科学》将其分为气滞血瘀证、寒凝血瘀证、湿热瘀阻证、气血虚弱证和肾气亏损证。

【临床表现】经前或经期小腹冷痛拒按，得热痛减；月经或见推后，量少，经色暗而有瘀块；面色青白，肢冷畏寒；舌暗苔白，脉沉紧。

【证机概要】寒凝子宫、冲任，血行不畅。

【治法】温经散寒，化瘀止痛。

【方药】少腹逐瘀汤或温经散寒汤。

方中官桂、干姜、小茴香温经散寒，当归、川芎、赤芍养营活血，蒲黄、五灵脂、没药、延胡索化瘀止痛。

寒凝气闭，痛甚而厥，四肢冰凉，冷汗淋沥加附子、细辛、巴戟回阳散寒；冷痛较甚加艾叶、吴茱萸；痛而胀酌加乌药、香附、九香虫；伴肢体酸重不适，苔白腻，或有冒雨、涉水、久居阴湿之地史宜加苍术、茯苓、薏苡仁、羌活散寒除湿。

4. 经行身痛（寒凝血瘀证）

每遇经行前后或正值经期，出现以身体疼痛为主症者，称"经行身痛"。

西医学认为，某些患者经前期孕激素分泌不足，或雌激素水平增高，或雌激素与孕激素比值异常造成经前期水钠潴留，引起骨骼肌及关节周围组织充血水肿，从而出现全身关节疼痛。

《中医妇科学》将其分为血虚证和血瘀证。

【临床表现】经行时腰膝、肢体、关节疼痛，得热痛减，遇寒疼甚，月经推迟，经量少，色暗，或有血块；舌紫暗，或有瘀斑，苔薄白，脉沉紧。

【证机概要】寒邪凝滞经络，气血运行不畅。

【治法】活血通络，益气散寒止痛。

【方药】趁痛散。

方中当归养血活血为君，黄芪、白术、炙甘草健脾益气，寓气生血长之义；生姜温中散寒；桂心、薤白、独活温阳散寒止痛；牛膝补肝肾，壮腰膝。

寒甚加川乌；经行不畅，小腹疼痛加益母草、延胡索。

5. 产后血晕（瘀阻气闭证）

产妇分娩后突然头晕眼花，不能起坐，或心胸满闷，恶心呕吐，痰涌气急，心烦不安，甚则神昏口噤，不省人事，称为"产后血晕"，可与西医学"产后出血"和"羊水栓塞"互参。

《中医妇科学》将其分为血虚气脱证和瘀阻气闭证。

【临床表现】产后恶露不下或量少，少腹阵痛拒按，突然头晕眼花，不能起坐，甚则心下急满，气粗喘促，神昏口噤、不省人事，两手握拳，牙关紧闭，面色青紫；唇舌紫暗，脉涩。

【证机概要】因产时感寒、气血凝滞，以致恶露不下或量少，寒凝血滞，瘀血内阻。

【治法】行血逐瘀。

【方药】夺命散加当归、川芎，或黑神散加琥珀。

方中没药、血竭活血理气，逐瘀止痛；当归、川芎增强活血行瘀之力。兼胸闷呕哕加姜半夏、胆南星降逆化痰。

6. 子宫内膜异位症（寒凝血瘀证）

子宫内膜异位症（简称内异症）是指具有生长功能的子宫内膜组织出现在子宫腔被覆黏膜以外的身体其他部位所引起的一种疾病。因其大多数病变出现在盆腔内生殖器和邻近器官的腹膜面，故临床常称盆腔子宫内膜异位症。

内异症的典型症状是继发性、进行性加剧的下腹部及腰骶部痛经，可放射至阴道、会阴、肛门或大腿内侧。常于经潮前1~2天发作，经期第1天最甚，之后渐减，多在经净时消失。亦可见月经提前、经量增多、经期延长或经前点滴出血或性交痛、不孕等。肠道子宫内膜异位症患者还可出现腹痛、腹泻或便秘，甚至周期性少量便血。

《中医妇科学》将其附于痛经内，分为气滞血瘀证、寒凝血瘀证、肾虚血瘀证、气虚血瘀证和热灼血瘀证。

【临床表现】经前或经期小腹绞痛、冷痛、坠胀痛，拒按，得热痛减；经量少，色暗红，经血淋沥难净，或见月经愆期、不孕；畏寒肢冷，或大便不实；舌质淡胖而紫暗，苔白，脉沉弦或紧。

【证机概要】寒邪阻闭，瘀结少腹。

【治法】温经散寒，活血化瘀。

【方药】少腹逐瘀汤。

经血淋沥难净加艾叶、炮姜、益母草温经止血；素体阳虚，畏寒肢冷，脉沉细加补骨脂、制附子、巴戟天温肾助阳；盆腔包块酌加桃仁、三棱、莪术、土鳖虫活血消瘀。

五、虚瘀证

1. 中风（气虚络瘀证）

中风是以猝然昏仆、不省人事、半身不遂、口眼㖞斜、语言不利为主症的病证。病轻者可无昏仆而仅见半身不遂及口眼㖞斜等症状。

西医学中的急性脑血管疾病与之相近，包括缺血性中风和出血性中风，其他如短暂性脑缺血发作、局限性脑梗死、原发性脑出血和蛛网膜下腔出血等可参照本节进行辨证论治。

恢复期因气血失调、血脉不畅而后遗经络形证。中脏腑经积极抢救治疗，但因肝肾阴虚，气血亏损未复，气血运行不畅，而仍留有半身不遂、口㖞或不语等后遗症。

《中医内科学》将中风分为中经络（风痰入络证、风阳上扰证、阴虚风动证）中脏腑闭证（痰热腑实证、痰火瘀闭证、痰浊瘀闭证）中脏腑的脱证（阴竭阳亡）与恢复期（风痰瘀阻证、气虚络瘀证、肝肾亏虚证）。

【临床表现】肢体偏枯不用，肢软无力，面色萎黄；舌质淡紫或有瘀斑，苔薄白，脉细涩或细弱。

【证机概要】气虚血瘀，脉阻络痹。

【治法】益气养血，化瘀通络。

【方药】补阳还五汤加减。

方中黄芪补气养血；桃仁、红花、赤芍、当归尾、川芎养血活血，化瘀通经；地龙、牛膝引血下行，通络。

血虚甚加枸杞、首乌藤补血；肢冷，阳失温煦加桂枝温经通脉；腰膝酸软加川续断、桑寄生、杜仲壮筋骨，强腰膝。

2. 癥瘕（肾虚血瘀证）

妇人下腹结块，伴或胀或痛或满或异常出血者称为癥瘕。癥者有形可征，固定不移，痛有定处；瘕者假聚成形，聚散无常,推之可移,痛无定处。一般癥属血病,瘕属气病,但临床常难以划分,故并称癥瘕。癥瘕有良性和恶性之分,本节仅讨论良性癥瘕。西医学的子宫肌瘤、卵巢肿瘤、盆腔炎性包块、子宫内膜异位症结节包块、结核性包块和陈旧性宫外孕血肿等,若非手术治疗可参考本病辨证论治。

《中医妇科学》将癥瘕分为气滞血瘀证、痰湿瘀结证、湿热瘀阻证和肾虚血瘀证。

【临床表现】下腹部结块,触痛;月经量多或少,经行腹痛较剧,经色紫暗有块,婚久不孕或曾反复流产;腰酸膝软,头晕耳鸣;舌暗,脉弦细。

【证机概要】先天肾气不足或房劳多产伤肾,肾虚血瘀,胞脉阻滞。

【治法】补肾活血,消癥散结。

【方药】补肾祛瘀方或益肾调经汤。

外治法:三品一条枪贴敷宫颈外口或插入宫颈管。介入治疗:经股动脉插管、栓塞子宫动脉,用于子宫肌瘤。

3. 石瘿(瘀热伤阴证)

瘿病坚硬如石不可移动者,称石瘿。相当于西医学的甲状腺癌。

《中医外科学》将其分为痰瘀内结证和瘀热伤阴证。

【临床表现】石瘿晚期,或溃破流血水,或颈部他处发现转移性结块,或声音嘶哑;形倦体瘦;舌紫暗,或见瘀斑,脉沉涩。

【证机概要】瘀热日久,内伤阴液。

【治法】和营养阴。

【方药】通窍活血汤合养阴清肺汤加减。

4. 冻疮(气血虚瘀证)

冻疮是人体遭受寒邪侵袭所引起的局部性或全身性损伤。

相当于西医学的冻伤。临床上以暴露部位的局部性冻疮为最常见，局部性者常根据受冻部位的不同，分别称"水浸足""水浸手""冻烂疮"等；全身性冻伤称为"冻死"，西医学称"冻僵"。

《中医外科学》将其分为寒凝血瘀证、寒盛阳衰证、寒凝化热证和气血虚瘀证。

【临床表现】神疲体倦，气短懒言，面色少华，疮面不敛，疮周暗红漫肿，麻木；舌淡，苔白，脉细弱或虚大无力。

【证机概要】病久气血不足，经脉失养，瘀阻不通。

【治法】益气养血，祛瘀通脉。

【方药】人参养荣汤或八珍汤合桂枝汤加减。

5. 痿证（脉络瘀阻证）

痿证是指肢体筋脉弛缓，软弱无力，不能随意运动，或伴有肌肉萎缩的一种病证。临床以下肢痿弱较为常见，亦称"痿躄"。西医学中的多发性神经炎、运动神经元疾病、脊髓病变、重症肌无力、周期性麻痹等表现为肢体痿软无力、不能随意运动者，均可参照本节辨证论治。

《中医内科学》将其分为肺热津伤证、湿热浸淫证、脾胃虚弱证、肝肾亏损证和脉络瘀阻证。

【临床表现】久病体虚，四肢痿弱，肌肉瘦削，手足麻木不仁，四肢青筋显露，可伴有肌肉活动时隐痛不适；舌痿不能伸缩，舌质暗淡或有瘀点、瘀斑，脉细涩。

【证机概要】气虚血瘀，阻滞经络，筋脉失养。

【治法】益气养营，活血行瘀。

【方药】圣愈汤合补阳还五汤加减。前方益气养血；后方补气活血通络。

方中人参、黄芪益气；当归、川芎、熟地黄、白芍养血和血；川牛膝、地龙、桃仁、红花、鸡血藤活血化瘀通脉。

手足麻木，舌苔厚腻加橘络、木瓜；下肢痿软无力加杜仲、锁阳、桑寄生；肌肤甲错，形体消瘦，手足痿弱用圣愈汤送服大黄䗪虫丸，补虚活血，以丸图缓。

6. 积聚（积证：正虚瘀结证）

积聚是腹内结块，或痛或胀的病证。积属有形，结块固定不移，痛有定处，病在血分，是为脏病；聚属无形，包块聚散无常，痛无定处，病在气分，是为腑病。因积与聚关系密切，故两者往往一并论述。

西医学中凡多种原因引起的肝脾肿大、增生型肠结核、腹腔肿瘤等，多属"积"之范畴；胃肠功能紊乱、不完全性肠梗阻等原因所致的包块，则与"聚"关系密切。

《中医内科学》将其分为聚证（肝气郁结证、食滞痰阻证）和积证（气滞血阻证、瘀血内结证、正虚瘀结证）。

【临床表现】久病体弱，积块坚硬，隐痛或剧痛，饮食大减，肌肉瘦削，神倦乏力，面色萎黄或黧黑，甚则面肢浮肿；舌淡紫，或光剥无苔，脉细数或弦细。

【证机概要】癥积日久，中虚失运，气血衰少。

【治法】补益气血，活血化瘀。

【方药】八珍汤合化积丸加减。八珍汤补气益血，用于气血衰少证；化积丸活血化瘀，软坚消积，用于瘀血内结之积块。

方中人参、白术、茯苓、甘草补气；当归、白芍、地黄、川芎益血；三棱、莪术、阿魏、瓦楞子、五灵脂活血化瘀消积；香附、槟榔行气以活血。

阴伤较甚，头晕目眩，舌光无苔，脉象细数加生地黄、北沙参、枸杞子、石斛；牙龈出血，鼻衄加山栀、丹皮、白茅根、茜草、三七等凉血化瘀止血；畏寒肢肿，舌淡白，脉沉细加黄芪、附子、肉桂、泽泻等温阳益气，利水消肿。

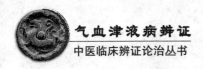

7. 呼吸窘迫综合征(瘀毒正衰)

急性呼吸窘迫综合征是发生于严重感染、休克、创伤及烧伤等疾病过程中肺实质细胞损伤导致的以进行性低氧血症、呼吸窘迫为特征的临床综合征。本病属中医学"喘证""暴喘"等范畴,没有专门证治的论述。

《中医急诊学》将其分为早期(气营两燔证和阳明腑实证)、中期(虚实夹杂证)和晚期(正虚欲脱)。

【临床表现】高热渐退,汗出渐多,呼吸急促,神疲倦怠,甚者神昏日重,四末不温;舌质开始变淡,腻苔及水滑苔渐现,出现虚脉。

【证机概要】瘀毒伤正,邪退正衰。

【治法】扶正祛邪。

【方药】生脉散合犀角地黄汤。

气虚阳虚明显加炮附子、肉桂等;有阳脱之象重用人参,加炮附子、山茱萸;阴伤加鲜石斛、生山药、白茅根等;出现阴脱者重用五味子或山茱萸。

中成药:生脉注射液、参麦注射液、清开灵注射液、鱼腥草注射液、丹参注射液。

8. 慢性盆腔炎(气虚血瘀证)

女性内生殖器官及其周围结缔组织、盆腔腹膜发生的炎症称盆腔炎。盆腔炎可分为急性盆腔炎和慢性盆腔炎。盆腔炎相当常见,中西医结合治疗效果较好。

《中医妇科学》将其分为急性盆腔炎(热毒炽盛证、湿热瘀结证)和慢性盆腔炎(湿热瘀结证、气滞血瘀证、寒湿凝滞证、气虚血瘀证)。

【临床表现】下腹部疼痛结块,缠绵日久,痛连腰骶,经行加重,经血量多有块,带下量多;精神不振,疲乏无力,食少纳呆;舌体暗红、有瘀点瘀斑,苔白,脉弦涩无力。

【证机概要】久病伤脾伤气,瘀血内结,留著冲任胞宫。
【治法】益气健脾,化瘀散结。
【方药】理冲汤。

方中黄芪、党参、白术、山药健脾益气,扶正培元;三棱、莪术破瘀散结;天花粉、知母清热生津,解毒排脓;鸡内金健胃消瘀。

腹痛不减加白芍、延胡索、蜈蚣;腹泻去知母,重用白术;虚热未清加生地黄、天门冬;无腹部结块少用三棱、莪术。

久病及肾则肾气虚血瘀,见少腹疼痛,绵绵不休,腰脊酸痛,膝软乏力,白带量多,质稀;神疲,头晕目眩,性淡漠;舌暗苔白,脉细弱。治宜补肾活血,壮腰宽带,方选宽带汤。

9. 带下过少(血枯瘀阻证)

带下过少是指带下量明显减少,导致阴中干涩痒痛,甚至阴部萎缩者。本病与西医学的卵巢功能早衰、绝经后卵巢功能下降、手术切除卵巢后、盆腔放疗后、严重卵巢炎及席汉综合征、长期服用某些药物抑制卵巢功能等导致雌激素水平低下而引起的阴道分泌物减少类似。

《中医妇科学》将其分为肝肾亏损证和血枯瘀阻证。

【临床表现】带下过少,甚至全无,阴中干涩,阴痒;或面色无华,头晕眼花,心悸失眠,神疲乏力,或经行腹痛,经色紫暗,有血块,肌肤甲错,或下腹有包块;舌质暗,瘀斑,脉细涩。

【证机概要】精血不足且不循常道,瘀阻血脉。
【治法】补血益精,活血化瘀。
【方药】小营煎加丹参、桃仁、牛膝。

方中当归、白芍养血润燥;熟地黄、枸杞子滋阴养血填精;山药健脾滋肾;炙甘草益气健脾;加丹参、桃仁活血祛

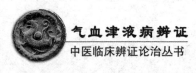

瘀；牛膝引药下行。

大便干结加胡麻仁、首乌；小腹疼痛明显加五灵脂、延胡索；下腹有包块加鸡血藤、三棱、莪术。

10. 胎漏、胎动不安（肾虚血瘀证）

妊娠期间阴道不时有少量出血，时出时止，或淋沥不断，而无腰酸、腹痛、小腹下坠者，称"胎漏"，亦称"胞漏"或"漏胎"。

妊娠期间出现腰酸、腹痛、小腹下坠，或伴有少量阴道出血者，称"胎动不安"。

胎漏、胎动不安是堕胎、小产的先兆，西医学称"先兆流产"。胎漏、胎动不安病名虽不同，但临床表现难以截然分开。更由于两者的病因病机、辨证论治、转归预后、预防调摄等基本相同，故一并讨论。

《中医妇科学》将其分为肾虚证、血热证、气血虚弱证和血瘀证。

【临床表现】素有癥积、孕后常有腰酸腹痛下坠，阴道不时下血，色暗红，或妊娠期跌仆闪挫，继之腹痛或少量阴道出血；舌暗红，或有瘀斑，脉弦滑或沉弦。

【证机概要】癥积瘀血碍其长养，胎元不固。

【治法】活血消癥，补肾安胎。

【方药】桂枝茯苓丸合寿胎丸加减。

方中桂枝温经通阳，促血脉运行而散瘀为君；白芍养肝和营，缓急止痛，或用赤芍活血化瘀消癥为臣；桃仁、丹皮活血化瘀为佐；茯苓健脾益气，宁心安神，与桂枝同用，通阳开结，伐邪安胎为使。合寿胎丸补肾安胎，攻补兼施，邪祛胎安。

妊娠期不慎跌仆伤胎，治宜调气和血安胎，选圣愈汤。

11. 子宫内膜异位症

子宫内膜异位症（简称内异症）是指具有生长功能的子宫内膜组织出现在子宫腔被覆黏膜以外的身体其他部位所引起的一种疾病。因其大多数病变出现在盆腔内生殖器和邻近器官的腹膜面，故临床常称盆腔子宫内膜异位症。

内异症的典型症状是继发性、进行性加剧的下腹部及腰骶部痛经，可放射至阴道、会阴、肛门或大腿内侧。常于经潮前1~2天发作，经期第1天最甚，之后渐减，多在经净时消失；亦可见月经提前、经量增多、经期延长或经前点滴出血或性交痛、不孕等。肠道子宫内膜异位症患者还可出现腹痛、腹泻或便秘，甚至周期性少量便血。

《中医妇科学》将其附于痛经内，分为气滞血瘀证、寒凝血瘀证、肾虚血瘀证、气虚血瘀证和热灼血瘀证。

（1）气虚血瘀证

【临床表现】经行腹痛；量或多或少，色暗淡、质稀或夹血块，肛门坠胀不适；面色无华，神疲乏力，纳差便溏；或见盆腔结节包块；舌淡胖边尖有瘀点，苔白或白腻，脉细或细涩。

【证机概要】气虚血瘀。

【治法】益气温阳，活血化瘀。

【方药】举元煎合桃红四物汤。

经血量多，行经期去桃仁、红花，加茜草、乌贼骨、三七化瘀止血；腹痛甚加蒲黄、五灵脂、延胡索、乌药化瘀止痛；胸闷泛恶，痰多，盆腔有结节、包块，苔腻者酌加皂角刺、昆布、海藻、薏苡仁、穿山甲、三棱、浙贝母化痰除湿，软坚散结。

（2）肾虚血瘀证

【临床表现】经行腹痛，腰脊酸软，月经先后无定，经量或多或少，不孕；神疲体倦、头晕耳鸣，面色晦暗，性欲减退，盆腔有结节包块；舌暗淡，苔白，脉沉细。

【证机概要】肾气不足，瘀血内停。

【治法】补肾益气，活血化瘀。

【方药】仙蓉合剂或补肾祛瘀方。

仙蓉合剂中仙灵脾、肉苁蓉补肾助阳；制首乌、菟丝子滋肾补肾；党参、黄芪健脾益气；莪术、丹参、赤芍活血化瘀；延胡索、川楝子行滞止痛；牛膝引诸药下行以达病所。

腰脊酸软加桑寄生、续断、杜仲补肾壮腰；经血量多加炒蒲黄、茜草、益母草化瘀止血；腹痛甚，加五灵脂、血竭、三七化瘀止痛；盆腔结节包块，酌加桃仁、䗪虫、乳香、没药化瘀消癥。

12. 宫环出血

宫环出血系指育龄妇女放置节育器后，节育器位置正常，而出现以经期延长或月经过多、非经期阴道流血等异常子宫出血为主症的疾病。西医学称宫内节育器出血副反应，近代中医妇科著作将其归属于"经期延长""月经过多"等月经不调的范畴。

《中医妇科学》将其分为肝郁血瘀证、阴虚血瘀证、气虚血瘀证和瘀热互结证。

（1）气虚血瘀证

【临床表现】宫内置环后出现经行时间延长或经量多于以往月经量，经色暗红，有血块或经行不畅；神疲体倦，面色㿠白，气短懒言，小腹空坠；舌淡，苔薄，脉缓弱。

【证机概要】宫内置环，影响子宫正常的气血运行，导致气虚血瘀。

【治法】益气化瘀止血。

【方药】举元煎合失笑散加血余炭、茜草、益母草。

(2) 阴虚血瘀证

【临床表现】宫内置环后出现经行时间延长或经量多于以往月经量,经色暗红,有血块或经行不畅;潮热颧红,咽干口燥,手足心热;舌红,苔少,脉细数。

【证机概要】宫环内置,影响子宫气血运行,导致阴虚血瘀。

【治法】滋阴化瘀止血。

【方药】二至丸加味。

小　　结

一、血瘀类涉及的病证

血瘀类涉及的病证有血瘀证、瘀热证、湿瘀与湿热瘀证、寒瘀证、虚瘀证。

1. 血瘀证　包括月经过少（血瘀证）、月经过多（血瘀证）、异位妊娠（未破损型、已破损型）、痛经（瘀阻冲任）、胎堕不全（瘀阻胞中）、妊娠腹痛（血瘀证）、滑胎（血瘀证）、堕胎（胎动欲堕证、胎动不全证）、经期延长（血瘀证）、经间期出血（血瘀证）、崩漏（血瘀证，瘀阻冲任、血不循经）、经行头痛（血瘀证）、不孕症（瘀滞胞宫证）、鼻窒（邪毒久留，血瘀鼻窍）、耳损伤（血瘀耳窍）、腰痛（瘀血腰痛）、腹痛（瘀血内停证）、头痛（瘀血头痛）、产后恶露不绝（血瘀证）、流产术后出血（瘀阻子宫证）、产后发热（血瘀证）、产后腹痛（瘀滞子宫证）、产后身痛（血瘀证）、产后小便不通（血瘀证）、产后抑郁（瘀血内阻证）、胁痛（瘀血阻络证）、心悸（瘀阻心脉证）、胸痹（心血瘀阻证）、眩晕（瘀血阻窍证）、胃痛（瘀血停胃证）、噎膈（瘀血内结证）、痴呆（瘀血内阻证）、痫病（瘀阻脑络证）、肾病综合征（血瘀)、癃闭（浊瘀阻塞证）、积证（瘀血内结证）、股肿（血脉瘀阻证）、流注（瘀血凝滞证）、脱疽（血脉瘀阻证）、厥证（血厥实证）、胸部创伤（瘀血内停）、鼻损伤（鼻伤瘀血、真伤瘀肿）、风牵偏视（脉络瘀阻证）、癌病（肺癌，瘀阻肺络证；肾癌、膀胱癌，瘀血内阻证）、珠凸出眶（脉络瘀滞证、瘀血内阻证）、消渴目病（瘀血内阻证）、视衣脱离（脉络瘀滞证）、视瞻昏渺（瘀血阻络证）。

2. 瘀热证 包括内伤发热（血瘀发热证）、宫环出血（瘀热互结证）、经行发热（瘀热壅阻证）、子宫内膜异位症（热灼血瘀证）、梅毒（热蕴瘀毒证）、妇人腹痛（湿热瘀结）、血栓性浅静脉炎（血瘀证）、血栓性外痔（血热瘀结证）、扁瘊（热瘀互结证）和多脏器功能失调综合征（毒热内盛证和瘀毒内阻证）。

3. 湿瘀与湿热瘀证 包括水肿（阴水：瘀水互结证）、鼓胀（瘀结水留证）、死胎不下（湿浊瘀阻证）、断经复来（湿毒瘀结证）、慢性盆腔炎（湿热瘀结证）、急性盆腔炎（湿热瘀结证）、痛经（湿热瘀阻证）、癥瘕（湿热瘀阻证）、无头疽（附骨疽：湿热瘀阻证）、瓜藤缠（湿热瘀阻证）、疣（湿热血瘀证）。

4. 寒瘀证 包括冻疮（寒凝血瘀证）、硬肿症（寒凝血涩）、痛经（寒凝血瘀证）、经行身痛（寒凝血瘀证）、产后血晕（瘀阻气闭证）、子宫内膜异位症（寒凝血瘀证）。

5. 虚瘀证 包括中风（气虚络瘀证），癥瘕（肾虚血瘀证），石瘿（瘀热伤阴证）、冻疮（气血虚瘀证）、痿证（脉络瘀阻证），积聚（积证：正虚瘀结证），呼吸窘迫综合征（瘀毒正衰），慢性盆腔炎（气虚血瘀证），带下过少（血枯瘀阻证），胎漏、胎动不安（肾虚血瘀证），子宫内膜异位症（气虚血瘀证、肾虚血瘀证），宫环出血（气虚血瘀证、阴虚血瘀证)。

二、临床表现

(一) 主症

1. 血瘀证 血瘀证的病证较多,尤其是妇科。月经病有月经过少、月经过多、痛经、经期延长、经间期出血、崩漏、经行头痛等;妊娠病有胎堕不全、妊娠腹痛、滑胎、堕胎小产、异位妊娠等;产后病有流产术后出血、产后恶露不绝、产后发热、产后腹痛、产后身痛、产后小便不通、产后抑郁等;妇科杂病有不孕症等。病证名称即是其主症,如月经经色紫暗,有血块。疼痛的性质或冷痛或灼痛,痛如锥刺,痛处拒按,痛有定处等。因疼痛部位和时期不同而有不同的名称,如月经期称痛经,疼痛在头部称经行头痛,腹痛在妊娠期称妊娠腹痛,产后称产后腹痛等,其他科凡疼痛性质与此相同,皆属于血瘀痛,如腰痛、腹痛、内伤头痛、胁痛、胃痛及外伤引起的疼痛等。心血瘀阻的胸痹也以疼痛为主要表现,性质也相同。凡疼痛性质与此相同者皆属血瘀证,如心悸,心痛时作,痛如针刺。

异位妊娠为西医病名,分为未破损型、已破损期休克型、已破损期不稳定型、已破损期包块型。未破损型停经史及早孕反应,或一侧下腹隐痛,或阴道出血淋沥;妇科检查可触及一侧附件有软性包块、压痛,妊娠试验阳性或弱阳性。已破损期表现为突发性下腹剧痛,肛门下坠感,阴道出血。

血瘀证除以上表现外,尚有某些部位颜色紫暗:如眩晕除眩晕、头痛外,面唇紫暗。噎膈表现为饮食难下,胸膈疼痛,固着不移,肌肤枯燥。痴呆亦有相应表现。痫病平素头晕头痛,痛有定处。癃闭表现为小便点滴而下,积证表现为腹部积块明显,质地较硬,固定不移,隐痛或刺痛。股肿表现为下肢肿胀,皮色紫暗。流注见局部漫肿疼痛,皮色微红,或呈青紫,溃后脓液中夹有瘀血块。脱疽可见坠胀疼痛,皮色暗红或紫暗。厥证表现为突然昏倒,面赤唇紫。鼻窒表现为鼻黏膜暗红肥厚。肿瘤晚期多痛有定处,口唇紫暗,面色晦暗。

有的血瘀证虽无血瘀表现,但由血瘀引起,或深层有血瘀表现。如风牵偏视可发生在眼部直接受伤或中风后;消渴目疾有反复发生大片出血、视网膜增殖膜;视衣脱离头眼部外伤或术后,眼底,视网膜下新生血管膜,残留的出血块,玻璃体积血;珠凸出眶视网膜有静脉曲张及出血。肾病综合征和精囊炎前者面色紫暗或晦暗,眼睑下发青、发暗,皮肤不泽或肌肤甲错,有紫纹或血缕;后者精液中含有血液。

2. 瘀热证 瘀热证是指血瘀与热象同时存在,或发病时血瘀与热邪同时存在,如内伤发热、经行发热等。多数为疾病发展后期,合并血瘀。瘀热证以病时以发热为主。内伤发热多于午后或夜晚发热,或自觉身体某些部位发热。经行发热在经前或经期发热。其他病证开始多表现为病证的症状,病程日久或先有血瘀合并发热,或先有血瘀合并发热。

3. 湿瘀与湿热瘀证 水肿见水肿延久不退,肿势轻重不一,以下肢为甚。鼓胀见脘腹坚满,或见赤丝血缕,面、颈、胸、臂出现血痣或蟹爪纹。死胎不下见胎死腹中,或阴道流血,色暗滞。断经复来见绝经后又阴道出血,夹有杂色带下,恶臭。痛经见腹部疼痛,有灼热感,或痛连腰骶。癥瘕见下腹部肿块,热痛起伏,经期延长,带下量多,色黄如脓。慢性盆腔炎见腹部隐痛或疼痛拒按,急性盆腔炎见下腹部疼痛拒按,或胀满,热势起伏,带下量多、色黄质稠、味臭秽。无头疽之附骨疽见患肢疼痛彻骨,不能活动,继则局部胖肿有明显的骨压痛和患肢叩击痛。瓜藤缠发病急骤,见皮下结节,灼热红肿。疣的结节疏松,色灰或褐,大小不一,高出皮肤。

4. 寒瘀证 寒瘀证多发于妇科。

痛经见经前或经期小腹冷痛拒按，得热痛减，月经或见推后，量少，经色暗而有瘀块。经行身痛见经行时疼痛部位腰膝、肢体、关节。子宫内膜异位症见经前或经期小腹绞痛、冷痛、坠胀痛，拒按，得热痛减；经量少，色暗红，经血淋沥难净，或见月经愆期、不孕。产后血晕表现为突然头晕眼花，不能起坐，甚则心下急满，气粗喘促，神昏口噤、不省人事，两手握拳，牙关紧闭，面色青紫。冻疮表现为局部麻木冷痛，肤色青紫或暗红，肿胀结块，或有水疱，发痒。寒凝血涩之硬肿症表现为肌肤硬肿，难以捏起，硬肿多局限于臀、小腿、臂、面颊等部位，色暗红、青紫，或红肿如冻伤。

5. 虚瘀证 虚瘀证是瘀血与各种虚证同存，故既有血瘀证表现，又有虚证表现。其中中医病证命名者即是其临床表现，如中风恢复期为肢体偏枯不用；癥瘕为下腹部结块；积聚表现为腹内结块，积块坚硬；石瘿表现为坚硬如石不可移动；脉络瘀阻之痿证表现为四肢痿弱、肌肉瘦削、手足麻木等；气血虚瘀之冻疮表现为疮面不敛。呼吸窘迫综合征表现为高热渐退，汗出渐多。慢性盆腔炎表现为腹部疼痛结块，缠绵日久。子宫内膜异位症见经行腹痛，肛门坠胀不适，或见盆腔结节包块。经行腹痛见腰脊酸软，经期先后不定，经量或多或少，或见盆腔结节包块。宫环出血无论气虚血瘀还是阴虚血瘀，均见置环后经行时间延长或经量多，经色暗红，有血块或经行不畅。

（二）兼症

1. 血瘀证 可有月经、恶露及全身某部位的颜色、疼痛的性质等血瘀表现。

2. 瘀热证 主要是热象的表现，见口燥咽干、烦热口渴、心烦、大便燥结、溲黄。若有分泌物则色黄有味，经期则有血块,一般病程较长,可见面色晦暗,或有肌肤甲错等。

3. 湿瘀与湿热瘀证 血瘀与湿邪或湿热邪同时存在,除血瘀表现,如刺痛、血尿、大便色黑、经血色暗红等外,还有口干欲饮或不欲饮、低热起伏、小便短赤、大便溏或燥结、心烦不宁,或伴寒战高热,局部疼痛,发热等。

4. 寒瘀证 主要表现为寒象,如手足清冷、全身欠温、面色青白、肢冷畏寒等。其次为血瘀,如月经色暗,或有血块。瘀阻气闭产后血晕,表现为产后恶露不下或量少,少腹阵痛拒按。

5. 虚瘀证 气虚者神疲体倦,气短懒言,神疲体倦,面色㿠白;肾虚者腰酸膝软,头晕耳鸣;阴虚者,潮热颧红,咽干口燥,手足心热;气血虚则神疲体倦,气短懒言,面色少华;脉络瘀阻的痿证,久病体虚。可伴有肌肉活动时隐痛不适,舌痿不能伸缩;瘀毒正衰证的呼吸窘迫综合征可有呼吸急促,神疲倦怠,甚者神昏日重,四末不温等。

三、舌象与脉象

1. 血瘀证

(1) 舌象:一般舌暗、紫暗,有瘀斑、瘀点,也可见舌淡红、暗红、红、暗红或正常。舌苔多薄白,也有苔少、无特殊。

(2) 脉象:可有脉涩、沉弦、沉涩、弦滑、细涩、细无力、滑、细弦、细、缓或无特殊,也有或结或代脉。

2. 瘀热证

(1) 舌象:一般舌质青紫或红绛,并有瘀点瘀斑,或尖边有瘀点;苔黄、薄黄、黄腻。

(2) 脉象:一般脉弦数、弦、涩、细滑,也可有细数、沉迟、沉弦等。

3. 湿瘀与湿热瘀证

（1）舌象：舌质紫暗或有紫斑、瘀点，舌质红、微红；舌苔无热则苔白、白腻；有热则黄、有湿则腻，故有湿热则黄腻。

（2）脉象：脉象比较复杂，因血瘀及湿、热之不同，可见脉细、沉细、细涩、濡细、细弱、弦数或滑数、滑微数等。

4. 寒瘀证

（1）舌象：舌质淡、淡胖、暗、紫暗或有瘀斑，舌苔白或薄白。

（2）脉象：脉沉、沉细、沉紧、涩或沉弦，指纹紫暗。

5. 虚瘀证

（1）舌象：舌质淡紫、紫暗、暗淡、暗、暗红有瘀斑、瘀点；舌苔白、薄白或无苔。

（2）脉象：脉细涩、细弱、弦细、沉涩、细数亦有弦滑或沉弦。

四、代表方

1. 血瘀证

（1）桃红四物汤：补益剂中补血方四物汤的附方。由四物汤加桃仁、红花组成，也叫加味四物汤。功用养血活血。主治血虚兼血瘀证。本节用于脱疽、真伤瘀肿的鼻损伤；产后小便不通用加味四物汤或小蓟饮子或黄芪当归散；经期延长用桃红四物汤合失笑散加味或桂枝茯苓丸加益母草、川牛膝。

（2）生化汤：理血剂，活血祛瘀方。功用养血祛瘀，温经止痛。主治血虚寒凝，瘀血阻滞证。现代常用于产后子宫复旧不良、产后宫缩疼痛、胎盘残留等属产后血虚寒凝、瘀血内阻者。本节用于产后发热。流产术后出血加益母草、赤芍、续断、党参。产后腹痛生化汤加益母草，或散结定痛汤，或补血定痛汤。堕胎小产的胎动欲堕证加益母草。产后恶露不绝加益母草、炒蒲黄。

（3）血府逐瘀汤：理血剂，活血祛瘀方。功用活血化瘀，行气止痛。主治胸中血瘀证。现代用于冠心病心绞痛、风湿性心脏病、胸部挫伤及肋软骨炎之胸痛，以及脑血栓形成、高血压病、高脂血症、血栓闭塞性脉管炎、神经官能症、脑震荡后遗症之头痛、头晕等属瘀阻气滞者。本节用于痛经。胁痛用血府逐瘀汤或复元活血汤；胸痹、肺癌、消渴目疾、视瞻昏渺血府逐瘀汤加减。

通窍活血汤、少腹逐瘀汤、膈下逐瘀汤、身痛逐瘀汤也是理血剂，活血祛瘀方，血府逐瘀汤的附方。

（4）通窍活血汤：功能活血通窍。主治瘀血头面证。本节多用于经行头痛。

（5）少腹逐瘀汤：功能活血祛瘀，温经止痛。主治寒凝血瘀证。本节用于不孕症，由盆腔炎、附件炎导致的不孕，多选用膈下逐瘀汤、当归芍药散。中药外敷下腹部或用活血行气通腑药、水煎保留灌肠。

（6）膈下逐瘀汤：功能活血祛瘀，行气止痛。主治瘀血阻滞膈下证。本节不孕症用少腹逐瘀汤或膈下逐瘀汤。膈下逐瘀汤合六君子汤治疗积证。

（7）身痛逐瘀汤：功能活血行气，祛风除湿，通痹止痛。主治瘀血痹阻经络证。本节用于腰痛。

（8）桂枝茯苓丸：理血剂，活血祛瘀方。功能活血化瘀，缓消癥块。主治瘀阻胞宫证。现代常用于子宫肌瘤、子宫内膜异位症、卵巢囊肿、附件炎、慢性盆腔炎等属瘀血留滞者。桂枝茯苓丸合寿胎丸，妊娠腹痛和滑胎；经期延长，桂枝茯苓丸加益母草、川牛膝。

（9）复元活血汤：理血剂，活血祛瘀方。功能活血祛瘀，疏肝通络。主治跌打损伤瘀血阻滞证。现代常用于肋间神经痛、肋软骨炎、胸胁部挫伤、乳腺增生症属瘀血停滞者。本节用于耳损伤加田七粉、丝瓜络、通草。

(10) 其他：宫外孕Ⅰ号用于已破损期不稳定型。异位妊娠Ⅱ号用于已破损期包块型。脱花煎用于胎堕不全。逐瘀止血汤用治经间期出血。失笑散用于月经过多。产后抑郁用调经散或芎归泻心汤。心悸用桃仁红花煎合桂枝甘草龙骨牡蛎汤；胃痛选失笑散合丹参饮。噎膈通幽汤加减。癃闭抵当丸加减。股肿选活血通脉汤。流注选活血散瘀汤。厥证（血厥）选羚角钩藤汤或通瘀煎。鼻损伤（鼻伤瘀血）用活血止痛汤或正骨紫金丹或人参紫金丹。脉络瘀滞的珠凸出眶选通血散。

2. 瘀热证

(1) 桃红四物汤：补益剂中补血方四物汤的附方，也叫加味四物汤。功能养血活血。主治血虚兼血瘀证。本节用于热瘀互结的扁瘊，合清营汤治疗热蕴瘀毒的梅毒。

(2) 血府逐瘀汤：理血剂中的活血祛瘀方。功能活血化瘀，行气止痛。主治胸中血瘀证。现代常用于冠心病心绞痛、风湿性心脏病、胸部挫伤及肋软骨炎之胸痛，以及脑血栓形成、高血压病、高脂血症、血栓闭塞性脉管炎、神经官能症、脑震荡后遗症之头痛、头晕等属瘀阻气滞者。本节用于血瘀的内伤发热及瘀热壅阻的经行发热。

(3) 其他：清经散用于宫环出血。小柴胡汤合桃核承气汤用于热灼血瘀的子宫内膜异位症。清热调血汤用于肝胆湿热下注之妇人腹痛。凉血地黄汤合活血散瘀汤用于血栓性外痔；活血通脉汤用于血栓性浅静脉炎。承气汤合犀角地黄汤用于多脏器功能失调综合征。

3. 湿瘀与湿热瘀证 因血瘀、湿邪、热邪的轻重不同，选用的方剂差别很大。

(1) 桃红四物汤合五苓散：功能活血祛瘀，化气行水。

主治瘀水互结之水肿。

(2) 调营饮：功能活血化瘀，行气利水。主治瘀结水留的鼓胀。

(3) 其他：死胎不下用平胃散。湿毒瘀结引起的断经复来用萆薢渗湿汤合桂枝茯苓丸，去滑石，加黄芪、三七。慢性盆腔炎用银甲丸或当归芍药散加丹参、毛冬青、忍冬藤、田七片；急性盆腔炎用仙方活命饮加薏苡仁、冬瓜仁。痛经用清热调血汤或银甲丸。癥瘕用大黄牡丹汤加木通、茯苓。附骨疽用仙方活命饮合五神汤。瓜藤缠用萆薢渗湿汤合桃红四物汤。湿热血瘀的疣，用马齿苋合剂加薏苡仁、冬瓜仁。

4. 寒瘀证

(1) 当归四逆汤：温里剂的温经散寒方。功能温经散寒，养血通脉。主治血虚寒厥证。现代常用于血栓闭塞性脉管炎、无脉症、雷诺病、小儿麻痹、冻疮、妇女痛经、肩周炎、风湿性关节炎等属血虚寒凝者。本节用于硬肿症。

(2) 其他：少腹逐瘀汤或温经散寒汤用于痛经。经行身痛用趁痛散。产后血晕用夺命散加当归、川芎，或黑神散加琥珀。子宫内膜异位症用少腹逐瘀汤。

5. 虚瘀证　虚瘀证是瘀血与各种虚证同存，故其方剂由活血化瘀药与补虚药组成，也有侧重，或以补虚为主，或以活血化瘀为主。

第二节　血虚类

一、血虚证

1. 便秘（虚秘：血虚秘）

便秘是指粪便在肠内滞留过久，秘结不通，排便周期延长,或周期不长,但粪质干结,排出艰难,或粪质不硬,虽有便意,但便不畅的病证。

本节所论是以便秘为主要症状的辨证论治,类似于西医学的功能性便秘。同时肠道激惹综合征、肠炎恢复期肠蠕动减弱引起的便秘,直肠及肛门疾患引起的便秘,药物性便秘,内分泌及代谢性疾病的便秘,以及肌力减退所致的排便困难等均可参照本节内容处理。

《中医内科学》将其分为实秘(热秘、气秘、冷秘)和虚秘(气虚秘、血虚秘、阴虚秘、阳虚秘)。

【临床表现】大便干结,面色无华,头晕目眩,心悸气短,健忘,口唇色淡;舌淡苔白,脉细。

【证机概要】血液亏虚,肠道失荣。

【治法】养血润燥,润肠通便。

【方药】润肠丸加减。

方中当归、生地黄滋阴养血;麻仁、桃仁润肠通便;枳壳引气下行。

面色㿠白、眩晕甚加玄参、何首乌、枸杞子养血润肠;手足心热,午后潮热加知母、胡黄连等以清虚热;阴血已复,便仍干燥用五仁丸润滑肠道。

2. 嘈杂(血虚证)

嘈杂是指胃中空虚,似饥非饥,似辣非辣,似痛非痛,莫可名状,时作时止的病证。可单独出现,又常与胃痛、吞酸兼见。

《中医内科学》将其附在胃痛内,分为胃热证、胃虚证和血虚证。

【临床表现】嘈杂而兼面白唇淡,头晕心悸,失眠多梦;舌淡,脉细弱。

【证机概要】血虚中焦不和。

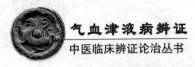

【治法】益气养血和中。

【方药】归脾汤。

方中黄芪、党参补气健脾；当归、龙眼肉养血和营；木香健脾理气；茯神、远志、枣仁养心安神；生姜、大枣、甘草和胃健脾，以资化源。

3. 头痛（血虚头痛）

头痛是临床常见的自觉症状，可单独出现，亦见于多种疾病过程。本节所讨论的头痛是指因外感六淫、内伤杂病而引起的以头痛为主要表现的一类病证。若头痛属某一疾病过程中所出现的兼症，不属本节讨论范围。

头痛可见于西医学内、外、神经、精神、五官等各科疾病中。本节所讨论主要为内科常见的头痛，如血管性头痛、紧张性头痛、三叉神经痛、外伤后头痛、部分颅内疾病、神经官能症及某些感染性疾病、五官科疾病的头痛等均可参照本节内容辨证论治。

二、瘀热证

1. 内伤发热（血瘀发热证）

内伤发热是指以内伤为病因，脏腑功能失调，气、血、阴、阳失衡为基本病机，以发热为主要临床表现的病证。一般起病较缓，病程较长，热势轻重不一，但以低热为多，或自觉发热而体温并不升高。

凡是不因感受外邪所导致的发热，均属内伤发热范畴。西医学的功能性低热、肿瘤、血液病、结缔组织疾病、内分泌疾病及部分慢性感染性疾病引起的发热，以及某些原因不明的发热，具有内伤发热的临床表现时均可参照本节辨证论治。

《中医内科学》将其分为阴虚发热证、血虚发热证、气虚发热证、阳虚发热证、气郁发热证、痰湿郁热证和血瘀发热证。

【临床表现】午后或夜晚发热，或自觉身体某些部位发热，口燥咽干，但不多饮，肢体或躯干有固定痛处或肿块，面色萎黄或晦暗；舌青紫或有瘀点、瘀斑，脉弦或涩。

【证机概要】血行瘀滞，瘀热内生。

【治法】活血化瘀，行气止痛。

【方药】血府逐瘀汤加减。

方中当归、川芎、赤芍药、地黄养血活血；桃仁、红花、牛膝活血祛瘀；柴胡、枳壳、桔梗理气行气。

2. 宫环出血（瘀热互结证）

宫环出血系指育龄妇女放置节育器后，节育器位置正常，而出现以经期延长或月经过多、非经期阴道流血等异常子宫出血为主症的疾病。西医学称宫内节育器出血副反应。近代中医妇科著作将其归于"经期延长""月经过多"等月经不调范畴。

《中医妇科学》将其分为肝郁血瘀证、阴虚血瘀证、气虚血瘀证和瘀热互结证。

【临床表现】宫内置环后出现经行时间延长或经量多于以往月经量，经色暗红，有血块或经行不畅；心烦口渴，或伴发热，小便黄，大便燥结；舌红，苔薄，脉弦数。

【证机概要】宫内置环，影响子宫正常血运，导致血瘀，日久化热，瘀热互结。

【治法】凉血化瘀止血。

【方药】清经散加味。

3. 经行发热（瘀热壅阻证）

每值经期或行经前后出现以发热为主症者，称"经行发热"，亦称"经病发热"。

《中医妇科学》将其分为肝肾阴虚证、血气虚弱证和瘀热壅阻证。

【临床表现】经前或经期发热，腹痛，经色紫暗，夹有血块；舌暗或尖边有瘀点，脉沉弦数。

【证机概要】瘀热交结阻碍血行，经行瘀阻不通，营卫失和。

【治法】化瘀清热。

【方药】血府逐瘀汤加丹皮。

方中四物养血活血；桃仁、红花、赤芍、牛膝活血化瘀；柴胡、丹皮凉血清热；枳壳、桔梗直通上下气机，使气调血和，瘀祛热除。

4. 子宫内膜异位症（热灼血瘀证）

子宫内膜异位症（简称内异症）是指具有生长功能的子宫内膜组织出现在子宫腔被覆黏膜以外的身体其他部位所引起的一种疾病。因大多数病变出现在盆腔内生殖器和邻近器官的腹膜面，故临床常称盆腔子宫内膜异位症。

内异症典型的症状是继发性、进行性加剧的下腹部及腰骶部痛经，可放射至阴道、会阴、肛门或大腿内侧。常于经潮前1~2天发作，经期第1天最甚，之后渐减，多在经净时消失；亦可见月经提前、经量增多、经期延长或经前点滴出血或性交痛、不孕等。肠道子宫内膜异位症患者还可出现腹痛、腹泻或便秘，甚至周期性少量便血。

《中医妇科学》将其附于痛经内，分为气滞血瘀证、寒凝血瘀证、肾虚血瘀证、气虚血瘀证和热灼血瘀证。

【临床表现】经前或经行发热，小腹灼热疼痛拒按；月经提前、量多、色红质稠有块或淋沥不净；烦躁易怒，溲黄便结；盆腔结节包块触痛明显；舌红有瘀点，苔黄，脉弦数。

【证机概要】热结冲任，瘀血内停。

【治法】清热凉血，活血化瘀。

【方药】小柴胡汤合桃核承气汤加丹皮、红藤、败酱草。

方中柴胡行气解郁，疏散退热；黄芩苦寒泄热；人参、甘草、大枣扶正祛邪；半夏、生姜和胃降逆；桃仁活血祛瘀；桂枝温经通脉；大黄、芒硝清热泻火，泻下软坚，荡涤热积，破坚积热块。加丹皮、红藤、败酱草，增清热解毒、凉血活血之力。

经量多或淋沥不净加茜草、益母草、大小蓟凉血化瘀止血；疼痛甚加炒蒲黄、五灵脂、延胡索化瘀痛；盆腔结节包块酌加三棱、莪术、鳖甲、半枝莲消癥散结。

5. 梅毒（热蕴瘀毒证）

梅毒是由梅毒螺旋体所引起的一种全身性、慢性性传播疾病，属中医学"霉疮""疳疮""花柳病"等范畴。早期主要表现为皮肤黏膜损害，晚期可造成骨骼及眼部、心血管、中枢神经系统等多器官组织病变，主要由不洁性交传染，偶尔通过接吻、哺乳，或接触患者污染的衣物、输血等途径间接传染，亦可通过母婴传播。

《中医外科学》将其分为肝经湿热证、血热蕴毒证、毒结筋骨证、肝肾亏损证和心肾亏虚证。

【临床表现】多见于二期梅毒。周身起杨梅疮，色如玫瑰，不痛不痒，或见丘疹、脓疱、鳞屑；兼见口干咽燥，口舌生疮，大便秘结；舌红绛，苔薄黄或少苔，脉细滑或细数。

【证机概要】梅毒内侵，热毒瘀结。

【治法】凉血解毒，泄热散瘀。

【方药】清营汤合桃红四物汤加减。

6. 妇人腹痛（湿热瘀结型）

妇人不在行经、妊娠及产后期间发生小腹疼痛，甚则痛连腰骶者，称妇人腹痛，亦称"妇人腹中痛"。西医学之急性盆腔炎等引起的腹痛可参照本病辨证论治。

《中医急诊学》将其分为实证（感染邪毒型、湿热瘀结型）和虚实夹杂证（邪毒内陷型）。

【临床表现】小腹疼痛拒按，灼热，或有积块，伴腰骶胀痛，低热起伏，带下量多，黄稠臭秽，小便短黄；舌红，苔黄腻，脉弦滑数。

【证机概要】湿热之邪与血搏结，瘀阻冲任。

【治法】清热除湿，化瘀止痛。

【方药】清热调血汤。

肝胆湿热下注加龙胆草、栀子、黄芩；下腹痛甚加制乳香、制没药、川楝子、木香、红藤行气止痛；腹胀加柴胡、枳实疏肝行气；盆腔有包块加生蒲黄、五灵脂、皂角刺；带下黄稠量多加黄柏、椿根皮清热利湿。

热结瘀甚，症见高热不退，神昏谵语，腹痛拒按，宜泄热化瘀散结，可用桃核承气汤加金银花、白花蛇舌草等。

中成药：妇炎康复片、金鸡冲剂、鱼腥草注射液。

其他疗法：针灸次髎、中极、合谷、曲池、行间、曲泉等穴。消化膏外敷。复方红藤汤浓煎保留灌肠。肛门塞药：野菊花栓、盆炎清栓。

7. 血栓性浅静脉炎（血瘀证）

血栓性浅静脉炎是发生于肢体浅静脉的血栓性、炎性病变。

《中医外科学》将其分为湿热证、血瘀证和肝郁证。

【临床表现】患肢疼痛、肿胀、皮色红紫，活动后甚，小腿部挤压刺痛，或见条索状物，按之柔韧或似弓弦；舌有瘀点、瘀斑，脉沉细或沉涩。

【证机概要】瘀血阻滞经脉，气血不通，瘀久化热。

【治法】活血化瘀，清热散结。

【方药】活血通脉汤加鸡血藤、桃仁、忍冬藤。

发于上肢加桂枝;发于下肢用牛膝,兼服四虫丸。

8. 血栓性外痔(血热瘀结证)

痔是直肠末端黏膜和肛管皮下的静脉丛发生扩大曲张所形成的柔软静脉团。根据发病部位的不同,可分为内痔、外痔和混合痔。

《中医外科学》将其分为内痔(风热肠燥证、湿热下注证、气滞血瘀证、脾虚气陷证)、外痔[结缔组织外痔、静脉曲张性外痔(湿热下注证)、血栓性外痔(血热瘀结证)]和混合痔。

【临床表现】肛缘肿物凸起,色暗紫,疼痛剧烈难忍,肛门坠胀,伴口渴便秘;舌紫,苔薄黄,脉弦涩。

【证机概要】瘀热结于肛门。

【治法】清热凉血,散瘀消肿。

【方药】凉血地黄汤合活血散瘀汤加减。

9. 扁瘊(热瘀互结证)

疣是一种发生于皮肤浅表的良性赘生物,因皮损形态和发病部位不同而名称各异,发于手背、手指、头皮等处称千日疮、疣目、枯筋箭或瘊子;发于颜面、手背、前臂等处称扁瘊;发于胸背部有脐窝的赘疣称鼠乳;发于足跖的称跖疣;发于颈周围及眼睑部位,呈细软丝状凸起者称丝状疣或线瘊。本病西医学亦称疣,一般分为寻常疣、扁平疣、传染性软疣、掌跖疣和丝状疣等。

《中医外科学》将疣分为风热血燥证和湿热血瘀证,将扁瘊分为风热蕴结证和热瘀互结证。认为疣目、扁瘊皮损少者及鼠乳、掌跖疣、丝状疣均无须内服治疗。

【临床表现】病程较长,皮疹较硬,大小不一,色黄褐或暗红,不痒不痛;舌红或暗红,苔薄白,脉沉弦。

【证机概要】瘀热结于上焦肌肤。

【治法】活血化瘀，清热散结。

【方药】桃红四物汤加生黄芪、板蓝根、紫草、马齿苋、浙贝母、薏苡仁。

10. 多脏器功能失调综合征（毒热内盛证和瘀毒内阻证）

多脏器功能失调综合征是由严重感染、严重免疫紊乱、创伤、烧伤以及各种休克所引起的以严重生理紊乱为特征的临床证候群，临床特征为多个器官序贯或同时发生的多器官功能障碍或功能衰竭。严格来讲，多脏器功能失调综合征是在严重感染、创伤、烧伤、休克及重症胰腺炎等疾病过程中，发病在24小时以上，出现两个或两个以上的器官或系统序贯性的功能障碍或功能衰竭。本病概念涵盖在中医学的温病、伤寒变证、脱证等疾病中，辨证论治具有肯定的疗效。

《中医急诊学》将其分为实证期（毒热内盛证、瘀毒内阻证）和虚证期（气阴耗竭证、阳气暴脱证）。

【临床表现】高热持续不退，烦躁，神昏，恶心呕吐，舌红绛，脉数；或高热，或神昏，或疼痛状如针刺刀割，痛处固定不移，常在夜间加重，肿块，出血，舌紫暗或有瘀斑，脉沉迟或沉弦。

【证机概要】毒热内盛，气机失调，瘀毒内阻，扰闭神机。

【治法】解毒泄热，化瘀理气，醒神开窍。

【方药】承气汤合犀角地黄汤。

阳明腑实为主用大承气汤，荡涤肠胃；瘀血证为主加丹参、红花等；神昏为主加安宫牛黄丸。

中成药：清开灵注射液、鱼腥草注射液。

三、湿瘀与湿热瘀证

1. 水肿（阴水：瘀水互结证）

水肿是体内水液潴留，泛滥肌肤，表现以头面、眼睑、四肢、腹背,甚至全身浮肿为特征的一类病证。西医学中,水肿是多种疾病的一个症状,包括肾性水肿、心性水肿、肝性水肿、营养不良性水肿、功能性水肿、内分泌失调引起的水肿等。本节论及的水肿以肾性水肿为主,包括急慢性肾小球肾炎、肾病综合征、继发性肾小球疾病等。

《中医内科学》将其分为阳水(风水相搏证、湿毒浸淫证、水湿浸渍证)和阴水(脾阳虚衰证、肾阳衰微证、瘀水互结证)。

【临床表现】水肿延久不退,肿势轻重不一,四肢或全身浮肿,以下肢为主,皮肤瘀斑,腰部刺痛,或伴血尿;舌紫暗,苔白,脉沉细涩。

【证机概要】水停湿阻,气滞血瘀,三焦气化不利。

【治法】活血祛瘀,化气行水。

【方药】桃红四物汤合五苓散。前方活血化瘀,后方通阳行水。

方中当归、赤芍、川芎、丹参养血活血;益母草、红花、凌霄花、路路通、桃仁活血通络;桂枝、附子通阳化气;茯苓、泽泻、车前子利水消肿。

全身肿甚,气喘烦闷,小便不利加葶苈子、川椒目、泽兰逐瘀泻肺;腰膝酸软,神疲乏力合济生肾气丸;气阳虚加黄芪、附子益气温阳,助化瘀行水之功。久病水肿,虽无明显瘀阻之象,可合益母草、泽兰、桃仁、红花等药,加强利尿消肿之效。

2. 鼓胀(瘀结水留证)

鼓胀是指腹部胀大如鼓的一类病证,临床以腹大胀满、绷急如鼓、皮色苍黄、脉络显露为特征,故名鼓胀。本病类似于西医学的肝硬化腹水,包括病毒性肝炎,血吸虫病,胆汁性、营养不良性等原因导致的肝硬化腹水。其他疾病出现的腹水,如结核性腹膜炎腹水、丝虫病乳糜腹水、腹腔内晚期恶性肿瘤、慢性缩窄性心包炎、肾病综合征等,符合鼓胀特征者亦可参照本节辨证论治。

《中医内科学》将其分为气滞湿阻证、水湿困脾证、水热蕴结证、瘀结水留证、阳虚水盛证、阴虚水停证和变证。

【临床表现】脘腹坚满,青筋显露,胁下癥结痛如针刺,面色晦暗黧黑,或见赤丝血缕,面、颈、胸、臂出现血痣或蟹爪纹,口干不欲饮水,或见大便色黑;舌紫暗或有紫斑,脉细涩。

【证机概要】肝脾瘀结,络脉滞涩,水气停留。

【治法】活血化瘀,行气利水。

【方药】调营饮加减。

方中当归、赤芍、桃仁、三棱、莪术、鳖甲化瘀散结;大腹皮行气消胀;马鞭草、益母草、泽兰、泽泻、赤茯苓化瘀利水。

胁下癥结肿大明显选加穿山甲、土鳖虫、牡蛎,或配鳖甲煎丸内服,化瘀消癥;病久体虚,气血不足,或攻逐之后,正气受损用八珍汤或人参养营丸等补养气血;大便色黑可加参三七、茜草、侧柏叶等化瘀止血;病势恶化,大量吐血、下血,或出现神志昏迷等危象当辨阴阳之衰脱而急救之。

3. 死胎不下(湿浊瘀阻证)

妊娠 20 周以后胎死宫内,不能自行产出者,称"胎死不下",亦称"胎死腹中""子死腹中"。西医学的"死胎""胎儿死亡综合征"与本病相似,可参考治疗。

《中医妇科学》将其分为气血虚弱证、气滞血瘀证和湿浊瘀阻证。

【临床表现】胎死腹中,小腹疼痛或有冷感,或阴道流血,色暗,胸腹满闷,精神疲倦,口出秽气;苔厚腻,脉濡细。

【证机概要】脾虚失运，水湿内停，湿浊困阻气机。

【治法】运脾燥湿，活血下胎。

【方药】平胃散加芒硝。

方中苍术燥湿健脾，健运中州；甘草健脾和中；厚朴、陈皮燥湿行气；芒硝润下，使中州健运，湿浊瘀邪得以运行，则死胎自下。

脾虚明显加党参、黄芪、白术健脾益气，振奋脾阳，消除湿浊，促死胎外出。

4. 断经复来（湿毒瘀结证）

经断复来是指绝经期妇女经停止1年或1年以上，再次出现子宫出血，亦称"年老经水复行"，或称"妇人经断复来"。《中医妇科学》将其分为脾虚肝郁证、肾阴虚证、湿热下注证和湿毒瘀结证。

【临床表现】绝经后复见阴道出血，量少，淋沥不断，夹有杂色带下，恶臭，小腹疼痛，低热起伏，神疲，形体消瘦；舌暗，或有瘀斑，苔白腻，脉细弱。

【证机概要】湿毒之邪，日久瘀结，损伤胞宫胞络。

【治法】利湿解毒，化瘀散结。

【方药】萆薢渗湿汤合桂枝茯苓丸，去滑石，加黄芪、三七。萆薢渗湿汤原方治湿热下注证之阴痒。

方中萆薢、赤茯苓、泽泻、通草淡渗利湿；黄柏清下焦湿热，且能解毒；生苡仁健脾利湿，清热解毒；桂枝温经通阳行滞；丹皮、赤芍、桃仁活血化瘀散结；生黄芪健脾益气，利水祛湿；三七粉化瘀止血。

带下恶臭明显加败酱草、白花蛇舌草清热解毒；下腹包块，疼痛拒按加三棱、莪术化瘀消癥，活血止痛。

5. 慢性盆腔炎（湿热瘀结证）

盆腔炎是指女性内生殖器官及周围结缔组织、盆腔腹膜发生的炎症，分为急性盆腔炎和慢性盆腔炎。盆腔炎相当常见，中西医结合治疗效果明显。

《中医妇科学》将其分为急性盆腔炎（热毒炽盛证、湿热瘀结证）和慢性盆腔炎（湿热瘀结证、气滞血瘀证、寒湿凝滞证、气虚血瘀证）。

【临床表现】少腹部隐痛，或疼痛拒按，痛连腰骶，低热起伏，经行或劳累时加重，带下量多，色黄，质黏稠；胸闷纳呆，口干不欲饮，大便溏，或秘结，小便黄赤；舌体胖大，色红，苔黄腻，脉弦数或滑数。

【证机概要】湿热之余邪与气血搏结于冲任胞宫。

【治法】清热利湿，化瘀止痛。

【方药】银甲丸或当归芍药散加丹参、毛冬青、忍冬藤、田七片。

银甲丸中金银花、连翘、蒲公英、紫花地丁、红藤、大青叶、升麻等清热解毒；茵陈、椿根皮等清热除湿；生鳖甲、蒲黄、琥珀活血化瘀，软坚散结；桔梗辛散排脓。

湿邪甚加茯苓、厚朴、大腹皮；便溏加白术、藿香。

6. 急性盆腔炎（湿热瘀结证）

【临床表现】下腹部疼痛拒按，或胀满，热势起伏，寒热往来，带下量多、色黄、质稠、味臭秽，经量增多，经期延长，淋沥不止，大便溏或燥结，小便短赤；舌红有瘀点，苔黄厚，脉弦滑。

【证机概要】邪热侵袭冲任胞宫，与气血相搏，下焦气机阻滞，血行不畅，邪热瘀结。

【治法】清热利湿，化瘀止痛。

【方药】仙方活命饮加薏苡仁、冬瓜仁。

▶ 第四章 血病辨证 ◀

方中金银花、甘草清热解毒；防风、白芷发散湿邪；贝母、天花粉清化热痰；当归、赤芍、乳香、没药活血化瘀以止痛；陈皮理气行滞；穿山甲、皂刺引经入络，直达病所。加薏苡仁、冬瓜仁加强清湿热解毒之功。

7. 痛经（湿热瘀阻证）

痛经是指妇女正值经期或经行前后出现周期性小腹疼痛或痛引腰骶，甚至剧痛晕厥的病证，又称"经行腹痛"。西医学分为原发性痛经和继发性痛经。原发性痛经又称功能性痛经，是指生殖器官无器质性病变者。因盆腔器质性疾病如子宫内膜异位症、子宫腺肌症、盆腔炎或宫颈狭窄等引起的属继发性痛经。原发性痛经以青少年女性多见，继发性痛经常见于育龄期妇女。

《中医妇科学》将其分为气滞血瘀证、寒凝血瘀证、湿热瘀阻证、气血虚弱证和肾气亏损证。

【临床表现】经前或经期小腹疼痛或胀痛不适，有灼热感，或痛连腰骶，或平时小腹疼痛，经前加剧；经血量多或经期长，色暗红，质稠或夹较多黏液；素常带下量多，色黄质稠有臭味；或伴低热起伏，小便黄赤；舌质红，苔黄腻，脉滑数或弦数。

【证机概要】湿热之邪，盘踞冲任子宫，气血失畅，经前血海气血充盈，湿热与血互结壅滞不通。

【治法】清热除湿，化瘀止痛。

【方药】清热调血汤加车前子、薏苡仁、败酱草或银甲丸。

清热调血汤中黄连清热燥湿；丹皮、生地黄、白芍清热凉血；当归、川芎、桃仁、红花活血化瘀；延胡索、莪术、香附行气活血止痛。加车前仁、薏苡仁、败酱草增强清热除湿之功。

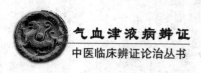

痛连腰骶加续断、狗脊、秦艽清热除湿止痛；月经量多或经期长酌加地榆、槐花、马齿苋、黄芩凉血止血；带下异常加黄柏、土茯苓、椿根白皮除湿止带。

8. 癥瘕（湿热瘀阻证）

妇人下腹结块，伴或胀或痛或满或异常出血者，称癥瘕。癥者有形可征，固定不移，痛有定处；瘕者假聚成形，聚散无常，推之可移，痛无定处。一般癥属血病，瘕属气病，但临床常难以划分，故并称癥瘕。癥瘕有良性和恶性之分，本节仅讨论良性癥瘕。西医学的子宫肌瘤、卵巢肿瘤、盆腔炎性包块、子宫内膜异位症结节包块、结核性包块及陈旧性宫外孕血肿等，若非手术治疗可参考本病辨证论治。

《中医妇科学》将其分为气滞血瘀证、痰湿瘀结证、湿热瘀阻证和肾虚血瘀证。

【临床表现】下腹部肿块，热痛起伏，触之痛剧，痛连腰骶，经行量多，经期延长，带下量多，色黄如脓，或赤白相兼；兼见身热口渴，心烦不宁，大便秘结，小便黄赤；舌暗红，有瘀斑，苔黄，脉滑数。

【证机概要】湿热之邪与余血搏结，瘀阻胞宫冲任，久则结为癥瘕。

【治法】清热利湿，化瘀消癥。

【方药】大黄牡丹汤加木通、茯苓。

9. 无头疽（附骨疽：湿热瘀阻证）

无头疽是发生于骨与关节间的急性化脓性疾病的统称，因初起无头故名。本病相当于西医学的化脓性骨髓炎、化脓性关节炎。本节选择临床常见的附骨疽、环跳疽作为典型疾病介绍。

《中医外科学》分为附骨疽（湿热瘀阻证、热毒炽盛证、脓毒蚀骨证）和环跳疽。

附骨疽是一种毒气深沉、附着于骨的化脓性疾病,相当于西医学的急、慢性化脓性骨髓炎。

【临床表现】患肢疼痛彻骨,不能活动,继则局部胖肿,皮色不变,按之灼热,有明显的骨压痛和患肢叩击痛;伴寒战高热;舌苔黄,脉数。

【证机概要】经脉瘀阻,瘀久化热生湿。

【治法】清热化湿,行瘀通络。

【方药】仙方活命饮加减。

有损伤史加桃仁、红花;热毒重加黄连、黄柏、山栀;神志不清加犀角地黄汤,或安宫牛黄丸,或紫雪丹。

10. 瓜藤缠(湿热瘀阻证)

瓜藤缠是一种发生于下肢的结节红斑性、皮肤血管炎性皮肤病。因数枚结节,犹如藤系瓜果绕腿胫生而得名。本病相当于西医学的结节性红斑。其特点是散在性皮下结节,鲜红至紫红色,大小不等,疼痛或压痛,好发于小腿伸侧。多见于青年女性,以春秋季发病者为多。

《中医外科学》将其分为湿热瘀阻证和寒湿入络证。

【临床表现】发病急骤,皮下结节,略高出皮面,灼热红肿;伴头痛,咽痛,关节痛,发热,口渴,大便干,小便黄;舌微红,苔白或腻,脉滑微数。

【证机概要】湿热瘀毒,蕴结下肢。

【治法】清热利湿,祛瘀通络。

【方药】萆薢渗湿汤合桃红四物汤加减。

11. 疣(湿热血瘀证)

疣是一种发生于皮肤浅表的良性赘生物。因皮损形态及发病部位不同而名称各异,如发于手背、手指、头皮等处称千日疮、疣目、枯筋箭或瘊子;发于颜面、手背、前臂等处称扁瘊;发于胸背部有脐窝的赘疣称鼠乳;发于足跖称跖疣;发于颈周围及眼睑部位,呈细软丝凸起者,称丝状疣或线瘊。本病西医学亦称疣,一般分为寻常疣、扁平疣、传染性软疣、掌跖疣和丝状疣等。

《中医外科学》将疣分为风热血燥证和湿热血瘀证,将扁瘊分为风热蕴结证和热瘀互结证。

【临床表现】疣目结节疏松,色灰或褐,大小不一,高出皮肤;舌暗红,苔薄,脉细。

【证机概要】湿热瘀结于浅表肌肤。

【治法】清化湿热,活血化瘀。

【方药】马齿苋合剂加薏苡仁、冬瓜仁。

四、寒瘀证

1. 冻疮(寒凝血瘀证)

冻疮是人体遭受寒邪侵袭所引起的局部性或全身性损伤。相当于西医学的冻伤。临床上以暴露部位的局部性冻疮为最常见,局部性者常根据受冻部位的不同,分别称"水浸足""水浸手""冻烂疮"等;全身性冻伤称为"冻死",西医学称"冻僵"。

《中医外科学》将其分为寒凝血瘀证、寒盛阳衰证、寒凝化热证和气血虚瘀证。

【临床表现】局部麻木冷痛,肤色青紫或暗红,肿胀结块,或有水疱,发痒,手足清冷;舌淡苔白,脉沉或沉细。

【证机概要】寒凝血脉,经脉瘀阻。

【治法】温经散寒,养血通脉。

【方药】当归四逆汤或桂枝加当归汤加减。酌加黄芪、丹参、红花。

《中医急诊学》分为实证(寒客肌肤、经络瘀阻)和虚证(体虚中寒、真阳耗竭)。实证用当归四逆汤合桃红四物汤。

化热者减川乌，合仙方活命饮加减。

2. 硬肿症（寒凝血涩）

硬肿症是新生儿时期特有的一种严重疾病，是由多种原因引起的局部甚至全身皮肤和皮下脂肪硬化及水肿，常伴有低体温及多器官功能低下的综合征。其中只硬不肿者称新生儿皮脂硬化症；由于受寒所致者亦称新生儿寒冷损伤综合征。本病与古代医籍中的"胎寒""五硬"相似，西医学称为新生儿硬肿症。

《中医外科学》将其分为寒凝血涩和阳气虚衰。

【临床表现】全身欠温，四肢发凉，反应尚可，哭声较低，肌肤硬肿，难以捏起，硬肿多局限于臀、小腿、臂、面颊等部位，色暗红、青紫，或红肿如冻伤，指纹紫暗。

【证机概要】本证为轻症，先天不足，阳气薄弱，复感外寒，寒凝血瘀。

【治法】温经散寒，活血通络。

【方药】当归四逆汤加减。

方中当归、红花、川芎、桃仁、丹参活血化瘀；白芍和血；桂枝、细辛温经散寒。

硬肿甚加郁金、鸡血藤活血行瘀；虚甚加人参、黄芪补气；寒甚加制附子、干姜温阳散寒。

3. 痛经（寒凝血瘀证）

痛经是指妇女正值经期或经行前后出现周期性小腹疼痛或痛引腰骶，甚至剧痛晕厥，又称"经行腹痛"。西医学分为原发性痛经和继发性痛经。原发性痛经又称功能性痛经，是指生殖器官无器质性病变者。因盆腔器质性疾病如子宫内膜异位症、子宫腺肌症、盆腔炎或宫颈狭窄等所引起的属继发性痛经。原发性痛经以青少年多见，继发性痛经常见于育龄期妇女。

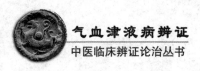

《中医妇科学》将其分为气滞血瘀证、寒凝血瘀证、湿热瘀阻证、气血虚弱证和肾气亏损证。

【临床表现】经前或经期小腹冷痛拒按,得热痛减;月经或见推后,量少,经色暗而有瘀块;面色青白,肢冷畏寒;舌暗苔白,脉沉紧。

【证机概要】寒凝子宫、冲任,血行不畅。

【治法】温经散寒,化瘀止痛。

【方药】少府逐瘀汤或温经散寒汤。

少府逐瘀汤中官桂、干姜、小茴香温经散寒;当归、川芎、赤芍养营活血;蒲黄、五灵脂、没药、延胡索化瘀止痛。

寒凝气闭,痛甚而厥,四肢冰凉,冷汗淋沥加附子、细辛、巴戟回阳散寒;冷痛较甚加艾叶、吴茱萸;痛而胀酌加乌药、香附、九香虫;伴肢体酸重不适,苔白腻,或有冒雨、涉水、久居阴湿之地史加苍术、茯苓、薏苡仁、羌活。

4. 经行身痛（寒凝血瘀证）

每遇经行前后或正值经期,出现以身体疼痛为主症者,称"经行身痛"。

西医学认为,某些患者经前期孕激素分泌不足,或雌激素水平增高,或雌激素与孕激素比值异常造成经前期水钠潴留,引起骨骼肌及关节周围组织充血水肿,从而出现全身关节疼痛。

《中医妇科学》将其分为血虚证和血瘀证。

【临床表现】经行时腰膝、肢体、关节疼痛,得热痛减,遇寒疼甚,月经推迟,经量少,色暗,或有血块;舌紫暗,或有瘀斑,苔薄白,脉沉紧。

【证机概要】寒邪凝滞经络,气血运行不畅。

【治法】活血通络,益气散寒止痛。

【方药】趁痛散。

方中当归养血活血为君；黄芪、白术、炙甘草健脾益气，寓气生血长之义；生姜温中散寒；桂心、薤白、独活温阳散寒止痛；牛膝补肝肾，壮腰膝。

寒甚加川乌；经行不畅，小腹疼痛加益母草、延胡索。

5. 产后血晕（瘀阻气闭证）

产妇分娩后突然头晕眼花，不能起坐，或心胸满闷，恶心呕吐，痰涌气急，心烦不安，甚则神昏口噤，不省人事称"产后血晕"，可与西医学"产后出血"和"羊水栓塞"互参。《中医妇科学》将其分为血虚气脱证和瘀阻气闭证。

【临床表现】产后恶露不下或量少，少腹阵痛拒按，突然头晕眼花，不能起坐，甚则心下急满，气粗喘促，神昏口噤，不省人事，两手握拳，牙关紧闭，面色青紫；唇舌紫暗脉涩。

【证机概要】产时感寒，气血凝滞，以致恶露不下或量少，寒凝血滞，瘀血内阻。

【治法】行血逐瘀。

【方药】夺命散加当归、川芎，或黑神散加琥珀。

夺命散原方治血瘀气逆之闭证。方中没药、血竭活血理气，逐瘀止痛；加当归、川芎增强活血行瘀之力。

黑神散行气下胎，用于产后恶露不下，攻冲作痛，胞衣不下，胎死腹中。兼胸闷呕哕，加姜半夏、胆南星降逆化痰。

6. 子宫内膜异位症（寒凝血瘀证）

子宫内膜异位症（简称内异症）是指具有生长功能的子宫内膜组织出现在子宫腔被覆黏膜以外的身体其他部位所引起的一种疾病。因其大多数病变出现在盆腔内生殖器和邻近器官的腹膜面，故临床常称盆腔子宫内膜异位症。

内异症的典型症状是继发性、进行性加剧的下腹部及腰骶部痛经，可放射至阴道、会阴、肛门或大腿内侧。常于经潮前1~2天发作，经期第1天最甚，之后渐减，多在经净时消失。

亦可见月经提前、经量增多、经期延长或经前点滴出血或性交痛、不孕等。肠道子宫内膜异位症患者还可出现腹痛、腹泻或便秘，甚至周期性少量便血。

《中医妇科学》将其附于痛经内，分为气滞血瘀证、寒凝血瘀证、肾虚血瘀证、气虚血瘀证和热灼血瘀证。

【临床表现】经前或经期小腹绞痛、冷痛、坠胀痛，拒按，得热痛减；经量少，色暗红，经血淋沥难净，或见月经愆期、不孕；畏寒肢冷，或大便不实；舌质淡胖而紫暗，苔白，脉沉弦或紧。

【证机概要】寒邪阻闭，瘀结少腹。

【治法】温经散寒，活血化瘀。

【方药】少腹逐瘀汤。原方治小腹积块疼痛属寒凝血瘀者。

经血淋沥难净，加艾叶、炮姜、益母草温经止血；素体阳虚，畏寒肢冷，脉沉细加补骨脂、制附子、巴戟天温肾助阳；盆腔包块，酌加桃仁、三棱、莪术、土鳖虫活血消瘀。

五、虚瘀证

1. 中风（恢复期：气虚络瘀证）

中风是以猝然昏仆、不省人事、半身不遂、口眼㖞斜、语言不利为主症的病证。轻者可无昏仆而仅见半身不遂及口眼㖞斜等症状。西医学的急性脑血管疾病与之相近，包括缺血性中风和出血性中风，其他如短暂性脑缺血发作、局限性脑梗死、原发性脑出血和蛛网膜下腔出血等，均可参照本病进行辨证论治。

恢复期因气血失调，血脉不畅而遗经络形证。中脏腑经积极抢救，但因肝肾阴虚，气血亏损未复，气血运行不畅，而留有半身不遂、口㖞或不语等后遗症。

第四章 血病辨证

《中医内科学》将其分为中经络（风痰入络证、风阳上扰证、阴虚风动证）、中脏腑闭证（痰热腑实证、痰火瘀闭证、痰浊瘀闭证）、中脏腑的脱证（阴竭阳亡）和恢复期（风痰瘀阻证、气虚络瘀证、肝肾亏虚证）。

【临床表现】肢体偏枯不用，肢软无力，面色萎黄；舌质淡紫或有瘀斑，苔薄白，脉细涩或细弱。

【证机概要】气虚血瘀，脉阻络痹。

【治法】益气养血，化瘀通络。

【方药】补阳还五汤加减。用于中风恢复阶段，气虚血滞而无风阳痰热表现之半身不遂、口眼㖞斜、语言謇涩之症。

方中黄芪补气养血；桃仁、红花、赤芍、当归尾、川芎养血活血，化瘀通经；地龙、牛膝引血下行而通络。

血虚甚加枸杞子、首乌藤补血；肢冷、阳失温煦加桂枝温经通脉；腰膝酸软加川续断、桑寄生、杜仲壮筋骨，强腰膝。

2. 癥瘕（肾虚血瘀证）

妇人下腹结块，伴有或胀或痛或满或异常出血者，称癥瘕。癥者有形可征，固定不移，痛有定处；瘕者假聚成形，聚散无常，推之可移，痛无定处。一般癥属血病，瘕属气病，但临床常难以划分，故并称癥瘕。癥瘕有良性和恶性之分，本节仅讨论良性癥瘕。西医学的子宫肌瘤、卵巢肿瘤、盆腔炎性包块、子宫内膜异位症结节包块、结核性包块及陈旧性宫外孕血肿等，若非手术治疗可参考本病论治。

《中医妇科学》将其分为气滞血瘀证、痰湿瘀结证、湿热瘀阻证和肾虚血瘀证。

【临床表现】下腹部结块，触痛；月经量多或少，经行腹痛较剧，经色紫暗有块，婚久不孕或曾反复流产；腰酸膝软，头晕耳鸣；舌暗，脉弦细。

【证机概要】先天肾气不足或房劳多产伤肾，肾虚血瘀，胞脉阻滞。

【治法】补肾活血,消癥散结。

【方药】补肾祛瘀方或益肾调经汤。

其他疗法,贴敷法:三品一条枪制成药饼及酊剂,消毒备用。贴敷宫颈外口或插入宫颈管,用于宫颈癌早期及癌前病变或肥大性宫颈炎。介入治疗:经股动脉插管、栓塞子宫动脉,用于子宫肌瘤。

3. 石瘿(瘀热伤阴证)

瘿病坚硬如石不可移动者,称石瘿。相当于西医学的甲状腺癌。

《中医外科学》将其分为痰瘀内结证和瘀热伤阴证。

【临床表现】石瘿晚期,或溃破流血水,或颈部他处发现转移性结块,或声音嘶哑;形倦体瘦;舌紫暗,或见瘀斑,脉沉涩。

【证机概要】瘀热日久,内伤阴液。

【治法】和营养阴。

【方药】通窍活血汤合养阴清肺汤加减。

4. 冻疮(气血虚瘀证)

冻疮是人体遭受寒邪侵袭所引起的局部性或全身性损伤,相当于西医学的冻伤。临床上以暴露部位的局部性冻疮为最常见,局部性者常根据受冻部位的不同,分别称"水浸足""水浸手""冻烂疮"等;全身性冻伤称"冻死",西医学称"冻僵"。

《中医外科学》将其分为寒凝血瘀证、寒盛阳衰证、寒凝化热证和气血虚瘀证。

【临床表现】神疲体倦,气短懒言,面色少华,疮面不敛,疮周暗红漫肿,麻木;舌淡,苔白,脉细弱或虚大无力。

【证机概要】病久气血不足,经脉失养,瘀阻不通。

【治法】益气养血,祛瘀通脉。
【方药】人参养荣汤或八珍汤合桂枝汤加减。

5. 痿证(脉络瘀阻证)

痿证是指肢体筋脉弛缓,软弱无力,不能随意运动,或伴有肌肉萎缩的一种病证。临床以下肢痿弱较为常见,亦称"痿躄"。西医学的多发性神经炎、运动神经元疾病、脊髓病变、重症肌无力、周期性麻痹等表现为肢体痿软无力,不能随意运动者均可参照本节论治。

《中医内科学》将其分为肺热津伤证、湿热浸淫证、脾胃虚弱证、肝肾亏损证和脉络瘀阻证。

【临床表现】久病体虚,四肢痿弱,肌肉瘦削,手足麻木不仁,四肢青筋显露,可伴有肌肉活动时隐痛不适;舌痿不能伸缩,舌质暗淡或有瘀点、瘀斑,脉细涩。

【证机概要】气虚血瘀,阻滞经络,筋脉失养。

【治法】益气养营,活血行瘀。

【方药】圣愈汤合补阳还五汤加减。圣愈汤益气养血,用于气血亏虚,血行滞涩,经脉失养证;补阳还五汤补气活血通络,用于气虚无力推动血行,经脉瘀阻证。

方中人参、黄芪益气;当归、川芎、熟地黄、白芍养血和血;川牛膝、地龙、桃仁、红花、鸡血藤活血化瘀通脉。

手足麻木,舌苔厚腻加橘络、木瓜;下肢痿软无力加杜仲、锁阳、桑寄生;肌肤甲错,形体消瘦,手足痿弱,可用圣愈汤送服大黄䗪虫丸,补虚活血,以丸图缓。

6. 积聚(积证:正虚瘀结证)

积聚是腹内结块,或痛或胀的病证。分别言之,积属有形,结块固定不移,痛有定处,病在血分,是为脏病;聚属无形,包块聚散无常,痛无定处,病在气分,是为腑病。因积与聚关系密切,故两者往往一并论述。

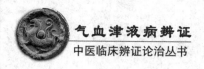

西医学中，凡多种原因引起的肝脾肿大、增生型肠结核、腹腔肿瘤等，多属"积"之范畴；胃肠功能紊乱、不完全性肠梗阻等原因所致的包块，则与"聚"关系密切。

《中医内科学》将其分为聚证（肝气郁结证、食滞痰阻证）和积证（气滞血阻证、瘀血内结证、正虚瘀结证）。

【临床表现】久病体弱，积块坚硬，隐痛或剧痛，饮食大减，肌肉瘦削，神倦乏力，面色萎黄或黧黑，甚则面肢浮肿；舌质淡紫，或光剥无苔，脉细数或弦细。

【证机概要】癥积日久，中虚失运，气血衰少。

【治法】补益气血，活血化瘀。

【方药】八珍汤合化积丸加减。八珍汤补气益血，用于气血衰少；化积丸活血化瘀，软坚消积，用于瘀血内结之积块。

方中人参、白术、茯苓、甘草补气；当归、白芍、地黄、川芎益血；三棱、莪术、阿魏、瓦楞子、五灵脂活血化瘀消积；香附、槟榔行气活血。

阴伤较甚，头晕目眩，舌光无苔，脉象细数加生地黄、北沙参、枸杞子、石斛；牙龈出血，鼻衄酌加山栀、丹皮、白茅根、茜草、三七等；畏寒肢肿，舌淡白，脉沉细加黄芪、附子、肉桂、泽泻等。

7. 呼吸窘迫综合征（晚期：正虚欲脱）

急性呼吸窘迫综合征是发生于严重感染、休克、创伤及烧伤等疾病过程中肺实质细胞损伤导致的以进行性低氧血症、呼吸窘迫为特征的临床综合征。本病属中医学"喘证""暴喘"等范畴，没有专门证治论述。

《中医急诊学》将其分为早期（气营两燔证和阳阴腑实证）、中期（虚实夹杂证）和晚期（正虚欲脱）。

【临床表现】高热渐退，汗出渐多，呼吸急促，神疲倦怠，甚者神昏日重，四末不温；舌质逐渐开始变淡，腻苔及水滑苔渐现，出现虚脉。

【证机概要】瘀毒伤正，邪退正衰。

【治法】扶正祛邪。

【方药】生脉散合犀角地黄汤。

气虚阳虚明显加炮附子、肉桂等；阳脱之象重用人参，加炮附子、山茱萸；阴伤加鲜石斛、生山药、白茅根等；阴脱重用五味子或山茱萸。

中成药可用生脉注射液、参麦注射液、清开灵注射液、鱼腥草注射液、丹参注射液。

8. 慢性盆腔炎（气虚血瘀证）

女性内生殖器官及其周围结缔组织、盆腔腹膜发生的炎症称盆腔炎，可分为急性盆腔炎和慢性盆腔炎。盆腔炎相当常见，中西医结合诊治效果明显。

《中医妇科学》将其分为急性盆腔炎（热毒炽盛证、湿热瘀结证）和慢性盆腔炎（湿热瘀结证、气滞血瘀证、寒湿凝滞证、气虚血瘀证）。

【临床表现】下腹部疼痛结块，缠绵日久，痛连腰骶，经行加重，经血量多有块，带下量多；精神不振，疲乏无力，食少纳呆；舌体暗红，瘀点瘀斑，苔白，脉弦涩无力。

【证机概要】久病伤脾伤气，瘀血内结，留于冲任胞宫。

【治法】益气健脾，化瘀散结，行气止痛。

【方药】理冲汤。

方中黄芪、党参、白术、山药健脾益气，扶正培元；三棱、莪术破瘀散结；天花粉、知母清热生津，解毒排脓；鸡内金健胃消瘀。

腹痛不减加白芍、延胡索、蜈蚣；腹泻去知母，重用白术；虚热未清加生地黄、天门冬；无腹部结块少用三棱、莪术。

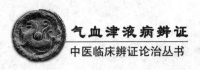

久病及肾则肾气虚血瘀,症见少腹疼痛,绵绵不休,腰脊酸痛,膝软乏力,白带量多、质稀,神疲,头晕目眩,性淡漠;舌暗苔白,脉细弱,治宜补肾活血,壮腰宽带,方选宽带汤。

9. 带下过少(血枯瘀阻证)

带下过少是指带下量明显减少,导致阴中干涩痒痛,甚至阴部萎缩者。本病与西医学的卵巢功能早衰、绝经后卵巢功能下降、手术切除卵巢后、盆腔放疗后、严重卵巢炎及席汉综合征、长期服用某些药物抑制卵巢功能等导致雌激素水平低落而引起的阴道分泌物减少类似。

《中医妇科学》将其分为肝肾亏损证和血枯瘀阻证。

【临床表现】带下过少,甚至全无,阴中干涩,阴痒;或面色无华,头晕眼花,心悸失眠,神疲乏力,或经行腹痛,经色紫暗,有血块,肌肤甲错,或下腹有包块;舌质暗,瘀斑,脉细涩。

【证机概要】精血不足且不循常道,瘀阻血脉。

【治法】补血益精,活血化瘀。

【方药】小营煎加丹参、桃仁、牛膝。

方中当归、白芍养血润燥;熟地黄、枸杞子滋阴养血填精;山药健脾滋肾;炙甘草益气健脾;丹参、桃仁活血祛瘀;牛膝引药下行。

大便干结加胡麻仁、首乌;小腹疼痛明显加五灵脂、延胡索;下腹有包块加鸡血藤、三棱、莪术。

10. 胎漏、胎动不安(肾虚血瘀证)

妊娠期间,阴道不时有少量出血,时出时止,或淋沥不断,而无腰酸、腹痛、小腹下坠者,称"胎漏",亦称"胞漏"或"漏胎"。妊娠期间出现腰酸、腹痛、小腹下坠,或伴有少量阴道出血者,称"胎动不安"。

胎漏、胎动不安是堕胎、小产的先兆，西医学称"先兆流产"。胎漏、胎动不安病名虽不同，但临床表现难以截然分开，更因两者的病因病机、辨证论治、转归预后、预防调摄等基本相同，故一并讨论。

《中医妇科学》将其分为肾虚证、血热证、气血虚弱证和血瘀证。

【临床表现】素有癥积，孕后常腰酸腹痛下坠，阴道不时下血、色暗红，或妊娠期跌仆闪挫，继之腹痛或少量阴道出血；舌暗红，或有瘀斑，脉弦滑或沉弦。

【证机概要】癥积瘀血碍其长养，胎元不固。

【治法】活血消癥，补肾安胎。

【方药】桂枝茯苓丸合寿胎丸加减。

方中桂枝温经通阳；白芍养肝和营，缓急止痛，或用赤芍活血化瘀消癥；桃仁、丹皮活血化瘀；茯苓健脾益气，宁心安神。

妊娠期不慎跌仆伤胎，选圣愈汤。

11. 子宫内膜异位症

子宫内膜异位症（简称内异症）是指具有生长功能的子宫内膜组织出现在子宫腔被覆黏膜以外的身体其他部位所引起的一种疾病。因大多数病变出现在盆腔内生殖器和邻近器官的腹膜面，故临床常称盆腔子宫内膜异位症。

内异症的典型症状是继发性、进行性加剧的下腹部及腰骶部痛经，可放射至阴道、会阴、肛门或大腿内侧。常于经潮前1~2天发作，经期第1天最甚，之后渐减，多在经净时消失。亦可见月经提前、经量增多、经期延长或经前点滴出血或性交痛、不孕等。肠道子宫内膜异位症患者还可出现腹痛、腹泻或便秘，甚至周期性少量便血。

《中医妇科学》将其附于痛经内，分为气滞血瘀证、寒凝血瘀证、肾虚血瘀证、气虚血瘀证和热灼血瘀证。

（1）气虚血瘀证

【临床表现】经行腹痛；量或多或少，色暗淡、质稀或夹血块，肛门坠胀不适；面色无华，神疲乏力，纳差便溏；或见盆腔结节包块；舌淡胖边尖有瘀点，苔白或白腻，脉细或细涩。

【证机概要】气虚血瘀。

【治法】益气温阳，活血化瘀。

【方药】举元煎合桃红四物汤。

经血量多，行经期去桃仁、红花，加茜草、乌贼骨、三七；腹痛甚加蒲黄、五灵脂、延胡索、乌药；胸闷泛恶，痰多，盆腔有结节、包块，苔腻酌加皂角刺、昆布、海藻、薏苡仁、穿山甲、三棱、浙贝母。

（2）肾虚血瘀证

【临床表现】经行腹痛，腰脊酸软，月经先后无定，经量或多或少，不孕，神疲体倦、头晕耳鸣，面色晦暗，性欲减退，盆腔有结节包块；舌质暗淡，苔白，脉沉细。

【证机概要】肾气不足，瘀血内停。

【治法】补肾益气，活血化瘀。

【方药】仙蓉合剂或补肾祛瘀方。

方中仙灵脾、肉苁蓉补肾助阳，制首乌、菟丝子滋肾补肾，党参、黄芪健脾益气，莪术、丹参、赤芍活血化瘀，延胡索、川楝子行滞止痛，牛膝引诸药下行以达病所。

腰脊酸软加桑寄生、续断、杜仲；经血量多加炒蒲黄、茜草、益母草；腹痛甚加五灵脂、血竭、三七；盆腔结节包块酌加桃仁、䗪虫、乳香、没药。

12. 宫环出血

宫环出血系指育龄妇女放置节育器后，节育器位置正常，而出现以经期延长或月经过多、非经期阴道流血等异常子宫出血为主症的疾病。西医学称宫内节育器出血副反应,中医学属"经期延长""月经过多"等月经不调范畴。

《中医妇科学》将其分为肝郁血瘀证、阴虚血瘀证、气虚血瘀证和瘀热互结证。

(1) 气虚血瘀证

【临床表现】宫内置环后出现经行时间延长或经量多于以往月经量,经色暗红,有血块或经行不畅;神疲体倦,面色㿠白,气短懒言,小腹空坠;舌淡,苔薄,脉缓弱。

【证机概要】宫内置环,影响子宫正常的气血运行,导致气虚血瘀。

【治法】益气化瘀止血。

【方药】举元煎合失笑散加血余炭、茜草、益母草。

(2) 阴虚血瘀证

【临床表现】宫内置环后出现经行时间延长或经量多于以往月经量,经色暗红,有血块或经行不畅;潮热颧红,咽干口燥,手足心热;舌红,苔少,脉细数。

【证机概要】宫环内置,影响子宫气血运行,导致阴虚血瘀。

【治法】滋阴化瘀止血。

【方药】二至丸加味。

小　　结

一、血虚类涉及的病证

血虚类涉及的病证有血虚证、瘀热证、湿瘀与湿热瘀证、寒瘀证、虚瘀证。

1. 血虚证　包括便秘(虚秘:血虚秘)、嘈杂(血虚证）、头痛（血虚头痛）。

2. 瘀热证 包括内伤发热（血瘀发热证）、宫环出血（瘀热互结证）、经行发热（瘀热壅阻证）、子宫内膜异位症（热灼血瘀证）、梅毒（热蕴瘀毒证）、妇人腹痛（湿热瘀结型）、血栓性浅静脉炎（血瘀证）、血栓性外痔（血热瘀结证）、扁瘊（热瘀互结证）、多脏器功能失调综合征（毒热内盛证和瘀毒内阻证）。

3. 湿瘀与湿热瘀证 包括水肿（阴水：瘀水互结证）、鼓胀（瘀结水留证）、死胎不下（湿浊瘀阻证）、断经复来（湿毒瘀结证）、慢性盆腔炎（湿热瘀结证）、急性盆腔炎（湿热瘀结证）、痛经（湿热瘀阻证）、癥瘕（湿热瘀阻证）、无头疽（附骨疽：湿热瘀阻证）、瓜藤缠（湿热瘀阻证）、疣（湿热血瘀证）。

4. 寒瘀证 包括冻疮（寒凝血瘀证）、硬肿症（寒凝血涩）、痛经（寒凝血瘀证）、经行身痛（寒凝血瘀证）、产后血晕（瘀阻气闭证）、子宫内膜异位症（寒凝血瘀证）。

5. 虚瘀证 包括中风（恢复期：气虚络瘀证）、癥瘕（肾虚血瘀证）、石瘿（瘀热伤阴证）、冻疮（气血虚瘀证）、痿证（脉络瘀阻证）、积聚（积证：正虚瘀结证）、呼吸窘迫综合征（瘀毒正衰）、慢性盆腔炎（气虚血瘀证）、带下过少（血枯瘀阻证）、胎漏、胎动不安（肾虚血瘀证）、子宫内膜异位症（气虚血瘀证、肾虚血瘀证）和宫环出血（气虚血瘀证、阴虚血瘀证）。

二、临床表现

（一）主症

1. 血虚证 是指血液亏虚，不能濡养脏腑、经络、组织，以面、睑、唇、舌色白，脉细为主要表现的虚弱证候。导致血

第四章 血病辨证

虚的原因主要有两方面：一是血液耗损过多，新血未及补充，主要见于各种出血之后，或久病、大病之后，或劳神太过，阴血暗耗，或因虫积肠道耗吸营血等；二是血液生化不足，可见于脾胃运化功能减退，或进食不足，或因其他脏腑功能减退不能化生血液，或瘀血阻塞脉络，使局部血运障碍，影响新血化生，即所谓"瘀血不去新血不生"等。血虚证的主症表现为血液亏虚，脉络空虚，形体组织缺乏濡养荣润，则见颜面、眼睑、口唇、舌质、爪甲的颜色淡白，脉细无力。

2. 瘀热证 瘀热证是指血瘀与热象同时存在。或发病时，血瘀与热邪同时存在，如内伤发热、经行发热等。多数为疾病发展后期，合并血瘀。主症以发病时发热为主。内伤发热多于午后或夜晚发热，或自觉身体某些部位发热。经行发热为经前或经期发热。其他病证开始多表现为该病症状，日久或先血瘀合并发热。

3. 湿瘀与湿热瘀证 病证即是其临床表现，因血瘀与湿邪或湿热邪同时存在，可有相应表现。水肿见水肿延久不退，肿势轻重不一，以下肢为甚。鼓胀见脘腹坚满，或见赤丝血缕，面、颈、胸、臂出现血痣或蟹爪纹。死胎不下见胎死腹中，或阴道流血，色暗滞。断经复来见绝经后又阴道出血，夹有杂色带下，恶臭。痛经见腹部疼痛，有灼热感，或痛连腰骶。癥瘕见下腹部肿块，热痛起伏，经期延长，带下量多，色黄如脓。痛经见小腹疼痛，有灼热感。

慢性盆腔炎表现为腹部隐痛或疼痛拒按；急性者表现为下腹部疼痛拒按，或胀满，热势起伏，带下量多、色黄质稠、味臭秽。

无头疽（附骨疽）见患肢疼痛彻骨，不能活动，局部胖肿，有明显的骨压痛和患肢叩击痛。瓜藤缠见皮下结节，灼热红肿。表现为结节疏松，色灰或褐，大小不一，高出皮肤。

4. 寒瘀证 寒瘀证多发于妇科。痛经见经前或经期小腹冷痛拒按,得热痛减,月经或见推后,量少,经色暗而有瘀块。经行身痛见经行时腰膝、肢体、关节疼痛。

子宫内膜异位症见经前或经期小腹绞痛、冷痛、坠胀痛,拒按,得热痛减;经量少,色暗红,经血淋沥难净,或见月经愆期、不孕。产后血晕见突然头晕眼花,不能起坐,甚则心下急满,气粗喘促,神昏口噤,不省人事,两手握拳,牙关紧闭,面色青紫。冻疮见局部麻木冷痛,肤色青紫或暗红,肿胀结块,或有水疱,发痒。硬肿症表现为肌肤硬肿,难以捏起,硬肿多局限于臀、小腿、臂、面颊等部位,色暗红,青紫,或红肿如冻伤。

5. 虚瘀证 虚瘀证是瘀血与各种虚证同存,既有血瘀证表现,又有虚证表现。其中以中医病证命名者,即是其临床表现,如中风恢复期为肢体偏枯不用;癥瘕为下腹部结块;积聚是腹内结块,积属有形,正虚瘀结证为久病体弱,积块坚硬;石瘿是瘿病坚硬如石不可移动者,瘀热伤阴证为石瘿晚期;脉络瘀阻痿证,有四肢痿弱、肌肉瘦削、手足麻木等;气血虚瘀的冻疮,为时间较久,疮面不敛;带下过少、胎漏胎动则是以临床表现而命名,多为晚期。吸窘迫综合征的表现为高热渐退,汗出渐多。慢性盆腔炎是腹部疼痛结块,缠绵日久。子宫内膜异位症有经行腹痛,肛门坠胀不适;或见盆腔结节包块,属气虚血瘀证,若经行腹痛,腰脊酸软经先后无定,经量或多或少;或见盆腔结节包块,为肾虚血瘀证。宫环出血无论是气虚血瘀证还是阴虚血瘀证,均于置环后出现经行时间延长或经量多,经色暗红,有血块或经行不畅,其兼症不同。

(二) 兼症

1. 血虚证 血虚脏器、组织得不到足够的营养,则见头晕,眼花,两目干涩,心悸,手足发麻,妇女月经量少、色淡；血虚失养则心神不宁，故见多梦、健忘、神疲等。

2. 瘀热证 主要为热象表现，可见口燥咽干、烦热口渴、心烦、大便燥结、溲黄。若有分泌物则色黄有味；若为经期则有血块，一般病程较长；可见面色晦暗，或肌肤甲错等。

3. 湿瘀与湿热瘀证 血瘀与湿邪或湿热邪同时存在，除血瘀表现如刺痛、血尿、大便色黑、经血色暗红等外，尚有口干欲饮或不欲饮、低热起伏、小便短赤、大便溏或燥结、心烦不宁，或伴寒战高热，局部疼痛，发热等兼症。

4. 寒瘀证 主要表现为寒象，如手足清冷、全身欠温、面色青白、肢冷畏寒等。其次为血瘀，如月经色暗，或有血块。瘀阻气闭之产后血晕表现为产后恶露不下或量少，少腹阵痛拒按。

5. 虚瘀证 气虚者神疲体倦，气短懒言，神疲体倦，面色㿠白；肾虚者腰酸膝软，头晕耳鸣；阴虚者，潮热颧红，咽干口燥，手足心热；气血虚则神疲体倦，气短懒言，面色少华；脉络瘀阻的痿证，久病体虚。可伴有肌肉活动时隐痛不适，舌痿不能伸缩；瘀毒正衰证的呼吸窘迫综合征可有呼吸急促，神疲倦怠，甚者神昏日重，四末不温等。

三、舌象与脉象

1. 血虚证

（1）舌象：舌淡，苔白。

（2）脉象：脉细，细弱。

2. 瘀热证

（1）舌象：一般舌质青紫或红绛，并有瘀点瘀斑，或尖边有瘀点；苔黄、薄黄、黄腻。

（2）脉象：一般脉弦数、涩、细滑，也可细数、沉迟、沉弦等。

3. 湿瘀与湿热瘀证

（1）舌象：舌质紫暗或有紫斑、瘀点，舌质红、微红；舌苔无热则苔白、白腻；有热则黄、有湿则腻，故湿热则黄腻。

（2）脉象：脉象比较复杂，由于血瘀及湿、热情况不同，可出现脉细、沉细、细涩、细涩、濡细、细弱、弦数或滑数、滑微数等。

4. 寒瘀证

（1）舌象：舌质淡、淡胖、暗、紫暗或有瘀斑，舌苔白或薄白。

（2）脉象：脉沉、沉细、沉紧、涩或沉弦，指纹紫暗。

5. 虚瘀证

（1）舌象：舌质淡紫、紫暗、暗淡、暗、暗红有瘀斑、瘀点；舌苔白、薄白或无苔。

（2）脉象：脉细涩、细弱、弦细、沉涩、细数亦有弦滑或沉弦。

四、代表方

1. 血虚证 归脾汤益气养血和中。润肠丸养血滋阴，润肠通便，适用于阴血不足、大肠失于濡润之便秘。

2. 瘀热证

（1）桃红四物汤：补益剂中补血方四物汤的附方。功能养血活血。主治血虚兼血瘀证。本节用于热瘀互结的扁瘊，合清营汤用于热蕴瘀毒的梅毒。

（2）血府逐瘀汤：理血剂中的活血祛瘀方。功能活血化瘀，行气止痛。主治胸中血瘀证。现代常用于冠心病心绞痛、风湿性心脏病、胸部挫伤及肋软骨炎之胸痛，以及脑血栓形成、高血压病、高脂血症、血栓闭塞性脉管炎、神经官能症、

第四章 血病辨证

脑震荡后遗症之头痛、头晕等属瘀阻气滞者。本节用于血瘀的内伤发热及瘀热壅阻的经行发热。

（3）其他：清经散主治宫环出血。小柴胡汤合桃核承气汤用于热灼血瘀的子宫内膜异位症。清热调血汤用于妇人腹痛。凉血地黄汤合活血散瘀汤用于血栓性外痔。活血通脉汤用于血栓性浅静脉炎加桃仁、忍冬藤；发于上肢加桂枝；发于下肢加牛膝，兼服四虫丸。承气汤合犀角地黄汤主治多脏器功能失调综合征。阳明腑实为主用大承气汤；瘀血证为主加丹参、红花等；神昏为主加安宫牛黄丸。

3. 湿瘀与湿热瘀证 因血瘀、湿邪、热邪的轻重不同，选用的方剂差别很大。

桃红四物汤合五苓散活血祛瘀，化气行水。主治瘀水互结的水肿（阴水）。调营饮活血化瘀，行气利水。主治瘀结水留之鼓胀。萆薢渗湿汤合桂枝茯苓丸利湿解毒，化瘀散结。主治湿毒瘀结引起的断经复来。气血不足，或正气受损，用八珍汤或人参养营丸；大便色黑加参三七、茜草、侧柏叶。死胎不下用平胃散加芒硝。脾虚明显，加党参、黄芪、白术。慢性盆腔炎用银甲丸或当归芍药散加丹参、毛冬青、忍冬藤、田七片。急性盆腔炎用仙方活命饮加薏苡仁、冬瓜仁。痛经选清热调血汤或银甲丸。癥瘕用大黄牡丹汤加木通、茯苓。附骨疽用仙方活命饮合五神汤。瓜藤缠用萆薢渗湿汤合桃红四物汤。湿热血瘀的疣，选用马齿苋合剂加薏苡仁、冬瓜仁清化湿热，活血化瘀。

4. 寒瘀证 当归四逆汤属温里剂的温经散寒方。功能温经散寒，养血通脉。主治血虚寒厥证。本节用于硬肿症。当归四逆汤或桂枝加当归汤加黄芪、丹参、红花，治疗冻疮。痛经用少腹逐瘀汤或温经散寒汤。经行身痛用趁痛散若寒甚者，加川乌；小腹疼痛加益母草、延胡索。产后血晕用夺命散加当归、川芎，或黑神散加琥珀。子宫内膜异位症用少腹逐瘀汤。

5. 虚瘀证 虚瘀证是瘀血与各种虚证同存，故方剂由活血化瘀药和补虚药组成，但也有所侧重，或以补虚为主，或以活血化瘀为主。

第三节 血热证与气血热证

1. 崩漏（血热证）

崩漏是指经血非时暴下不止或淋沥不尽，前者谓之崩中，后者谓之漏下。崩与漏出血情况虽不同，然二者常交替出现，且其病因病机基本一致，故概称崩漏。本病属妇科常见病，也是疑难急重病证。其因肾－天癸－冲任－胞宫生殖轴严重紊乱，引起月经周期、经期、经量严重失调，可导致不孕症。西医学大多认为崩漏应归于月经病。西医学所称的功能不良性子宫出血为最常见的月经疾病之一。因内分泌失调引起的子宫异常出血，符合崩漏者可参考本病论治。

《中医妇科学》将其分为出血期脾虚证、肾虚证（分为肾气虚、肾阴虚、肾阳虚）、血热证（虚热证、实热证）血瘀证和止血后治疗。

（1）虚热证

【临床表现】经来无期，量少淋沥不尽或量多势急，血色鲜红，面颊潮红，烦热少寐，咽干口燥，便结；舌红，少苔，脉细数。

【证机概要】阴虚内热，热扰冲任血海。

【治法】养阴清热，固冲止血。

【方药】上下相资汤。

原方作者谓："吾今定一奇方上下兼补，名上下相资汤。"用于血崩亡血而无以生精、精涸口舌燥裂之症。

方中地黄、山茱萸滋肾养阴为君；人参、沙参益气润肺为臣；玄参、麦冬、玉竹增液滋水降火；车前子引诸阴药使滋而不腻；牛膝补肝肾。方内含增液汤滋水，更有生脉散益气养阴止血，清心除烦安神。

出血淋沥不止，久漏必瘀，选加失笑散、田七、益母草等；阴虚阳亢、烘热汗出加白芍柔肝，加龟甲、珍珠母、田七滋阴潜阳，化瘀止血。

(2) 实热证

【临床表现】经来无期，经血突然暴崩如注，或淋沥日久难止，血色深红，质稠，口渴烦热，便秘溺黄；舌红，苔黄，脉滑数。

【证机概要】实热内蕴，损伤冲任，血海沸溢，迫血妄行。

【治法】清热凉血，固冲止血。

【方药】清热固经汤。

方中黄芩、山栀清热泻火；生地黄、地榆、藕节清热凉血，固冲止血；地骨皮、龟甲、牡蛎育阴潜阳，龟甲又补任脉之虚，化瘀生新；阿胶补血止血；陈棕炭收涩止血；生甘草调和诸药。

心烦易怒，胸胁胀痛，口干苦，脉弦数加柴胡、夏枯草、龙胆草；少腹或小腹疼痛，或灼热不适，苔黄腻加黄柏、银花藤、连翘、茵陈，去阿胶。

2. 呕血、便血（实证：迫血妄行）

急性出血属于中医"血证"范围。凡血液不循常道，上溢于口鼻诸窍，下泄于二阴或渗出于肌肤所形成的疾患称为血证。

急性出血是指出血量较大，出血势较急，以及有广泛出血倾向的一类血证。临床上急性出血主要见于咯血、呕血、便血。本病主要讨论急性咯血、呕血、便血。西医学的支气管扩张、肺癌、肺结核、食道胃底静脉曲张破裂、胃溃疡、胃癌、结肠癌等出血可参照本病辨证论治。

《中医急诊学》将其分为咯血（实证之肝火炽盛，或肺热壅盛，损伤肺络；虚证之阴虚肺燥，虚火内炽，灼伤肺络）和呕血、便血（实证之胃热炽盛，灼伤阳络；湿热下注，迫血妄行；虚证之脾气亏虚，统摄无权，血液外溢）。

【临床表现】胃脘胀痛，呕吐频作，呕血色红或紫暗，常夹有食物残渣，便血紫黑，口苦或口臭，烦躁，大便次数常增加；舌质红，苔黄，脉滑数。

【证机概要】胃热炽盛，灼伤阳络，脉络破溢；或湿热下注，熏灼阴络，迫血妄行。

【治法】清热泻火，凉血止血。

【方药】泻心汤加减。

胃气上逆致恶心呕吐加代赭石、竹茹、旋覆花；胃热伤阴加石斛、天花粉；便血为主改地榆散。

中成药可用大黄粉清热凉血止血；十灰散凉血止血；三七粉活血止血；白及粉收敛止血；云南白药止血活血；紫地宁血散凉血止血；大黄注射液清热凉血；清开灵注射液清热解毒。

窥镜下局部止血，选用云南白药、三七粉、大黄粉、白及粉等。

3. 紫癜（血热妄行）

紫癜是小儿常见的出血性疾病之一，以血液溢于皮肤、黏膜之下，出现瘀点瘀斑、压之不退色为其临床特征，常伴鼻衄、齿衄，甚则呕血、便血、尿血。本病亦称紫斑，属于中医学血证范畴。本病包括西医学的过敏性紫癜和血小板减少性紫癜。

《中医儿科学》将其分为风热伤络、血热妄行、气不摄血和阴虚火旺。

【临床表现】起病较急,皮肤出现瘀点瘀斑,色泽鲜红,或伴鼻衄、齿衄、便血、尿血,血色鲜红或紫红,同时见心烦、口渴、便秘,或伴腹痛,或有发热;舌红,脉数有力。

【证机概要】热毒壅盛,迫血妄行,灼伤络脉,血液外渗所致。

【治法】清热解毒,凉血止血。

【方药】犀角地黄汤加味。

方中水牛角清心凉血;生地黄凉血养阴;丹皮、赤芍活血散瘀;紫草、玄参凉血止血;黄芩、生甘草清热解毒。

伴齿衄、鼻衄加炒栀子、白茅根;尿血加大蓟、小蓟凉血止血;大便出血加地榆炭、槐花;腹中作痛重用白芍、甘草。出血过多,见面色苍白,四肢厥冷,汗出脉微急用独参汤或参附汤回阳固脱;气阴两衰用生脉散救阴生津,益气复脉。

4. 血淋(实证:热伤血络)

急淋是指小便频数短涩,欲出未尽,尿道刺痛或灼痛,便时加重,小腹拘急为主要临床表现的病证。临床多将淋证分为气淋、石淋、热淋、血淋、膏淋和劳淋六种。淋证中起病急骤者属急淋,又名卒淋、暴淋,以石淋、热淋、血淋为多见,其发病急,病情易反复,重时疼痛剧烈难以忍受。

本病多发于中青年或生活无规律者。西医学的急性膀胱炎、急性尿道炎、急性前列腺炎、泌尿系统结石等有尿路刺激症状的疾病,均可参照本病论治。

《中医急诊学》将急淋分为石淋、热淋和血淋(实证之热伤血络;虚证之阴虚内热、虚火灼络)。

【临床表现】尿色深红如"洗肉水",或夹有紫暗血块,尿频,尿急,小便热涩刺痛,排尿不畅,痛引脐中;舌红苔黄,脉数。

【证机概要】湿热下注,热伤血络。

【治法】清热通淋,凉血止血。

【方药】小蓟饮子加减。

血瘀痛甚另吞三七粉、琥珀粉化瘀通淋止血。

中成药分清五淋丸清湿热,利小便。热淋清胶囊清热解毒,利尿通淋,清热凉血。金钱草冲剂清热利湿。鱼腥草注射液清热解毒,利尿通淋。

5. 椒疮(血热瘀滞证)

椒疮是指胞睑内面颗粒累累、色红而坚、状若花椒的眼病。本病的发生与环境卫生、个人卫生、生活条件等有关,多双眼发病,病程较长,可迁延数年,具有传染性。椒疮相当于西医学的沙眼。

《中医眼科学》将其分为风热客睑证、热毒壅盛证和血热瘀滞证。

【临床表现】眼内刺痛灼热,沙涩羞明,流泪眵多,胞睑厚硬,重坠难开,睑内红赤,颗粒累累成片或有白色条纹,赤膜下垂或血翳包睛,视物不清;或见舌质暗红苔黄,脉数。

【证机概要】热入血分,壅滞胞睑脉络。

【治法】清热凉血,活血化瘀。

【方药】归芍红花散加减。

胞睑厚硬,红赤颗粒累累成片加生地黄、丹皮、桃仁等;眵泪多、沙涩羞明加金银花、桑叶、菊花等;赤膜下垂、黑睛生星翳酌加石决明、密蒙花、谷精草等。

6. 肠痈(瘀滞化热证)

肠痈是指发生于肠道的痈肿,属内痈范畴。西医学的急性阑尾炎、回肠末端憩室炎、克隆病等均属肠痈范畴,其中以急性阑尾炎常见。本节所讲的肠痈专指急性阑尾炎。

《中医外科学》将其分为瘀滞证、湿热证和热毒证。

第四章 血病辨证

【临床表现】转移性右下腹痛,呈持续性、进行性加剧,右下腹局限性压痛或拒按;伴恶心纳差,可有轻度发热;苔白腻,脉弦滑或弦紧。

【证机概要】气血瘀滞肠腑,化热成痈。

【治法】行气活血,通腑泄热。

【方药】大黄牡丹汤合红藤煎剂加减。

气滞重加青皮、枳实、厚朴;瘀血重加丹参、赤芍;恶心加姜半夏、竹茹。

7. 脓漏眼（气血两燔证）

脓漏眼是以发病急剧,胞睑及白睛高度红赤壅肿,眵多如脓,易引起黑睛生翳溃损为主要特征的眼病。该病多见于新生儿。本病相当于西医学的淋菌性结膜炎,属超急性细菌性结膜炎,是急性传染性眼病中最剧烈的一种。成人患者多为淋菌性急性尿道炎的自身感染或他人尿道分泌物传染所致,新生儿患者主要通过母体产道炎性分泌物直接感染。

《中医眼科学》将其分为火毒炽盛证、气血两燔证和余热未尽证。

【临床表现】白睛赤脉深红粗大,眵多成脓,常不断从睑内溢出,可见胞睑及白睛浮肿,黑睛溃烂,甚则穿孔;兼见头痛身热,口渴咽痛,小便短赤剧痛,便秘;舌绛,苔黄,脉数。

【证机概要】气血两燔热深毒重,上犯眼目。

【治法】泻火解毒,气血两清。

【方药】清瘟败毒饮加减。

白睛赤脉深红粗大甚加生地黄、紫草、茜草;眵多成脓酌加金银花、紫花地丁、败酱草、蒲公英;黑睛溃陷酌加夏枯草、青葙子、石决明;便秘溲赤明显酌加木通、车前子、生大黄。

小　　结

一、血热证与气血热证涉及的病证

血热证与气血热证涉及的病证有崩漏（血热证）、呕血、便血（实证：迫血妄行）、紫癜（血热妄行），血淋（实证：热伤血络），椒疮（血热瘀滞证），肠痈（瘀滞化热证），脓漏眼（气血两燔证）。

二、临床表现

1. 主症

（1）火热：迫血妄行见各种出血，病久而体内阴液亏虚者，为阴虚证。阴虚证虽与火热证同属热证范畴，但本质上有虚实的不同。如崩漏，虚热证，经来无期，量少淋沥不尽或量多势急，血色鲜红，实热证，经血突然暴崩如注，或淋沥日久难止，血色深红，质稠；呕血便血，呕血色红或紫暗，常夹有食物残渣，便血紫黑；紫癜起病较急，皮肤出现瘀点瘀斑，色泽鲜红；血淋则因热伤血络，尿色深红如"洗肉水"。

火热可使局部气血壅聚，灼血腐肉而形成痈肿脓疡，如肠痈表现为转移性右下腹痛，呈持续性、进行性加剧；脓漏眼见白睛赤脉深红粗大，眵多成脓；血热瘀滞的椒疮表现为眼内刺痛灼热，沙涩羞明，流泪眵多，胞睑厚硬，重坠难开，睑内红赤，颗粒累累成片或有白色条纹，赤膜下垂或血翳包睛，视物不清。

（2）血证：见鼻衄、齿衄、咯血、吐血、便血、尿血和紫斑。

2. 兼症　兼症主要为热证表现。虚热见面颊潮红，烦热少寐，咽干口燥，便结；实热见口渴烦热，便秘溺黄或伴发热。

三、舌象与脉象

1. 舌象 舌质红，有瘀则暗红，热盛则绛；苔黄，阴虚则少苔。

2. 脉象 脉数、滑数、弦滑或弦紧，阴虚则细数。

四、代表方

崩漏之虚热证选上下相资汤，实热证选清热固经汤。迫血妄行之呕血、便血用泻心汤。便血为主改地榆散。紫癜用犀角地黄汤。热伤血络的血淋选小蓟饮子。因灼血腐肉而形成的痈肿脓疡以泄热为主，肠痈用大黄牡丹汤合红藤煎剂。气血两燔的脓漏眼用清瘟败毒饮。血热瘀滞的椒疮用归芍红花散。

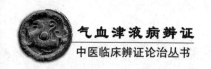

第五章 气血病辨证

第一节 气滞血瘀证

1. 白驳风（气血瘀滞证）

白驳风是指以大小不同、形态各异的皮肤变白为主要临床表现的局限性色素脱失性皮肤病。中医文献中又有"白癜""白驳""斑白""斑驳"等名称。本病相当于西医学的白癜风。

《中医外科学》将其分为肝郁气滞证、肝肾不足证和气血瘀滞证。

【临床表现】多有外伤，病史缠绵。白斑局限或泛发，有瘀斑、瘀点；苔薄白，脉涩。

【证机概要】气血瘀滞，经络受损，皮肤不正常着色。

【治法】活血化瘀，通经活络。

【方药】通窍活血汤加减。

跌打损伤后而发加乳香、没药；局部刺痛加炙鳖甲、白芷；发于下肢加牛膝；病久加苏木、刺蒺藜、补骨脂。

2. 白疕（气血瘀滞证）

白疕因其"肤如疹疥，色白而痒，搔起白皮"而得名，是一种常见的易于复发的炎症性皮肤病。中医学文献有"松皮癣""干癣""蛇虱""白壳疮"等病名。本病相当于西医学的银屑病。

《中医外科学》将其分为血热内蕴证、血虚风燥证、气血瘀滞证、湿毒蕴阻证和火毒炽盛证。

【证机概要】皮损反复不愈,皮疹多呈斑块状,鳞屑较厚,颜色暗红;舌紫暗,有瘀点、瘀斑,脉涩或细缓。

【证机概要】气血瘀滞,毒阻皮络。

【治法】活血化瘀,解毒通络。

【方药】桃红四物汤加减。

病程日久,反复不愈加土茯苓、白花蛇舌草、全蝎、蜈蚣;皮损肥厚色暗加三棱、莪术;月经色暗,经前加重加益母草、泽兰。

3. 红蝴蝶疮(气滞血瘀证)

红蝴蝶疮是一种可累及皮肤和全身多脏器的自身免疫性疾病。本病相当于西医学的红斑狼疮。临床常见类型为盘状红蝴蝶疮和系统性红蝴蝶疮。

《中医外科学》将其分为热毒炽盛证、阴虚火旺证、脾肾阳虚证、脾虚肝旺证和气滞血瘀证。

【临床表现】多见于盘状局限型和亚急性皮肤型红蝴蝶疮。红斑暗滞,角质栓形成及皮肤萎缩;伴倦怠乏力;舌暗红,苔白或光面舌,脉沉细涩。

【证机概要】肝气郁结,皮络血瘀。

【治法】疏肝理气,活血化瘀。

【方药】逍遥散合血府逐瘀汤加减。

4. 酒渣鼻(气滞血瘀证)

酒渣鼻是一种主要发生于面部中央的以红斑和毛细血管扩张为特点的慢性皮肤病,因鼻色紫红如酒渣,故名酒渣鼻。西医学亦称酒渣鼻。

《中医外科学》将其分为肺胃热盛证、热毒蕴肤证和气滞血瘀证。

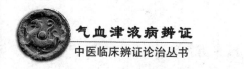

【临床表现】多见于鼻赘型。鼻部组织增生,呈结节状,毛孔扩大;舌略红,脉沉缓。

【证机概要】气滞血瘀,蕴结鼻尖。

【治法】活血化瘀散结。

【方药】通窍活血汤加减。

5. 黧黑斑(气滞血瘀证)

黧黑斑是指因皮肤色素改变而在面部呈现局限性褐色斑的皮肤病。本病相当于西医学的黄褐斑。

《中医外科学》将其分为肝郁气滞证、肝肾不足证、脾虚湿蕴证和气滞血瘀证。

【临床表现】斑色灰褐或黑褐;伴慢性肝病,或月经色暗有血块,或痛经;舌暗红有瘀斑,脉涩。

【证机概要】气滞血瘀,蕴结面皮。

【治法】理气活血,化瘀消斑。

【方药】桃红四物汤加减。

胸胁胀痛加柴胡、郁金;痛经加香附、乌药、益母草;病程长加白僵蚕、白芷。

6. 褥疮(气滞血瘀证)

褥疮是指长期卧床不起,因躯体重压与摩擦引起的皮肤溃烂,亦称席疮。

《中医外科学》将其分为气滞血瘀证、蕴毒腐溃证和气血两虚证。

【临床表现】局部皮肤出现褐色红斑,继而紫暗红肿,或有破损;苔薄,舌边有瘀紫,脉弦。

【证机概要】长期卧床,局部受压,致气滞血瘀。

【治法】理气活血。

【方药】血府逐瘀汤加减。

7. 蛇串疮（气滞血瘀证）

蛇串疮是一种皮肤上出现成簇水疱，呈身体单侧带状分布，痛如火燎的急性疱疹性皮肤病。本病相当于西医学的带状疱疹。

《中医外科学》将其分为肝经郁热证、脾虚湿蕴证和气滞血瘀证。

【临床表现】皮疹减轻或消退后局部疼痛不止，放射到附近部位，痛不可忍，坐卧不安，重者可持续数月或更长时间；舌暗，苔白，脉弦细。

【证机概要】气滞血瘀，郁结体表。

【治法】理气活血，通络止痛。

【方药】柴胡疏肝散合桃红四物汤加减。

心烦眠差加珍珠母、牡蛎、山栀子、酸枣仁；疼痛剧烈加玄胡索、制乳香、制没药、蜈蚣等。

8. 油风（气滞血瘀证）

油风是一种头部毛发突然发生斑块状脱落的慢性皮肤病，又名鬼欲头、鬼剃头。本病相当于西医学的斑秃。

《中医外科学》分为血热风燥证、气滞血瘀证、气血两虚证和肝肾不足证。

【临床表现】病程较长，头发脱落前先有头痛或胸胁疼痛等症，伴夜多噩梦，烦热难眠；舌有瘀点、瘀斑，脉沉细。

【证机概要】头皮气滞血瘀，毛发不得养。

【治法】通窍活血。

【方药】通窍活血汤加减。

9. 闭经（气滞血瘀）

女子年逾16周岁，月经尚未来潮，或月经周期已建立后又中断6个月以上者，称闭经。前者称原发性闭经，后者称继发性闭经。

《中医妇科学》将其分为气血虚弱、肾气亏损、阴虚血燥、气滞血瘀和痰湿阻滞。

【临床表现】月经停闭不行,胸胁、乳房胀痛,精神抑郁,少腹胀痛拒按,烦躁易怒;舌紫暗,有瘀点,脉沉弦而涩。

【证机概要】情志抑郁,气机郁滞,血行受阻,冲任瘀血,胞脉受阻。

【治法】理气活血,祛瘀通经。

【方药】血府逐瘀汤或膈下逐瘀汤。

方中桃仁、红花活血化瘀;四物汤养血调经;配四逆散疏肝理气解郁,使气行则血行;桔梗开胸膈之结气;牛膝导瘀血下行。

10. 多囊卵巢综合征(气滞血瘀)

多囊卵巢综合征是一种发病多因、临床表现多态性的综合征,为妇科常见病。

《中医妇科学》将其附于闭经内,分为西医治疗(药物治疗、手术治疗)、中医治疗(肾虚、痰湿阻滞、气滞血瘀、肝经湿热)和中西医结合治疗。

【临床表现】月经周期延后,经量多或少,经期淋沥不净,色暗红,质稠或有血块,渐致闭经,或婚久不孕;伴乳房胀痛,小腹胀痛拒按,胸胁胀痛;舌暗红或有瘀点,苔薄,脉沉涩。

【证机概要】气滞血瘀,经脉受阻。

【治法】理气活血,祛瘀通经。

【方药】膈下逐瘀汤。

11. 慢性盆腔炎(气滞血瘀证)

女性内生殖器官及其周围结缔组织、盆腔腹膜发生的炎症,称为盆腔炎。盆腔炎可分为急性盆腔炎和慢性盆腔炎。中西医结合治疗效果明显。

《中医妇科学》将其分为急性盆腔炎（热毒炽盛证、湿热瘀结证）和慢性盆腔炎（湿热瘀结证、气滞血瘀证、寒湿凝滞证、气虚血瘀证）。

【临床表现】少腹部胀痛或刺痛，经行腰腹疼痛加重，经血量多有块，瘀块排出则痛减，带下量多，婚久不孕；经前情志抑郁，乳房胀痛；舌体紫暗，有瘀斑、瘀点，苔薄，脉弦涩。

【证机概要】肝气内伤，气行不畅，血行瘀阻，结于冲任胞脉。

【治法】活血化瘀，理气止痛。

【方药】膈下逐瘀汤。

因外感湿热滞留，冲任胞宫气机失畅而起，症见低热起伏加败酱草、蒲公英、黄柏、土茯苓、柴胡；疲乏无力、食少加人参、白术、焦山楂、鸡内金；有炎症结块加皂角刺、三棱、莪术；胸胁乳房胀痛加郁金、川楝子；带下量多加薏苡仁、白芷。

12. 难产（气滞血瘀证）

妊娠足月，临产分娩困难者称"难产"。中医古籍有"乳难"之称。

《中医妇科学》将其分为气血虚弱证和气滞血瘀证。

【临床表现】产时腰腹疼痛剧烈，间歇不匀，宫缩虽强但无规律，久产不下，下血量少，色暗红，精神紧张，心情烦躁，胸闷脘胀，时欲呕恶，面色紫暗；舌暗红，苔薄白，脉弦大或至数不匀。

【证机概要】气滞血瘀，气血运行受阻，胎儿欲娩不出。

【治法】理气活血，化瘀催产。

【方药】催生饮加益母草。

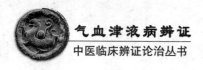

方中当归、川芎活血，大腹皮、枳壳破气散结下胎；白芷芳香通窍；加益母草共奏行气活血、催生下胎之功。

13. 死胎不下（气滞血瘀证）

妊娠20周以后胎死宫内，不能自行产出者，称"胎死不下"，亦称"胎死腹中""子死腹中"。西医学的"死胎""胎儿死亡综合征"与本病相似，可参考本病论治。

《中医妇科学》将其分为气血虚弱证、气滞血瘀证和湿浊瘀阻证。

【临床表现】妊娠中、晚期，孕妇自觉胎动停止，腹部不再继续增大，小腹疼痛，或阴道流血，紫暗有块，口气恶臭，面色青暗，口唇色青；舌紫暗，苔薄白，脉沉或弦涩。

【证机概要】瘀血内阻冲任，碍胎排出，则胎死不下。

【治法】理气行血，祛瘀下胎。

【方药】脱花煎。

方中当归、川芎活血，川芎又能行血中之气；肉桂温通血脉；红花祛瘀；牛膝引血下行；车前子软坚滑利下胎。

常加枳壳、香附理气行滞，使气行血行，以助排胎外出；或加黄芪补气运胎；出血多加血余炭、炒蒲黄、茜草根。

14. 痛经（气滞血瘀证）

妇女正值经期或经行前后出现周期性小腹疼痛或痛引腰骶，甚至剧痛晕厥者称为痛经，又称"经行腹痛"。西医学分为原发性痛经和继发性痛经。原发性痛经又称功能性痛经，是指生殖器官无器质性病变者。因盆腔器质性疾病如子宫内膜异位症、子宫腺肌症、盆腔炎或宫颈狭窄等引起的属继发性痛经。原发性痛经以青少年女性多见，继发性痛经常见于育龄期妇女。

《中医妇科学》将其分为气滞血瘀证、寒凝血瘀证、湿热瘀阻证、气血虚弱证和肾气亏损证。

【临床表现】经前或经期小腹胀痛拒按,经血量少,行而不畅,血色紫暗有块,块下痛暂减;乳房胀痛,胸闷不舒;舌质紫暗或有瘀点,脉弦。

【证机概要】肝失条达,冲任气血郁滞,经血不利。

【治法】理气行滞,化瘀止痛。

【方药】膈下逐瘀汤或痛经方。

方中香附、乌药、枳壳理气行滞;当归、川芎、桃仁、红花、赤芍活血化瘀;延胡索、五灵脂化瘀定痛;丹皮凉血活血;甘草缓急止痛,调和诸药。

肝气夹冲气犯胃,痛而恶心呕吐加吴茱萸、法半夏、陈皮;小腹胀坠或二阴坠胀不适加柴胡、升麻;郁而化热,心烦口苦,舌红苔黄,脉数加栀子、黄柏、夏枯草。

15. 子宫内膜异位症(气滞血瘀证)

子宫内膜异位症(简称内异症)是指具有生长功能的子宫内膜组织出现在子宫腔被覆黏膜以外的身体其他部位所引起的一种疾病。因大多数病变出现在盆腔内生殖器和邻近器官的腹膜面,故临床常称盆腔子宫内膜异位症。

《中医妇科学》将其附于痛经内,分为气滞血瘀证、寒凝血瘀证、肾虚血瘀证、气虚血瘀证和热灼血瘀证。

【临床表现】经行下腹坠胀剧痛,拒按,甚或前后阴坠胀欲便;经血或多或少,经色暗夹有血块;盆腔有结节、包块;胸闷乳胀,口干便结;舌紫暗或有瘀斑,脉弦或涩。

【证机概要】气滞血瘀,蕴结子宫外部。

【治法】理气行滞,化瘀止痛。

【方药】膈下逐瘀汤或血竭散。

前阴坠胀加柴胡、橘叶、炒川楝;肛门坠胀欲便或便结加大黄;盆腔有结节、包块酌加血竭、三棱、䗪虫、穿山甲;经血量多加茜草根、炒蒲黄、三七粉、益母草。

16. 宫环出血（肝郁血瘀证）

宫环出血系指育龄妇女放置节育器后，节育器位置正常，而出现以经期延长或月经过多、非经期阴道流血等异常子宫出血为主症的疾病。西医学称宫内节育器出血副反应，近代中医妇科著作将其归于"经期延长""月经过多"等月经不调范畴。

《中医妇科学》将其分为肝郁血瘀证、阴虚血瘀证、气虚血瘀证和瘀热互结证。

【临床表现】宫内置环后出现经行时间延长或经量多于以往月经量，经色暗红，有血块或经行不畅；精神郁闷，时欲太息，胸胁、乳房胀痛，嗳气口苦；舌质暗红，苔薄，脉弦涩。

【证机概要】宫环影响子宫气血运行，导致肝郁血瘀。

【治法】理气化瘀止血。

【方药】四草止血汤。

17. 耳胀耳闭（气血瘀阻）

耳胀耳闭是指以耳内胀闷堵塞感及听力下降为主要特征的中耳疾病。耳胀多为病之初起，耳闭多为病之久者。西医学的分泌性中耳炎、气压损伤性中耳炎等疾病可参考本病进行论治。

《中医耳鼻咽喉科学》将其分为风邪外袭，痞塞耳窍；肝胆湿热，上蒸耳窍；脾虚失运，湿浊困耳和邪毒滞留，气血瘀阻。

【临床表现】耳内胀闷阻塞感，日久不愈，甚则如物阻隔，听力明显减退，逐渐加重，耳鸣如蝉，或嘈杂声。舌淡暗，或边有瘀点，脉细涩。检查见鼓膜内陷明显，甚则粘连，或鼓膜增厚，有灰白色沉积斑；听力检查呈传导性聋或混合性聋，鼓室导抗图呈平坦型。

【证机概要】病久入络，邪毒滞留，脉络阻滞，气血瘀阻。

【治法】行气活血，通窍开闭。

【方药】通窍活血汤加减。

方中赤芍、桃仁、红花活血化瘀；川芎行气活血；老葱、生姜温散余邪并助通窍；麝香芳香走窜以通窍开闭；红枣补益气血以扶正。可酌加柴胡、升麻以助调理气机而散上部之邪。

瘀滞兼脾虚明显，见少气纳呆，耳鸣日夜不断，可用益气聪明汤或补中益气汤配合通气散健脾益气，活血行气开闭。

兼肝肾阴虚，耳鸣如蝉，入夜为甚，口干，听力下降明显，可用耳聋左慈丸合通气散；偏肾阳虚，可用肾气丸；鼓膜白斑，耳鸣耳聋明显可加龙骨、牡蛎、远志、石菖蒲化痰开窍，定志安神。

18. 耳鸣、耳聋（气滞血瘀）

耳鸣指患者自觉耳中鸣响而周围环境中并无相应的声源，可发生于单侧。耳聋指不同程度的听力减退。耳鸣与耳聋临床上常常同时或先后出现，其既是多种耳科疾病乃至全身疾病的一种常见症状，有时也可单独成为一种疾病。西医学的突发性聋、爆震性聋、传染病中毒性聋、噪声性聋、药物中毒性聋、老年性聋、耳硬化症以及原因不明的感音神经性聋、混合性聋及耳鸣等疾病均可参考本病论治。

《中医耳鼻咽喉科学》将其分为风热侵袭、肝火上扰、痰火郁结、气滞血瘀、肾精亏损和气血亏虚。

【临床表现】耳鸣耳聋，病程可长可短，全身可无明显其他症状，或有爆震史；舌暗红或有瘀点，脉细涩。

【证机概要】情志郁结，气机阻滞，或爆震之后致瘀血停滞，耳窍经脉闭塞。

【治法】活血化瘀，行气通窍。

【方药】通窍活血汤加减。

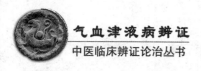

方中桃仁、红花、赤芍、川芎活血化瘀；麝香、老葱辛香走窜，行气通窍；生姜、大枣调和营卫。临床应用可酌加丹参、香附子等加强行气活血之功。

19. 络损暴盲（气滞血瘀证）

络损暴盲是指因眼底脉络受损出血致视力突然下降的眼病，可单眼或双眼发病。类似于西医学的视网膜中央或分支静脉阻塞、视网膜血管炎等因血管壁渗漏或破损引起出血而视力骤降的眼病，如视网膜出血、玻璃体积血等。

《中医眼科学》将其分为气滞血瘀证、阴虚阳亢证、痰瘀互结证和心脾两虚证。

【临床表现】眼外观端好，视力急降。眼底检查：视网膜静脉阻塞可见视网膜粗大迂曲，隐没于出血及水肿之中，视网膜火焰状出血及水肿，重者见视盘充血、水肿，稍久有黄白色影星渗出或棉絮状白斑，或黄斑囊样水肿，视网膜动脉可有反光增强等硬化现象。视网膜周围炎多见周围部小血管出血及新生血管，静脉旁出现白鞘或机化膜。眼底处血量多，并进入玻璃体者，眼底无法窥见；全身可见眼胀、头痛、胸胁胀痛，或情志抑郁，食少嗳气，或烦躁失眠；舌红有瘀斑，苔薄白，脉弦或涩等。

【证机概要】情志不舒，肝郁气滞，日久化火，迫血妄行，血溢络外。

【治法】理气解郁，化瘀止血。

【方药】血府逐瘀汤加减。

出血初期，舌红脉数加荆芥炭、血余炭、白茅根、大蓟、小蓟；眼底出血较多，血色紫暗加生蒲黄、茜草、三七；视盘充血水肿，视网膜水肿明显加泽兰、益母草、车前子；失眠多梦加珍珠母、夜交藤。

20. 络阻暴盲（气血瘀阻证）

络阻暴盲是指患眼外观正常，猝然一眼或双眼视力急剧下降，视衣可见典型的缺血性改变为特征的致盲眼病。本病发病急骤，多为单眼发病，以中老年多见，无性别差异，多数患者伴有高血压等心脑血管疾病。本病相当于西医学的视网膜动脉阻塞。因视网膜中央动脉的主干或分支阻塞后引起所供应区域的视网膜发生急性缺血，导致视功能急剧损害或丧失。

《中医眼科学》将其分为气血瘀阻证、痰热上壅证、肝阳上亢证和气虚血瘀证。

【临床表现】眼外观端好，骤然盲无所见。眼部检查：视网膜动脉显著变细，甚者呈线状，静脉亦变细，血柱呈节段状或念珠状。视网膜后极部灰白色混浊水肿，黄斑区呈圆形或椭圆形红色（樱桃红）。如有视网膜睫状动脉存在则其供血区域呈红色舌状区。分支动脉阻塞时，病变限于该分支营养区。日久视网膜混浊可消退，但可见视盘色淡白。急躁易怒，胸胁胀满，头痛眼胀；舌有瘀点，脉弦或涩。

【证机概要】怒伤肝则气逆血壅，气血滞塞而瘀阻目中脉络，致目中脉络闭阻。

【治法】行气活血，通窍明目。

【方药】通窍活血汤加减。

失眠加夜交藤、酸枣仁；胸胁胀满甚加郁金、青皮；视网膜水肿甚加琥珀、泽兰、益母草；头昏痛加天麻、牛膝。

21. 青盲（气血瘀滞证）

青盲是指眼外观正常，视盘色淡，视力渐降，甚至盲无所见的内障眼病。本病相当于西医学的视神经萎缩，可分为原发性视神经萎缩（又名下行性视神经萎缩）、继发性视神经萎缩和上行性视神经萎缩三种。

《中医眼科学》将其分为肝肾不足证、气血不足证、肝气郁结证和气血瘀滞证。

【临床表现】多因头眼外伤，视力渐丧，视盘色苍白，边界清，血管变细；全身兼见头痛健忘，失眠多梦；舌暗红，或有瘀斑，苔薄白，脉涩。

【证机概要】头眼外伤，脉络受损，脉道阻塞，气滞血瘀。

【治法】行气活血，化瘀通络。

【方药】通窍活血汤加减。

酌加石菖蒲可增强芳香开窍之功；加丹参、郁金、地龙助化瘀通络。

22. 宿翳（气血凝滞证）

宿翳是指黑睛疾病痊愈后遗留的瘢痕翳障的眼病。宿翳中的冰瑕翳、云翳、厚翳、斑脂翳分别相当于西医学的角膜薄翳、角膜斑翳、角膜白斑和粘连性角膜白斑。

《中医眼科学》将其分为阴虚津伤证和气血凝滞证。

【临床表现】黑睛宿翳日久，赤脉伸入翳中，视力下降；或见舌红苔薄白，脉缓。

【证机概要】黑睛宿翳日久，气血凝滞，翳不得消。

【治法】活血退翳。

【方药】桃红四物汤加减。

可酌加木贼、蝉蜕、谷精草、密蒙花等退翳明目。

23. 眼眶假瘤（血瘀气滞证）

眼眶假瘤是一种非特异性慢性增殖性炎症的眼病，因具有真性眶肿瘤的症状而得名。本病既往多归中医学"凸起睛高"和"鹘眼凝睛"范畴。

《中医眼科学》将其分为风热毒壅证、血瘀气滞证和痰瘀互结证。

【临床表现】眼珠凸出，运动受限，眼睑肿胀，白睛红肿，复视；口苦而渴，便秘溲赤；舌紫暗苔黄，脉涩。

【证机概要】气血瘀阻目窠，集聚成块，热毒未尽。

【治法】活血化瘀，行气散结。

【方药】血府逐瘀汤加减。

可酌加莪术、花粉、生牡蛎破气软坚散结；咽干口燥加玄参、麦冬养阴润燥；大便秘结加决明子、大黄通便泄热。

24. 撞击伤目（血瘀气滞证）

撞击伤目是指眼部受钝力撞击但无穿破伤口的眼病。古代无此名。本病相当于西医学的机械性非穿通性眼外伤。

《中医眼科学》将其分为撞击络伤证和血瘀气滞证。

【临床表现】上胞下垂，目珠偏斜，瞳神紧小或散大不收；或视衣水肿，视物不清；或眼珠胀痛，眼压升高。

【证机概要】外物伤目，组织受震，气血失和，血瘀气滞，水湿停聚。

【治法】行气活血，化瘀止痛。

【方药】血府逐瘀汤加减。

上胞下垂、眼珠偏斜酌加防风、葛根、白芷、白附子、僵蚕；瞳神散大去柴胡、川芎，加香附、五味子；视衣水肿加茯苓、泽兰、薏苡仁、茺蔚子。

25. 云雾移睛（气滞血瘀证）

云雾移睛是指患眼外观端好，自觉眼前有蚊蝇蛛丝或云雾样漂浮物的眼病，又名蝇翅黑花、眼风黑花、飞蚊症等，可单眼或双眼发病。本病相当于西医学的玻璃体混浊，由玻璃体液化、变性、后脱离或眼内炎症、出血等引起。

《中医眼科学》将其分为肝肾亏损证、气血亏虚证、湿热蕴蒸证和气滞血瘀证。

【临床表现】自觉眼前黑花，呈絮状、块状红色混浊，视力不同程度下降；或有情志不舒，胸胁胀痛；舌有瘀斑，脉弦涩。

【证机概要】情志不舒，肝郁气滞，致脉络瘀阻，血溢络外，滞于神膏。

【治法】行气活血。

【方药】血府逐瘀汤加减。

混浊物鲜红，去桃仁、红花，酌加生蒲黄、生三七；混浊物呈灰白色加三棱、莪术、鳖甲、牡蛎；久瘀伤正选加黄芪、党参等。

26. 肛裂（气滞血瘀证）

肛管的皮肤全层纵行裂开并形成感染性溃疡者称肛裂。中医称"钩肠痔""裂痔"等。

《中医外科学》将其分为血热肠燥证、阴虚津亏证和气滞血瘀证。

【临床表现】肛门刺痛明显，便时便后尤甚，肛门紧缩，裂口色紫暗；舌紫暗，脉弦或涩。

【证机概要】气滞血瘀，肛门瘀阻。

【治法】理气活血，润肠通便。

【方药】六磨汤加红花、桃仁、赤芍等。

27. 锁肛痔（气滞血瘀证）

本病是发生在肛管直肠的恶性肿瘤，病至后期，肿瘤阻塞，肛门狭窄，排便困难，犹如锁住肛门一样，故称锁肛痔。本病相当于西医学的肛管直肠癌。

《中医外科学》将其分为湿热蕴结证、气滞血瘀证和气阴两虚证。

【临床表现】肛周肿物隆起，触之坚硬如石，疼痛拒按，或大便带血，色紫暗，里急后重，排便困难；舌紫暗，脉涩。

【证机概要】气滞血瘀，肛门受阻。

【治法】行气活血。

【方药】桃红四物汤合失笑散加减。

28. 内痔（气滞血瘀证）

痔是直肠末端黏膜和肛管皮下的静脉丛发生扩大曲张所形成的柔软静脉团。根据发病部位不同，可分为内痔、外痔和混合痔。

《中医外科学》分为内痔（风热肠燥证、湿热下注证、气滞血瘀证、脾虚气陷证）、外痔（结缔组织外痔、静脉曲张性外痔、血栓性外痔）和混合痔。

【临床表现】肛内肿物脱出，甚或嵌顿，肛管紧缩，坠胀疼痛，甚则内有血栓形成，肛缘水肿，触痛明显；舌质红，苔白，脉弦细涩。

【证机概要】便秘努责；或妇女生育过多，气血湿热瘀滞肛门。

【治法】清热利湿，行气活血。

【方药】止痛如神汤加减。

29. 慢性前列腺炎（气滞血瘀证）

慢性前列腺炎是中青年男性常见的一种生殖系统综合征。前列腺炎临床上有急性和慢性、有菌性和无菌性、特异性和非特异性的区别，其中以慢性无菌性非特异性前列腺炎最为多见。主要表现为会阴、小腹胀痛，排尿不适，尿道灼热。

《中医外科学》将其分为湿热蕴结证、气滞血瘀证、阴虚火旺证和肾阳虚损证。

【临床表现】病程较长，少腹、会阴、睾丸、腰骶部坠胀不适、疼痛，有排尿不净之感；舌暗或有瘀斑，苔白或薄黄，脉沉涩。

【证机概要】气血瘀滞，尿路受阻。

【治法】活血祛瘀，行气止痛。

【方药】前列腺汤加减。

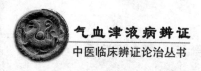

30. 前列腺增生症（气滞血瘀证）

前列腺增生症俗称前列腺肥大，是老年常见病之一。本病属于中医的"癃闭"范畴，现称之为"精癃"。

《中医外科学》将其分为湿热下注证、脾肾气虚证、气滞血瘀证、肾阴亏虚证和肾阳不足证。

【临床表现】小便不畅，尿线变细或点滴而下，或尿道涩痛，闭塞不通，或小腹胀满隐痛，偶有血尿；舌质暗或有瘀点瘀斑，苔白或薄黄，脉弦或涩。

【证机概要】气滞血瘀，尿窍受阻。

【治法】行气活血，通窍利尿。

【方药】沉香散加减。

伴血尿酌加大蓟、小蓟、参三七；瘀甚加穿山甲、蛴螂虫。

31. 尿石症（气血瘀滞证）

尿石症包括肾、输尿管、膀胱和尿道结石，是泌尿外科常见疾病之一。本病属中医学石淋范畴。

《中医外科学》将其分为湿热蕴结证、气血瘀滞证和肾气不足证。

【临床表现】发病急骤，腰腹胀痛或绞痛，疼痛向外阴部放射，尿频、尿急、尿黄或赤；舌暗红或有瘀斑；脉弦或弦数。

【证机概要】气血瘀结尿路，瘀久化石，阻塞尿道。

【治法】理气活血，通淋排石。

【方药】金铃子散合石韦散加减。

32. 委中毒（气滞血瘀证）

委中毒是发生在腘窝委中穴的急性化脓性疾病。其特点是初起木硬疼痛，皮色不红，小腿屈伸不利，愈后可有短期屈曲难伸。相当于西医学的腘窝部急性化脓性淋巴结炎。

▶第五章　气血病辨证◀

《中医外科学》将委中毒放在痈之节内，分为气滞血瘀证、湿热蕴阻证和气血两亏证。

【临床表现】初起木硬疼痛，皮肤如常或微红，活动稍受限；全身恶寒发热；舌苔白腻，脉滑数。

【证机概要】气滞血瘀，蕴结腘窝。

【治法】和营活血，消肿散结。

【方药】活血散瘀汤加减。

33. 积聚（积证：气滞血阻证）

积聚是腹内结块，或痛或胀的病证。积属有形，结块固定不移，痛有定处，病在血分，是为脏病；聚属无形，包块聚散无常，痛无定处，病在气分，是为腑病。因积与聚关系密切，故两者往往一并论述。西医学中凡多种原因引起的肝脾肿大、增生型肠结核、腹腔肿瘤等，多属"积"之范畴；胃肠功能紊乱、不完全性肠梗阻等原因所致的包块，则与"聚"关系密切。

《中医内科学》分为聚证（肝气郁结证、食滞痰阻证）和积证（气滞血阻证、瘀血内结证、正虚瘀结证）。

【临床表现】腹部积块质软不坚，固定不移，胀痛不适；舌苔薄，脉弦。

【证机概要】气滞血瘀，脉络不和，积而成块。

【治法】理气消积，活血散瘀。

【方药】柴胡疏肝散合失笑散加减。前方疏肝行气，用于肝郁气滞证；后方偏于活血止痛，用于气滞血阻，疼痛不适。

方中柴胡、青皮、川楝子行气止痛；丹参、延胡索、蒲黄、五灵脂活血散瘀。

兼烦热口干，舌红，脉细弦加丹皮、山栀、赤芍、黄芩等；腹中冷痛，畏寒喜温，舌苔白，脉缓加肉桂、吴茱萸、全当归等。

34. 癥瘕（气滞血瘀证）

妇人下腹结块，伴有或胀或痛或满或异常出血者，称癥瘕。癥者有形可征，固定不移，痛有定处；瘕者假聚成形，聚散无常，推之可移，痛无定处。一般癥属血病，瘕属气病，但临床常难以划分，故并称癥瘕。癥瘕有良性和恶性之分，本节仅讨论良性癥瘕。西医学的子宫肌瘤、卵巢肿瘤、盆腔炎性包块、子宫内膜异位症结节包块、结核性包块及陈旧性宫外孕血肿等，若非手术治疗可参考本病论治。

《中医妇科学》将其分为气滞血瘀证、痰湿瘀结证、湿热瘀阻证和肾虚血瘀证。

【临床表现】下腹部结块，触之有形，按之痛或无痛，小腹胀满，月经先后不定，经血量多有块，经行难净，经色暗；精神抑郁，胸闷不舒，面色晦暗，肌肤甲错；舌紫暗，或有瘀斑，脉沉弦涩。

【证机概要】气血瘀结，滞于胞宫冲任，积结日久，结为肿块。

【治法】行气活血，化瘀消癥。

【方药】香棱丸加桃仁、瞿麦、八月扎、海藻或大黄䗪虫丸加减。

香棱丸中木香、丁香、茴香温经理气，疏通络脉气机；青皮、枳壳疏肝解郁，行气消胀；川楝子行气止痛，除下焦郁结；佐三棱破血中之滞；莪术逐气分之血瘀，加强行气导滞之功；朱砂镇心宁神；加桃仁、瞿麦、八月扎、海藻加强活血利水、软坚消癥作用。

经行量多，或经漏淋沥不止加炒蒲黄、五灵脂、血余炭；月经后期量少加牛膝、泽兰、川芎；经行腹痛加延胡索。

35. 黄疸（气滞血瘀证）

黄疸是以目黄、身黄、小便黄为主症的一种病证，其中目睛黄染尤为本病的重要特征。

本节讨论以身目黄染为主要表现的病证。黄疸常与胁痛、癥积、鼓胀等病证并见,应与之互参。本病证与西医学之黄疸意义相同,可涉及西医学中肝细胞性黄疸、阻塞性黄疸和溶血性黄疸,临床常见的急慢性肝炎、肝硬化、胆囊炎、胆结石、钩端螺旋体病、蚕豆黄及某些消化系统肿瘤等疾病,凡出现黄疸者均可参照本节论治。

《中医内科学》将其分为阳黄(热重于湿证、湿重于热证、胆腑郁热证、疫毒炽盛证)、阴黄(寒湿阻遏证、脾虚湿滞证)和黄疸消退后的调治(湿热留恋证、肝脾不调证、气滞血瘀证)。

【临床表现】胁下结块,隐痛、刺痛不适,胸胁胀闷,面颈部见有赤丝红纹;舌有紫斑或紫点,脉涩。

【证机概要】气滞血瘀,积块留着。

【治法】疏肝理气,活血化瘀。

【方药】逍遥散合鳖甲煎丸。

方中柴胡、枳壳、香附疏肝理气;当归、赤芍、丹参、桃仁、莪术活血化瘀。可服鳖甲煎丸,软坚消积。

36. 胎黄(气滞血瘀)

胎黄是以婴儿出生后皮肤面目出现黄疸为特征的病证,因与胎禀因素有关,故称"胎黄"或"胎疸"。西医学称胎黄为新生儿黄疸,包括新生儿生理性黄疸和血清胆红素增高的一系列疾病,如溶血性黄疸、胆道畸形、胆汁瘀阻、肝细胞性黄疸等。

《中医外科学》将其分为常证(湿热郁蒸、寒湿阻滞、气滞血瘀)和变证(胎黄动风、胎黄虚脱)。

【临床表现】面目皮肤发黄,颜色逐渐加深,晦暗无华,右胁下痞块质硬,肚腹膨胀、青筋显露,或见瘀斑、衄血,唇色暗红；舌见瘀点，苔黄。

【证机概要】气滞血瘀，瘀久化积，胆汁郁结。

【治法】化瘀消积。

【方药】血府逐瘀汤加减。

方中柴胡、郁金、枳壳疏肝理气；桃仁、当归、赤芍、丹参行气活血化瘀。

大便干结加大黄；皮肤瘀斑、便血加丹皮、仙鹤草；腹胀加木香、香橼皮；胁下癥块质硬加穿山甲、水蛭。

37. 耳菌（气滞血瘀）

耳菌是指发生于耳部的恶性肿瘤。

《中医耳鼻咽喉科学》将其分为湿毒困结和气滞血瘀。

【临床表现】耳郭或外耳道肿块痒痛，出血或溃烂流血水，甚则耳痛剧烈，张口困难，耳周或颈部恶核。耳内胀闷，耳鸣耳聋，胸闷胁痛；舌质红或有瘀点、瘀斑，苔白或微黄，脉弦。

【证机概要】肝气郁结，疏泄失常，肝郁气滞，致气血凝滞肝经的耳部，结成肿块。

【治法】活血祛瘀，行气散结。

【方药】丹栀逍遥散加减。

方中柴胡疏肝解郁；当归、白芍补血养肝；茯苓、白术健脾祛湿；薄荷、生姜疏散条达；丹皮、栀子清热凉血，祛瘀消肿；炙甘草健脾而调和诸药。

可酌加三棱、莪术、穿山甲、山慈姑软坚散结。肝胆火盛之耳鸣耳聋、口苦咽干去当归，加龙胆草、夏枯草；渗流血水加土茯苓、薏苡仁、鱼腥草之类；耳痛头痛剧烈选加五灵脂、蔓荆子、露蜂房，亦可配合云南白药内服。

38. 咽喉瘤（肝气郁结，气滞血瘀）

咽喉瘤是指发生于咽部或喉部的良性肿瘤，发生于咽部者称"咽瘤",发生于喉部者称"喉瘤"。

《中医耳鼻咽喉科学》将其分为肺胃蕴热,痰浊结聚和肝气郁结,气滞血瘀。

【临床表现】咽喉哽哽不利,或声音嘶哑,讲话费力,甚则失声,气喘痰鸣,口苦咽干,胸闷不舒,舌质红或暗红,舌边或有瘀点,苔微黄,脉弦或弦滑数。检查见咽部或喉部肿物色暗红。

【证机概要】肝气郁结,久则气滞血瘀,阻塞咽部或喉部经脉,日久形成肿瘤。

【治法】疏肝解郁,活血化瘀。

【方药】会厌逐瘀汤加减。

方中桃仁、红花、当归、赤芍、生地黄活血祛瘀;柴胡、枳壳行气理气;桔梗、甘草、玄参宣肺化痰,清利咽喉。

可酌加香附、郁金、青皮增强疏肝解郁理气之功;痰多加浙贝母、瓜蒌仁、山慈姑;声音嘶哑加蝉衣、木蝴蝶等。

39. 咽喉损伤(气滞血瘀)

咽喉损伤是指咽喉部受到外力作用,或因高温、化学物品灼伤等造成的损伤。

《中医耳鼻咽喉科学》将其分为气滞血瘀和热毒壅盛。

【临床表现】皮下青紫,咽喉疼痛,声音嘶哑,吞咽困难。

【证机概要】外力碰撞于咽喉部,致使皮下脉络受损。

【治法】活血通络,行气止痛。

【方药】桃红四物汤加减。

可酌加香附、延胡索行气消肿止痛。

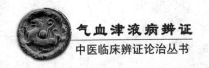

小 结

一、气滞血瘀证涉及的病证

气滞血瘀证是指气滞与血瘀同时或先后存在，其二者可以互为因果与互相影响。

气滞血瘀涉及的病证有白驳风（气血瘀滞证）、白疕（气血瘀滞证）、红蝴蝶疮（气滞血瘀证）、酒渣鼻（气滞血瘀证）、黧黑斑（气滞血瘀证）、褥疮（气滞血瘀证）、蛇串疮（气滞血瘀证）、油风（气滞血瘀证）、闭经（气滞血瘀）、多囊卵巢综合征（气滞血瘀）、慢性盆腔炎（气滞血瘀证）、难产（气滞血瘀证）、死胎不下（气滞血瘀证）、痛经（气滞血瘀证）、子宫内膜异位症（气滞血瘀证）、宫环出血（肝郁血瘀证）、耳胀耳闭（气血瘀阻）、耳鸣耳聋（气滞血瘀）、络损暴盲（气滞血瘀证）、络阻暴盲（气血瘀阻证）、青盲（气血瘀滞证）、宿翳（气血凝滞证）、眼眶假瘤（血瘀气滞证）、撞击伤目（血瘀气滞证）、云雾移睛（气滞血瘀证）、肛裂（气滞血瘀证）、锁肛痔（气滞血瘀证）、内痔（气滞血瘀证）、慢性前列腺炎（气滞血瘀证）、前列腺增生症（气滞血瘀证）、尿石症（气血瘀滞证）、委中毒（气滞血瘀证）、积聚（积证：气滞血阻证）、癥瘕（气滞血瘀证）、黄疸（气滞血瘀证）、胎黄（气滞血瘀）、耳菌（气滞血瘀）、咽喉瘤（肝气郁结、气滞血瘀）和咽喉损伤（气滞血瘀）。

二、临床表现

1. 主症 一般病证名称就是其临床表现。但气滞血瘀证范围较广，有些病证的名称不是以临床表现命名，其临床表现则各不相同。如白驳风当于西医学的白癜风。白疕相当于西医学的银屑病。红蝴蝶疮即红斑狼疮。黧黑斑相当于西医学的黄褐斑。蛇串疮相当于西医学的带状疱疹。油风相当于西医学的斑秃等。

眼科疾病多表现视力障碍，其诊断多用专科检查来确定。络损暴盲是指因眼底脉络受损出血致视力突然下降的眼病；络阻暴盲是以眼底缺血性改变为特征的致盲眼病；青盲是指西医学的视神经萎缩；宿翳是指黑睛疾病痊愈后遗留下的瘢痕翳障眼病；云雾移睛自觉眼前有蚊蝇蛛丝或云雾样漂浮物，相当于西医学的玻璃体混浊。

外科的肛裂、内痔是发生在肛管直肠的恶性肿瘤，病至后期，肿瘤阻塞，肛门狭窄，排便困难，犹如锁住肛门一样，故称锁肛痔。慢性前列腺炎、前列腺增生症俗称前列腺肥大，主要表现为小便不畅。其他凡以菌、岩、癌命名者，皆为恶性肿瘤。癥瘕妇人下腹结块，癥者有形可征，固定不移，痛有定处；瘕者假聚成形，聚散无常，推之可移，痛无定处，有良性与恶性之分。

2. 兼症　气滞证指人体某一部分或某一脏腑、经络的气机阻滞，运行不畅，以胀闷疼痛为主要表现的证候。血瘀证指瘀血内阻，血行不畅，以固定刺痛、肿块、出血、瘀血舌脉征为主要表现的证候。气滞血瘀证可同时有两组症状表现，但有主次之分。一般皮肤病，局部多色暗；妇科病之月经病等分泌物质稠，月经有血块。其他可有头痛、胸胁胀痛、夜多噩梦，烦热难眠，胸胁、乳房胀痛，精神抑郁，小腹胀痛拒按，精神郁闷，时欲太息，腰腹胀痛或绞痛。积聚的积证，腹部积块质软不坚，固定不移，胀痛不适；良性癥瘕可见下腹部结块，触之有形，按之痛或无痛，小腹胀满，精神抑郁，胸闷不舒。黄疸可见面颈部有赤丝红纹。五官科病证可有专科检查的变化。

三、舌象与脉象

1. 舌象 一般舌质或舌边暗、暗红、紫暗有瘀点、瘀斑，苔薄、薄白，若有热象，根据轻重可有薄黄或黄苔。

2. 脉象 多脉涩、细涩、沉涩、沉缓。根据病情，气滞为主，当脉弦、弦细、沉弦。难产可出现脉弦大或至数不匀。

四、代表方

气滞血瘀当理气活血，根据病情，有所侧重，或以活血为治，或以理气为主。选用的方剂如桃红四物汤，也叫加味四物汤，功用养血活血，主治血虚兼血瘀证，本节用于白疕、黧黑斑、油风；合失笑散治疗锁肛痔；加香附、延胡索治疗咽喉损伤。

血府逐瘀汤主治胸中血瘀证，本节用于褥疮、络损暴盲、眼眶假瘤、撞击伤目、云雾移睛、胎黄。

通窍活血汤活血通窍，主治瘀血头面证，本节用治酒渣鼻、闭经、耳胀耳闭、耳鸣耳聋、络阻暴盲。

膈下逐瘀汤活血祛瘀，行气止痛。主治瘀血阻滞膈下证。本节用于闭经、多囊卵巢综合征、痛经、子宫内膜异位症、耳鸣耳聋、络阻暴盲。

会厌逐瘀汤用于声带小结、慢性咽炎等。本节加三棱、莪术、水蛭、虻虫、王不留行、丹皮、泽兰治疗咽喉菌；用于咽喉瘤可加香附、郁金、青皮；痰多加浙贝母、瓜蒌仁、山慈菇；声音嘶哑加蝉衣、木蝴蝶。

催生饮治疗难产；用脱花煎治疗死胎不下时，肝气夹冲气犯胃，痛而恶心呕吐加吴茱萸、法半夏、陈皮，小腹胀坠或二阴坠胀不适加柴胡、升麻；郁而化热加栀子、黄柏、夏枯草。

柴胡疏肝散治疗蛇串疮；四草止血汤治疗宫环出血；柴胡

疏肝散合失笑散治疗积聚加桃仁、瞿麦、八月扎、海藻；逍遥散合鳖甲煎丸治疗黄疸；六磨汤治疗肛裂；桃红四物汤合失笑散用于锁肛痔；止痛如神汤治疗内痔；前列腺汤治疗慢性前列腺炎；沉香散治疗前列腺增生症；金铃子散行气疏肝，活血止痛，用于肝气郁热之胃脘、胸胁、疝气疼痛，合石韦散治疗尿石症；活血散瘀汤用治委中痈；香棱丸用治癥瘕。

第二节 气虚血瘀证

1. 艾滋病（气虚血瘀证）

艾滋病全称获得性免疫缺陷综合征，是由人类免疫缺陷病毒（简称HIV）所致的传染病，属中医"疫病""虚劳""瘰疬""冥瘠"等范围。

《中医外科学》将其分为肺卫受邪证、肺肾阴虚证、脾胃虚弱证、脾肾亏虚证、气虚血瘀证和窍闭痰蒙证。

【临床表现】以卡波济肉瘤多见，症见周身乏力，气短懒言，面色苍白，饮食不香，四肢、躯干部出现多发性肿瘤，瘤色紫暗，易于出血，淋巴结肿大；舌质暗，脉沉细无力。

【证机概要】病久伤气，血行不畅，瘀久化热。

【治法】补气化瘀，活血清热。

【方药】补阳还五汤、犀角地黄汤合消瘰丸加减。

2. 耳面瘫（气虚血瘀）

耳面瘫是指因耳部脉络痹阻所致的以口眼㖞斜为主要特征的疾病。本病好发于成年人，单侧面瘫多见。西医学的周围性面瘫可参考本病进行论治。本病在古代文献中有"僻""口㖞斜僻"等别称。

《中医耳鼻咽喉科学》将其分为风邪阻络和气虚血瘀。

【临床表现】病程日久，单侧口眼㖞斜，表情呆滞，下睑外翻流泪,眼干涩;舌质淡暗,或有瘀点,脉细涩。

【证机概要】病程日久则耗伤气血,经脉失于血气濡润。

【治法】益气活血,化瘀通络。

【方药】补阳还五汤加减。

方中重用生黄芪补气以活血,小剂量用桃仁、红花、当归尾、川芎、赤芍、地龙活血以通络。可加白附子、僵蚕、全蝎祛风化痰通络。

3. 经行浮肿(血虚气滞证)

每逢经行前后,或正值经期,头面四肢浮肿者,称经行浮肿。

《中医妇科学》将其分为脾肾阳虚证和气滞血瘀证。

【临床表现】经行肢体肿胀,按之随手而起,色暗有块,脘闷胁胀,善叹息;舌紫暗,苔薄白,脉弦涩。

【证机概要】平素气滞不行,经前、经期气血下注,冲任气血壅盛,气滞益甚,水湿运化不利。

【治法】理气行滞,养血调经。

【方药】八物汤加泽泻、益母草。

方中四物汤养血活血,延胡索行血中之滞,川楝子、木香、槟榔疏肝理气。

4. 络阻暴盲(气虚血瘀证)

络阻暴盲是指患眼外观正常,猝然一眼或双眼视力急剧下降,视衣可见典型的缺血性改变为特征的致盲眼病。本病相当于西医学的视网膜动脉阻塞。因视网膜中央动脉的主干或分支阻塞后,引起供应区域的视网膜发生急性缺血,导致视功能急剧损害或丧失。

《中医眼科学》将其分为气血瘀阻证、痰热上壅证、肝阳上亢证和气虚血瘀证。

【临床表现】发病日久,视物昏蒙,动脉细而色淡红或呈白色线条状，视网膜水肿，视盘色淡白；或伴短气乏力，面色萎黄，倦怠懒言；舌淡、有瘀斑，脉涩或结代。

【证机概要】气虚血行乏力，血不充脉，目窍失养。

【治法】补气养血，化瘀通脉。

【方药】补阳还五汤加减。

心慌心悸，失眠多梦加酸枣仁、夜交藤、柏子仁；视衣色淡加枸杞子、褚实子、菟丝子、女贞子等；情志抑郁加柴胡、白芍、青皮、郁金。

5. 臁疮（气虚血瘀证）

臁疮是指发生于小腿臁骨部位的慢性皮肤溃疡。本病相当于西医学的慢性下肢溃疡。

《中医外科学》将其分为湿热下注证和气虚血瘀证。

【临床表现】病程日久，疮面苍白，肉芽色淡，周围皮色黑暗、板硬；肢体沉重，倦怠乏力；舌淡紫或有瘀斑，苔白，脉细涩无力。

【证机概要】病久伤气，气虚血瘀。

【治法】益气活血，祛瘀生新。

【方药】补阳还五汤合四妙汤加减。

6. 流行性乙型脑炎（气虚血瘀）

流行性乙型脑炎（简称乙脑、乙型脑炎）是感染流行性乙型脑炎时邪（流行性乙型脑炎病毒）引起，以高热、抽搐、昏迷为特征的一种小儿急性传染性疾病。

《中医儿科学》将其分为初期、极期（邪犯卫气、邪炽气营、邪入营血）、恢复期和后遗症期（阴虚内热、营卫不和、痰蒙清窍、痰火内扰、气虚血瘀、风邪留络）。

【临床表现】恢复期面色萎黄，肢体不用，僵硬强直，或震颤抖动，肌肉萎软无力，神疲倦怠，容易出汗；舌质偏淡，舌苔薄白，脉象细弱。

【证机概要】热病后气血受损,气虚血瘀,筋脉肌肉失养。

【治法】益气养阴,活血通络。

【方药】补阳还五汤加减。

方中黄芪、当归、鸡血藤益气养血;川芎、红花、赤芍活血化瘀;桂枝、桑枝、地龙通经活络。

肢体强直加白芍、生地黄、乌梢蛇;肢体震颤加阿胶、鳖甲、鸡子黄;肌萎瘦削加人参、茯苓、五加皮。可结合中药外治、针灸、推拿等方法治疗。

小　　结

气虚血瘀是指气虚导致血瘀,其临床表现为气虚和血瘀可同时存在,也可有所侧重。

一、气虚血瘀证涉及的病证

气滞血瘀证涉及的病证有艾滋病(气虚血瘀证)、耳面瘫(气虚血瘀)、经行浮肿(血虚气滞证)、络阻暴盲(气虚血瘀证)、臁疮(气虚血瘀证)和流行性乙型脑炎(气虚血瘀)。

二、临床表现

1. 主症　中医病证名称是以病证表现命名。其病证名称即是其临床表现。其中艾滋病、流行性乙型脑炎为西医病名,临床表现复杂,需进行专门检查。

2. 兼症　气虚证指元气不足,气的推动、固摄、防御、气化等功能减退或脏器组织的机能减退,以气短、乏力、神疲、脉虚等为主要表现的虚弱证候,全身可见周身乏力、气短懒言、面色苍白、饮食不香等表现,同时有血瘀表现,如疾病局部色暗、月经有血块等。

三、舌象与脉象

1. 舌象 舌质暗或淡暗或偏淡,或有瘀点,苔薄白。

2. 脉象 脉象涩、细涩、细涩无力、细弱或弦涩,或结代。

四、代表方

气虚者当补气。血瘀者当活血,也各有侧重。本节使用最多的方剂为补阳还五汤,用于耳面瘫、络阻暴盲、流行性乙型脑炎,与其他方剂合用的有艾滋病与犀角地黄汤合消瘰丸加减;臁疮合四妙汤加减;经行浮肿用八物汤加泽泻、益母草。

第三节 气血虚弱证

1. 闭经(气血虚弱)

女子年逾 16 周岁,月经尚未来潮,或月经周期已建立后又中断 6 个月以上者,称闭经。前者称原发性闭经,后者称继发性闭经。

《中医妇科学》将其分为气血虚弱、肾气亏损、阴虚血燥、气滞血瘀和痰湿阻滞。

【临床表现】月经周期延迟、量少、色淡红、质薄,渐至经闭不行;神疲肢倦,头晕眼花,心悸气短,面色萎黄;舌淡,苔薄,脉沉缓或细弱。

【证机概要】屡伤脾胃,生化之源不足,或久病大病,营血亏虚,血虚气弱,冲任不充,不能按时而满溢。

【治法】益气养血调经。

【方药】人参养荣汤。

方中人参大补元气,健脾和胃;配黄芪、白术、茯苓、炙甘草补中益气，以益气血生化之源；当归、熟地黄、白芍补血和营调经；陈皮理气行滞；远志、五味子宁心安神；肉桂温阳和营，振奋阳气。

伴性欲淡漠，全身毛发脱落，阴道干涩，无白带，生殖器官萎缩为精血不足，营血亏损，冲任虚衰加紫河车、鹿角霜、鹿茸等血肉有情之品；畏寒肢冷加仙茅、炮姜；食欲不振，脘腹胀闷，大便溏薄，面色淡黄，舌淡胖有齿痕，苔白腻，脉缓弱，宜健脾益气，养血调经，方用参苓白术散加当归、川牛膝；营阴暗耗，心火偏亢，兼见心悸失眠，多梦，宜养心阴和血脉，方用柏子仁丸。

2. 滑胎（气血虚弱证）

凡堕胎或小产连续发生 3 次或 3 次以上者，称"滑胎"，亦称"屡孕屡堕"或"数堕胎"。西医学称"习惯性流产"。

《中医妇科学》将其分为肾虚证（肾气不足、肾阳亏虚、肾精亏虚）、气血虚弱证和血瘀证。

【临床表现】屡孕屡堕，头晕目眩，神疲乏力，面色㿠白，心悸气短；舌质淡，苔薄白，脉细弱。

【证机概要】气血两虚，冲任不足，不能载胎养胎。

【治法】益气养血，固冲安胎。

【方药】泰山磐石散。

方中人参、黄芪、白术、炙甘草健脾益气，以固胎元；当归、熟地黄、白芍、川芎补血养血，以养胎元；川续断补肾安胎；砂仁、糯米调养脾胃，助后天气血化生；黄芩为安胎之要药。

3. 经行发热（血气虚弱证）

每值经期或行经前后出现以发热为主症者称"经行发热"，亦称"经病发热"。若经行偶有一次发热者不属此病。

《中医妇科学》将其分为肝肾阴虚证、血气虚弱证和瘀热壅阻证。

【临床表现】经行或经后发热,热势不扬,动则自汗出,经量多、色淡质薄,神疲肢软,少气懒言;舌淡,苔白润,脉虚缓。

【证机概要】气血虚弱,卫阳失固,虚热内生。

【治法】补益血气,甘温除热。

【方药】补中益气汤。

4. 流产术后出血(气血两虚证)

流产术后出血系指人工流产或药物流产术后阴道流血超过10日,淋沥不净,或血量过多,或流血停止后又有多量阴道流血者。西医学的流产术后绒毛、蜕膜残留或术后盆腔感染可参照本病论治。

《中医妇科学》将其分为瘀阻子宫证、气血两虚证和湿热壅滞证。

【临床表现】出血量多,或淋沥不净,色淡红或稍暗;小腹坠胀,或伴腰痛,神疲乏力,纳食欠佳,头昏心慌,汗出较多,夜寐欠佳;舌淡红,边有齿痕,脉细无力。

【证机概要】出血过多,气随血伤,冲脉不固。

【治法】益气养血,固冲止血。

【方药】归脾汤加减。

5. 难产(气血虚弱证)

妊娠足月,临产分娩困难者,称"难产"。古籍有"乳难"之称。

《中医妇科学》将其分为气血虚弱证和气滞血瘀证。

【临床表现】临产阵痛轻微,宫缩时间短而弱,间歇长,产程进展慢,或下血量多,色淡或胎膜早破,面色无华,神疲肢软,心悸气短;舌淡,苔薄,脉大而虚或沉细而弱。

【证机概要】气血虚弱,无力促胎外出。

【治法】大补气血。

【方药】蔡松汀难产方。

方中黄芪、党参、茯神补益中气,以助母力;当归、川芎、白芍养血;枸杞子、鳖甲滋肾添精,润胎助产。

若宫口开全而产力不足,可加服独参汤或含服参片,大补元气,以助产力。

6. 妊娠贫血(气血两虚证)

妊娠期间出现倦怠、乏力、气短、面色㿠白、浮肿、食欲不振等,检查见血红蛋白或红细胞总数降低,红细胞比容下降,称妊娠贫血。本病相当于西医学的妊娠合并贫血。

《中医妇科学》将其分为气血两虚证、心脾两虚证和肝肾不足证。

【临床表现】孕后面色萎黄,四肢倦怠,乏力,口淡纳差,腹胀便溏,或见妊娠浮肿,或腰酸、腹痛下坠;舌淡胖,苔白,脉缓无力。

【证机概要】素体气血不足,孕后血聚养胎,气血愈虚。

【治法】补气养血。

【方药】八珍汤。

方中四君子汤补气,四物汤补血,气血双补,而无贫血之虞。

伴浮肿加炒扁豆、大腹皮、陈皮;伴胎动不安加川续断、桑寄生、枸杞子、菟丝子。

7. 子晕(气血虚弱证)

妊娠期出现以头晕目眩、状若眩晕为主症,甚或眩晕欲厥,称妊娠眩晕,亦称子晕。

《中医妇科学》将其分为阴虚肝旺证、脾虚肝旺证和气血虚弱证。

【临床表现】妊娠后期头晕目眩,眼前发黑,心悸健忘,少寐多梦，神疲乏力，气短懒言，面色苍白或萎黄；舌淡，脉细弱。

【证机概要】素体气血不足，因孕更虚，气虚则清阳不升，血虚则脑失所养。

【治法】调补气血。

【方药】八珍汤加首乌、钩藤、石决明。

方中八珍加首乌调补气血，钩藤、石决明平潜肝阳。

头晕眼花甚，去党参，加太子参、枸杞子、蔓荆子；心悸、少寐、健忘加远志、枣仁、龙眼肉。

8. 胎漏、胎动不安（气血虚弱证）

妊娠期间阴道不时有少量出血，时出时止，或淋沥不断，而无腰酸、腹痛、小腹下坠者，称"胎漏"，亦称"胞漏"或"漏胎"。妊娠期间出现腰酸、腹痛、小腹下坠，或伴少量阴道出血者，称"胎动不安"。胎漏、胎动不安是堕胎、小产的先兆，西医学称"先兆流产"。胎漏、胎动不安病名虽不同，但临床表现难以截然分开。更因二者病因病机、辨证论治、转归预后、预防调摄等基本相同，故一并讨论。

《中医妇科学》将其分为肾虚证、血热证、气血虚弱证和血瘀证。

【临床表现】妊娠期少量阴道出血，色淡红，质清稀；或小腹空坠而痛、腰酸，面色㿠白，心悸气短，神疲肢倦；舌质淡，苔薄白，脉细弱略滑。

【证机概要】气血虚弱，冲任匮乏，不能载胎养胎。

【治法】补气养血，固肾安胎。

【方药】胎元饮。

方中人参、黄芪、白术、炙甘草甘温益气，健脾调中，使气旺以载胎，以助生化之源；当归、生地黄、白芍、阿胶补血养血安胎；杜仲补肾安胎；陈皮行气健胃。胎元饮实为八珍汤

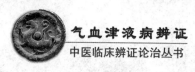

去茯苓、川芎,加陈皮。

气虚明显、小腹下坠加黄芪、升麻或加服高丽参;腰酸明显或有堕胎史可与寿胎丸合用,加强补肾安胎之功。

9. 胎死不下(气血虚弱证)

妊娠20周以后胎死宫内,不能自行产出者,称"胎死不下",亦称"胎死腹中""子死腹中"。西医学的"死胎""胎儿死亡综合征"与本病相似,可参考论治。

《中医妇科学》将其分为气血虚弱证、气滞血瘀证和湿浊瘀阻证。

【临床表现】妊娠中晚期,孕妇自觉胎动停止,腹部不再继续增大,小腹疼痛或有冷感,或阴道流血,色淡质稀,面色苍白,心悸气短,精神倦怠,食欲不振,或口有恶臭;舌质淡,苔白,脉细涩无力。

【证机概要】孕妇气血虚弱,气虚运送无力,产道失于濡润。

【治法】补益气血,活血下胎。

【方药】救母丹。

方中人参大补元气;当归、川芎补血,使气旺血旺;益母草活血又善下死胎;赤石脂化恶血,使恶血去而胎自下;炒荆芥引血归经,使胎下而不致流血过多。

气血虚甚酌加黄芪、丹参调补气血;小腹冷痛加乌药、补骨脂温暖胞脉,行气下胎。

10. 胎萎不长(气血虚弱证)

妊娠四五个月后,孕妇腹形与宫体增大明显小于正常妊娠月份,胎儿存活而生长迟缓者,称"胎萎不长",又称"妊娠胎萎燥""妊娠胎不长"。西医学的"胎儿宫内发育迟缓"与本病类似,可参考论治。

《中医妇科学》将其分为气血虚弱证、脾肾不足证和血寒宫冷证。

【临床表现】妊娠四五个月后，腹形和宫体增大明显小于妊娠月份，胎儿存活，面色萎黄或㿠白，身体羸弱，头晕心悸，少气懒言；舌质淡嫩，苔少，脉稍滑、细弱无力。

【证机概要】血虚气弱，胎元失养，胎虽存活，但生长迟缓。

【治法】补气益血养胎。

【方药】胎元饮。

血虚甚重用当归，酌加枸杞子、首乌养血安胎；兼气滞加苏梗、砂仁理气行滞；伴大便秘结加玄参、肉苁蓉润肠通便。亦可选八珍汤加减，双补气血以养胎育胎。

11. 痛经（气血虚弱证）

妇女正值经期或经行前后出现周期性小腹疼痛或痛引腰骶，甚至剧痛晕厥者称痛经，又称"经行腹痛"。西医学将痛经分为原发性痛经和继发性痛经。原发性痛经以青少年女性多见，继发性痛经常见于育龄期妇女。

《中医妇科学》将其分为气滞血瘀证、寒凝血瘀证、湿热瘀阻证、气血虚弱证和肾气亏损证。

【临床表现】经期或经后小腹隐隐作痛，喜按或小腹及阴部空坠不适；月经量少，色淡，质清稀；面色无华，头晕心悸，神疲乏力；舌质淡，脉细无力。

【证机概要】气血不足，冲任子宫失于濡养，不荣则痛。

【治法】益气养血，调经止痛。

【方药】圣愈汤或黄芪建中汤或养血和血汤。

方中人参、黄芪补脾益气，熟地黄、白芍、当归、川芎养血和血。可酌加鸡血藤、桂枝、艾叶、炙甘草养血缓痛。伴腰酸不适加菟丝子、杜仲。

12. 缺乳（气血虚弱）

产后哺乳期内产妇乳汁甚少或无乳可下者，称"缺乳"，又称"产后乳汁不行"。

《中医妇科学》将其分为气血虚弱、肝郁气滞和痰浊阻滞证。

【临床表现】产后乳汁少甚或全无，乳汁稀薄，乳房柔软无胀感，面色少华，倦怠乏力；舌淡，苔薄白，脉细弱。

【证机概要】气血虚弱，乳汁化源不足，无乳可下。

【治法】补气养血，佐以通乳。

【方药】通乳丹。

方中人参、黄芪补气；当归、麦冬、猪蹄养血滋阴；桔梗、木通利气通脉。

13. 产后腹痛（气血两虚证）

产妇在产褥期内发生与分娩或产褥有关的小腹疼痛，称产后腹痛。因瘀血引起者，称"儿枕痛"，本病以新产后多见。孕妇分娩后，因子宫的缩复作用小腹呈阵阵作痛，于产后1~2日出现，持续2~3日自然消失，西医学称"宫缩痛""产后痛"，属生理现象，一般不需治疗。若腹痛阵阵加剧，难以忍受，或腹痛绵绵，疼痛不已，影响产妇的康复则为病态，应予治疗。

《中医妇科学》将其分为气血两虚证和瘀滞子宫证。

【临床表现】产后小腹隐隐作痛数日不止，喜按喜揉，恶露量少，色淡红，质稀无块，面色苍白，头晕眼花，心悸怔忡，大便干结；舌质淡，苔薄白，脉细弱。

【证机概要】冲任血虚，子宫失养，气血迟涩，不通则痛。

【治法】补血益气，缓急止痛。

【方药】肠宁汤，或内补当归建中汤，或当归生姜羊肉汤。

方中当归、阿胶养血滋阴为君；熟地黄、麦冬滋阴润燥为臣；人参、山药、甘草益气健脾和中，川续断补肾养肝，为佐；肉桂温通血脉为使。

血虚津亏、便秘较重去肉桂，加肉苁蓉、火麻仁；腹痛兼下坠感加黄芪、白术；腹痛喜热熨加吴茱萸、艾叶、小茴香、炮姜。

14. 耳鸣、耳聋（气血亏虚）

耳鸣是指患者自觉耳中鸣响而周围环境中并无相应的声源。耳聋是指不同程度的听力减退。耳鸣与耳聋临床上常同时或先后出现。它们既是多种耳科疾病乃至全身疾病的一种常见症状，有时也可单独成为一种疾病。西医学的突发性聋、爆震性聋、传染病中毒性聋、噪声性聋、药物中毒性聋、老年性聋、耳硬化症以及原因不明的感音神经性聋、混合性聋及耳鸣等均可参考本病论治。

《中医耳鼻咽喉科学》将其分为风热侵袭、肝火上扰、痰火郁结、气滞血瘀、肾精亏损和气血亏虚。

【临床表现】耳鸣、耳聋，每遇疲劳之后加重，或见倦怠乏力，声低气怯；面色无华，食欲不振，脘腹胀满，大便溏薄，心悸失眠；舌淡红，苔薄白，脉细弱。

【证机概要】脾失健运，气血不足，耳窍失养。

【治法】健脾益气，养血通窍。

【方药】归脾汤加减。

方中党参、黄芪、白术、甘草健脾益气；当归、龙眼肉养血；酸枣仁、茯神、远志养心安神；佐木香理气，使补而不滞；生姜、大枣调和营卫。

气虚为主，可选益气聪明汤加减。

15. 男性不育（气血两虚证）

男性不育是指育龄夫妇同居两年以上，性生活正常，未采取任何避孕措施，女方有受孕能力，因男方原因而致女方不能怀孕的一种病证。

《中医外科学》将其分为肾阳虚衰证、肾阴不足证、肝郁气滞证、湿热下注证和气血两虚证。

【临床表现】性欲减退，阳事不兴，或精子数少，成活率低，活动力弱，神疲倦怠，面色无华；舌质淡，苔薄白，脉沉细无力。

【证机概要】气血不足，肾不得养。

【治法】补益气血。

【方药】十全大补汤加减。

可根据精液检查情况辨用药。精子成活率低、活动力差加仙灵脾、巴戟天、菟丝子、生黄芪；死精、畸形精子多加土茯苓、蚤休；精液中有脓细胞加蒲公英、红藤、黄柏；精液不液化呈团块状加泽泻、牡丹皮、麦冬、当归、生地黄等。

16. 子痰（气血两亏证）

子痰是发生于附睾部，属疮痨性质的慢性化脓性疾病。本病相当于西医学的附睾结核。

《中医外科学》将其分为气滞痰凝证、阴虚内热证和气血两亏证。

【临床表现】见于后期溃脓期。脓肿破溃，脓液稀薄，夹有败絮样物质，疮口凹陷，形成漏管，反复发作，经久不愈；虚热不退，面色无华，腰膝酸软；舌淡，苔白，脉沉细无力。

【证机概要】气血不足，肾子失养。

【治法】益气养血，化痰消肿。

【方药】十全大补汤加减，兼服小金丹。

17. 反复呼吸道感染（肺脾两虚、气血不足证）

感冒、扁桃体炎、支气管炎、肺炎等呼吸道疾病是小儿常见病，若在一段时间内反复感染发病即称反复呼吸道感染。中医学在扶正祛邪、增强抗病能力、改善体质方面具有一定优势，近年来对本病的治疗研究已取得显著成绩。

《中医儿科学》将其分为营卫失和、邪毒留恋，肺脾两虚气血不足和肾虚骨弱、精血失充等证。

【临床表现】屡受外邪，咳喘迁延不已，或愈后又作，面黄少华，厌食，或恣食肥甘生冷，肌肉松弛，或大便溏薄，咳嗽多汗，唇口色淡；舌淡红，脉数无力，指纹淡。

【证机概要】小儿肺脾两虚，日久生化乏源，宗气不足，卫外不固。

【治法】健脾益气，补肺固表。

【方药】玉屏风散加味。

方中黄芪补气固表；白术、党参、山药健脾益气；牡蛎敛表止汗；陈皮健脾化痰；防风走表而祛风邪。

余邪未清可加大青叶、黄芩、连翘；汗多加稽豆衣、五味子；纳少厌食加鸡内金、炒谷芽、生山楂；便溏加炒薏苡仁、茯苓；便秘积滞加生大黄、枳壳。

18. 疳证（干疳：气血两虚）

疳证是因喂养不当或多种疾病影响，导致脾胃受损、气液耗伤而形成的一种慢性疾病。"疳"之含义自古有两种解释：一曰"疳者甘也"，指小儿恣食肥甘厚腻，损伤脾胃，形成疳证。二曰"疳者干也"，是指气液干涸，形体羸瘦。前者言其病因，后者述其病机及主症。

关于疳证的分类，古代医家认识不一，目前临床一般将疳证根据病程与证候特点分证，分为疳气、疳积、干疳三大证候及其他兼症。

《中医儿科学》分为疳气（疳证初起阶段脾胃失和，纳化失健）、疳积（由疳气发展而来，脾胃虚损，积滞内停，虚实夹杂）和干疳（疳证后期，脾胃虚衰，津液消亡，气血两败）。

【临床表现】形体极度消瘦，皮肤干瘪起皱，大肉已脱，皮包骨头，貌似老人，毛发干枯，面色㿠白，精神萎靡，啼哭无力，腹凹如舟，不思饮食，大便稀溏或便秘；舌淡嫩，苔少，脉细弱。

【证机概要】疳证后期脾胃虚衰，津液消亡，气血两败。严重者可随时出现气血衰亡、阴竭阳脱的变证。

【治法】补益气血。

【方药】八珍汤加减。

方中党参、黄芪、白术、茯苓、甘草补脾益气；熟地黄、当归、白芍、川芎养血活血；陈皮、白扁豆、砂仁醒脾开胃。

四肢欠温，大便稀溏去熟地黄、当归，加肉桂、炮姜；夜寐不安加五味子、夜交藤；舌红、口干加石斛、乌梅。若面色苍白，呼吸微弱，四肢厥冷，脉细欲绝急施独参汤，或参附龙牡救逆汤回阳救逆固脱，并配合西药抢救。

19. 鼻衄（气血亏虚证）

凡血液不循常道，或上溢于口鼻诸窍，或下泄于前后二阴，或渗出于肌肤所形成的一类出血性疾患统称为血证。

血证的范围相当广泛，凡以出血为主要临床表现的内科病证，均属本证范围。本节讨论内科常见的鼻衄、齿衄、咯血、吐血、便血、尿血、紫斑等血证。西医学中多种急慢性疾病所引起的出血，包括多系统疾病有出血症状者，以及造血系统病变所引起的出血性疾病均可参考本病论治。

《中医内科学》分为鼻衄（热邪犯肺证、胃热炽盛证、肝火上炎证、气血亏虚证）、齿衄（胃火炽盛证、阴虚火旺证）、咯血（燥热伤肺证、肝火犯肺证、阴虚肺热证）、吐血（胃热壅盛证、肝火犯胃证、气虚血溢证）、便血（肠道湿热证、气虚不摄证、脾胃虚寒证）、尿血（下焦湿热证、肾虚火旺证、脾不统血证、肾气不固证）和紫斑（血热妄行证、阴盛火旺证、气不摄血证）。

【临床表现】鼻衄或兼齿衄、肌衄，神疲乏力，面色㿠白，头晕，耳鸣，心悸，夜寐不宁；舌质淡，脉细无力。

【证机概要】气虚不摄，血溢清窍，血失气伤，气血两亏。

【治法】补气摄血。

【方药】归脾汤加减。

方中党参、茯苓、白术、甘草补气健脾；当归、黄芪益气生血；酸枣仁、远志、龙眼肉补心益脾，安神定志；木香理气醒脾；阿胶、仙鹤草、茜草养血止血。

除内服汤药外，鼻衄时，当结合局部用药，及时止血。可局部用云南白药止血，或用棉花蘸青黛粉塞入鼻腔止血，或用湿棉条蘸塞鼻散塞鼻等。

20. 云雾移睛（气血亏虚证）

云雾移睛是指患眼外观端好，自觉眼前有蚊蝇蛛丝或云雾样漂浮物的眼病，又名蝇翅黑花、眼风黑花、飞蚊症等，可单眼或双眼发病。本病相当于西医学的玻璃体混浊，由玻璃体液化、变性、后脱离或眼内炎症、出血等引起。

《中医眼科学》将其分为肝肾亏损证、气血亏虚证、湿热蕴蒸证和气滞血瘀证。

【临床表现】自觉视物昏花，眼前黑影飘动，时隐时现，不耐久视，睛珠涩痛，面白无华，头晕心悸，少气懒言；唇淡，舌嫩，脉细。

【证机概要】久病气血亏损，神膏失于濡养。

【治法】益气补血。

【方药】八珍汤或芎归补血汤加减。

八珍汤气血双补,适用于眼前黑影飘动,视物昏花,不耐久视之气血两亏者;芎归补血汤重在养血滋阴且清虚热,适用于眼前黑影飘动,时隐时现,睛珠涩痛之血虚生内热者。气虚甚加黄芪。

21. 视瞻昏渺(气血亏虚证)

视瞻昏渺是指眼外观无异常,视物昏蒙,随年龄增长而视力减退日渐加重,终致失明的眼病,多发生于50岁以上的中老年人。本病类似于西医学的老年性黄斑变性。临床根据眼底形态将其分为干性和湿性两种类型。

《中医眼科学》将其分为痰湿蕴结证、瘀血阻络证、肝肾阴虚证和气血亏虚证。

【临床表现】视物昏蒙,随年龄增长视力减退日渐加重,终致失明。眼部检查:眼外观无异常,视力下降,不能矫正。干性者(或称萎缩性、非新生血管性)早期可见后极部视网膜有散在、边界欠清的玻璃膜疣,可见黄斑区色素紊乱,呈现色素脱失的浅色斑点和色素沉着小点,如椒盐状,中心凹光反射减弱或消失;后期视网膜色素紊乱或呈地图状色素上皮萎缩区。

湿性者(或称渗出性、新生血管性)初期可见后极部有污秽之灰白色稍隆起的视网膜下新生血管膜,其周围深层或浅层出血,以及残留的出血块和玻璃膜疣。病变范围小者约1个视盘直径,大者波及整个后极部。出血多可见视网膜前出血,甚而达玻璃体内,成玻璃体积血。可伴神疲乏力,食少纳呆;舌淡,苔白,脉细无力。

【证机概要】年老体弱,气血不足,目不得养。

【治法】益气补血。

【方药】人参养荣汤加减。

方中可酌加浙贝母、玄参、鸡内金以增软坚散结之功。

22. 视疲劳（气血亏虚证）

视疲劳是指久视后出现眼胀、头痛、头晕、眼眶胀痛等自觉症状及眼或全身器质性因素与精神（心理）因素相互交织的综合征。

《中医眼科学》将其分为气血亏虚证和肝肾不足证。

【临床表现】久视后出现视物模糊、眼胀、头晕；眼部检查可有近视、远视等屈光不正或老视；全身可兼见心悸，健忘，神疲，便干；舌淡，苔白，脉沉细。

【证机概要】气血亏虚，目中经络涩滞，失于濡养。

【治法】补养气血，养心安神。

【方药】天王补心丹合柴葛解肌汤加减。

大便干结加火麻仁；头眼胀痛加蔓荆子、菊花。

23. 青盲（气血不足证）

青盲是指眼外观正常，视盘色淡，视力渐降，甚至盲无所见的内障眼病。小儿罹患者称小儿青盲。本病与性别、年龄无关，可由高风内障、络阻暴盲、目系暴盲等失治或演变而成，亦可由其他全身疾病或头眼外伤引起。可单眼或双眼发病。本病相当于西医学的视神经萎缩。视神经萎缩可分为原发性视神经萎缩（又名下行性视神经萎缩）、继发性视神经萎缩和上行性视神经萎缩三种。

《中医眼科学》将其分为肝肾不足证、气血不足证、肝气郁结证、气血瘀滞证和气血不足证。

【临床表现】自觉视力渐降，或视野窄小，逐渐加重，终致失明。眼部检查：眼外观正常，眼底可见原发性视神经萎缩，视盘色苍白，边界清楚，血管正常或变细筛板明显可见。继发于视盘或视网膜炎症的视神经萎缩，视盘色苍白，边界不清，筛板不显，视网膜动脉变细，静脉充盈或变细，视盘附近血管可伴有鞘膜。继发于视网膜变性的视神经萎缩，视盘色蜡黄，边界稍模糊，血管变细，视网膜色素沉着或散在萎缩病灶。全身可见头晕心悸，失眠健忘，面色少华，神疲肢软；舌质淡，苔薄白，脉沉细。

【证机概要】久病过劳或失血过多，气血不足，眼失荣润。

【治法】益气养血。

【方药】八珍汤加减。

方中加石菖蒲以通络开窍。

24. 目系暴盲（气血两虚证）

目系暴盲是指目系因六淫外感、情志内伤或外伤等致患眼突然盲而不见的眼病。本病可单眼或双眼发病，无明显季节性，亦无地域及性别差异，起病多急重，可造成严重的视功能障碍。本病类似于西医学的急性视神经炎、严重的前部缺血性视神经病变等引起视力突然下降的视神经病。前者因发病部位不同又分为视盘炎和球后视神经炎，是因感染性疾病、眶周或眼内炎症或脱髓鞘疾病等多因素引起的视神经炎症，好发于儿童及青壮年；后者为供应视盘的睫状后血管分支缺血引起局部梗塞所致，好发于中老年人。

《中医眼科学》将其分为肝经实热、肝郁气滞证、阴虚火旺证、气血两虚证和气血两虚证。

【临床表现】视力急剧下降，眼底可见视盘充血肿胀，边界不清，视网膜静脉扩张，纡曲，颜色紫红，视盘周围水肿、渗出、出血，或眼底无异常。病久体弱，或失血过多，或产后哺乳期发病。视物模糊，兼面白无华或萎黄，爪甲唇色淡白，少气懒言，倦怠神疲；舌淡嫩，脉细弱。

【证机概要】气血虚弱，目系失养。

【治法】补益气血,通脉开窍。
【方药】人参养荣汤加减。
可酌加丹参、石菖蒲、鸡血藤活血养血。心悸失眠加酸枣仁、柏子仁、夜交藤。

25. 近视（气血不足证）

近视是眼在调节松弛状态下,平行光线经眼的屈光系统的折射后焦点落在视网膜之前。古代医籍称目不能远视,又名能近怯远症,至《目经大成》始称近视。

《中医眼科学》将其分为气血不足证和肝肾两虚证。

【临床表现】视近清楚,视远模糊,眼底或可见视网膜呈豹纹状改变,或兼见面色㿠白,体疲乏力;舌质淡,苔薄白,脉细弱。

【证机概要】久视耗血,血虚气亦虚,神光不能发越于远处。

【治法】补血益气。
【方药】当归补血汤加减。
眼胀涩可加木瓜等养血活络。

26. 流泪症（气血不足证）

流泪症是指泪液不循常道而溢出睑弦的眼病。流泪症病名繁多,热泪多为外障眼病的一个症。本节仅讨论流冷泪和所流之泪无明显冷热感的流泪症。本病多发于冬季和春季,可单眼或双眼患病,常见于病后体弱的妇女、老年人。本病类似于西医学的泪溢,多因泪道阻塞、狭窄等引起。

《中医眼科学》将其分为肝血不足、复感风邪证,气血不足、收摄失司证,肝肾两虚、约束无权证。

【临床表现】无时泪下,泪液清冷稀落,不耐久视;面色无华,神疲乏力,心悸健忘;舌淡,苔薄,脉细弱。

【证机概要】气血不足,不能收摄其液。

【治法】益气养血，收摄止泪。

【方药】八珍汤加减。

迎风泪多加防风、白芷、菊花；遇寒泪多，畏寒肢冷酌加细辛、桂枝、巴戟天。

27. 眩晕（气血亏虚证）

眩是指眼花或眼前发黑，晕是指头晕甚或感觉自身或外界景物旋转。二者常同时并见，故统称"眩晕"。眩晕是临床常见症状，可见于西医学的多种疾病。凡梅尼埃综合征、高血压病、低血压、脑动脉硬化、椎－基底动脉供血不足、贫血、神经衰弱等，临床表现以眩晕为主症者，均可参考本病论治。

《中医内科学》将其分为肝阳上亢证、气血亏虚证、肾精不足证、痰湿中阻证和瘀血阻窍证。

【临床表现】眩晕动则加剧，劳累即发，面色㿠白，神疲乏力，倦怠懒言，唇甲不华，发色不泽，心悸少寐，纳少腹胀；舌淡，苔薄白，脉细弱。

【证机概要】气血亏虚，清阳不升，脑失所养。

【治法】补益气血，健脾养心。

【方药】归脾汤加减。

方中党参、白术、黄芪益气健脾；当归、熟地黄、龙眼肉、大枣补血生血养心；茯苓、炒白扁豆补中健脾；远志、枣仁养血安神。

兼气短乏力，纳少神疲，便溏下坠，脉象无力合用补中益气汤；自汗时出，易于感冒重用黄芪，加防风、浮小麦；脾虚湿盛，腹泻或便溏，腹胀纳呆，舌淡舌胖，边有齿痕酌加薏苡仁、炒白扁豆、泽泻等，当归宜炒用；兼形寒肢冷，腹中隐痛，脉沉酌加桂枝、干姜；血虚较甚，面色㿠白，唇舌色淡加阿胶、紫河车粉；兼心悸怔忡，少寐健忘可加柏子仁、合欢皮、夜交藤。

28. 颤证（气血亏虚证）

颤证是以头部或肢体摇动颤抖、不能自制为主要临床表现的一种病证。轻者表现为头摇动或手足微颤，重者可见头部振摇，肢体颤动不止，甚则肢节拘急，失去生活自理能力。本病又称"振掉""颤振""震颤"。西医学的震颤麻痹、肝豆状核变性、小脑病变的姿位性震颤、特发性震颤、甲状腺功能亢进等，凡具有颤证临床特征的锥体外系疾病和某些代谢性疾病均可参照论治。

《中医内科学》将其分为风阳内动证、痰热风动证、气血亏虚证、髓海不足证和阳气虚衰证。

【临床表现】头摇肢颤，面色㿠白，表情淡漠，神疲乏力，动则气短，心悸健忘，眩晕，纳呆；舌体胖大，舌质淡红，舌苔薄白滑，脉沉濡无力或沉细弱。

【证机概要】气血两虚，筋脉失养，虚风内动。

【治法】益气养血，补益心脾。

【方药】人参养荣汤加减。

方中熟地黄、当归、白芍、人参、白术、黄芪、茯苓、炙甘草健脾益气养血；肉桂助阳，鼓舞气血生长；天麻、钩藤、珍珠母平肝息风止颤；五味子、远志养心安神。

气虚运化无力，湿聚成痰加半夏、白芥子、胆南星；血虚心神失养，心悸，失眠，健忘加炒枣仁、柏子仁；气虚血滞，肢体颤抖，疼痛麻木加鸡血藤、丹参、桃仁、红花。

29. 油风（气血两虚证）

油风是一种头部毛发突然发生斑块状脱落的慢性皮肤病，又名鬼欲头、鬼剃头。本病相当于西医学的斑秃，特点是脱发区皮肤变薄，感觉正常，无自觉症状。可发生于任何年龄，多见于青年，男女均可发病。

《中医外科学》将其分为血热风燥证、气滞血瘀证、气血两虚证和肝肾不足证。

【临床表现】多病后或产后头发呈斑块状脱落,并呈渐进性加重,范围由小而大,毛发稀疏枯槁,触摸易脱;伴唇白,心悸,气短懒言,倦怠乏力;舌淡,脉细弱。

【证机概要】气血两虚,毛发失养。

【治法】益气补血。

【方药】八珍汤加减。

30. 痈（气血两虚证）

痈是指发生于体表皮肉之间的急性化脓性疾病。中医文献有"内痈""外痈"之分,本节只叙述外痈。本病相当于西医学的皮肤浅表脓肿、急性化脓性淋巴结炎等。一般痈发无定处,随处可生,因发病部位不同,名称繁多,但病因病机、证治基本相同。

《中医外科学》将痈分为火毒凝结证、热胜肉腐证和气血两虚证。根据部位分为颈痈（风热痰毒证）、腋痈（肝郁痰火证）、脐痈（湿热火毒证、脾气虚弱证）和委中毒（气滞血瘀证、湿热蕴阻证、气血两亏证）。

【临床表现】脓水稀薄,疮面新肉不生,色淡红而不鲜或暗红,愈合缓慢。伴面色无华,神疲乏力,纳少;舌淡胖,苔少,脉沉细无力。

【证机概要】气血不足,余毒未清。

【治法】益气养血,托毒生肌。

【方药】托里消毒散加减。

方中党参、茯苓、白术、炙甘草、黄芪、白芍、川芎、当归补益气血;金银花清解余毒;桔梗、白芷、皂角刺排脓。

31. 耳瘘（气血耗伤,邪毒滞留）

耳瘘是指发生于耳前或耳后的瘘管。发生于耳前者称耳前瘘,多属先天性;发生于耳后者称耳后瘘,多由痈疮、耳后附骨痈治疗不彻底，或体虚邪毒未尽，脓液从窍内蚀骨成瘘。西医学的先天性耳前瘘管、化脓性中耳炎合并耳后瘘管等可参考论治。

《中医耳鼻咽喉科学》将其分为禀赋缺损、复感邪毒和气血耗伤、邪毒滞留两型。

【临床表现】瘘口或周围溢脓，经久不愈，脓液清稀，多见耳内流脓、鼓膜穿孔。全身可伴疲倦乏力、纳呆、头昏等；舌淡红，苔白或黄，脉细数。

【证机概要】气血耗伤，无力抗邪，邪毒滞留，腐蚀血肉成脓。

【治法】益气养血，托毒排脓。

【方药】托里消毒散加减。

32. 脓耳变证

(1) 耳后附骨痈（气血亏虚）

脓耳变证是指由脓耳变生的病证。多因脓耳邪毒炽盛，或治疗不当，邪毒扩散而致，病情较为复杂、严重，甚至可危及生命。

《中医耳鼻咽喉科学》将其分为耳后附骨痈（热毒壅盛、灼腐完骨，气血亏虚、余毒滞耳）、脓耳面瘫（热毒壅盛、蒸灼脉络，气血亏虚、湿毒阻络）、脓耳眩晕（肝胆热盛、风扰耳窍，脾虚湿困、蒙闭耳窍，肾精亏损、邪蚀耳窍）和黄耳伤寒（热在营血、热入心包、热盛动风）。

【临床表现】脓耳日久，耳后流脓，反复发作，缠绵不愈。或兼头晕乏力，面色苍白，唇舌淡，脉细。检查见耳后痈肿溃破，溃口经久不愈，形成瘘道，脓稀色白，疮口暗淡。

【证机概要】身体虚弱或久病耗伤，气血不足，正不胜邪，以致余毒滞耳。

【治法】补益气血，托毒排脓。

【方药】托里消毒散加减。

（2）脓耳面瘫（气血亏虚）

【临床表现】耳内流脓日久，渐发生面瘫，初起者面部运动失灵，弛缓不收，日久患侧肌肤麻木，肌肉萎缩。全身见食少便溏，肢倦无力，唇舌淡白无华，舌苔白腻，脉细弱或涩。检查见鼓膜松弛部或边缘性穿孔，脓液污秽臭味，有肉芽或息肉。

【证机概要】脓耳日久，气血亏虚，湿毒闭阻脉络，面部肌肤失养。

【治法】托毒排脓，祛瘀通络。

【方药】托里消毒散合牵正散。前方托毒排脓，后方祛瘀通络。

脓多加薏苡仁、冬瓜仁、车前草等；面瘫日久，气血亏虚，脉络瘀阻可用补阳还五汤。

33. 窦道（气血两虚证）

窦道是一种只有外口而无内孔相通的病理性盲管，属中医学"漏管"范畴。随着西医外科手术难度的增加，临床上形成窦道的病例数有所增多，病情亦较前复杂。

《中医外科学》将其分为余毒未清证和气血两虚证。

【临床表现】疮口脓水量少不尽，肉芽色淡不泽；伴面色萎黄，神疲倦怠，纳少寐差；舌质淡，苔薄，脉细。

【证机概要】气血不足，疮口失养，毒不能排。

【治法】益气养血，和营托毒。

【方药】托里消毒散加减。

34. 手发背（气血不足证）

手发背是发于手背部的急性化脓性疾病，又名手背毒、手背发、蜘蛛背。本病相当于西医学的手背部蜂窝组织炎。其特点是全手背漫肿，红热疼痛，手心不肿，若溃迟敛难，久则损筋伤骨。"发"是病变范围较痈大的急性化脓性疾病，相当于西医学的蜂窝组织炎。"发"在中医文献中常与痈、有头疽共同命名。

《中医外科学》分为锁喉痈（痰热蕴结证、热胜肉腐证、热伤胃阴证）、臀痈（湿火蕴结证、湿痰凝滞证、气血两虚证）、手发背（湿热塞阻证、气血不足证）和足发背（湿热下注证）。

【临床表现】日久肿势不趋局限，溃后脓液稀薄；伴神疲乏力；舌质淡，苔薄，脉细。

【证机概要】病程日久伤及气血，余毒不清。

【治法】调补气血。

【方药】托里消毒散加减。

35. 褥疮（气血两虚证）

褥疮是指长期卧床不起的患者，因躯体重压与摩擦而引起的皮肤溃烂，亦称"席疮"。

《中医外科学》将其分为气滞血瘀证、蕴毒腐溃证和气血两虚证。

【临床表现】疮面腐肉难脱，或腐肉虽脱，新肌色淡，愈合缓慢；伴面色无华，神疲乏力，纳差食少；舌淡，苔少，脉沉细无力。

【证机概要】病久气血不足，局部受压，气血不通，溃烂难愈。

【治法】气血双补，托毒生肌。

【方药】托里消毒散加减。

36. 烧伤（气血两虚证）

烧伤是因热力（火焰、灼热的气体、液体或固体）、电能、化学物质、放射线等作用于人体而引起的一种局部或全身急性损伤性疾病。

《中医外科学》将其分为火毒伤津证、阴伤阳脱证、火毒内陷证、气血两虚证和脾虚阴伤证。

【临床表现】疾病后期，火毒渐退，低热或不发热，精神疲倦，气短懒言，形体消瘦，面色无华，食欲不振，自汗，盗汗；创面肉芽色淡，愈合迟缓；舌淡，苔薄白或薄黄，脉细弱。

【证机概要】烧伤日久，气血不足，余毒未清。

【治法】补气养血，兼清余毒。

【方药】托里消毒散或八珍汤加金银花、黄芪。
食欲不振加神曲、麦芽、鸡内金、薏苡仁、砂仁。

37. 臀痈（气血两虚证）

臀痈是发生于臀部肌肉丰厚处范围较大的急性化脓性疾病。因肌肉注射引起者俗称针毒结块。本病相当于西医学的臀部蜂窝组织炎。

《中医外科学》分为锁喉痈（痰热蕴结证、热胜肉腐证、热伤胃阴证）、臀痈（湿火蕴结证、湿痰凝滞证、气血两虚证）、手发背（湿热塞阻证、气血不足证）和足发背（湿热下注证）。

【临床表现】溃后腐肉大片脱落，疮口较深，形成空腔，收口缓慢；面色萎黄，神疲乏力，纳谷不香；舌质淡，苔薄白，脉细。

【证机概要】气血损伤，余毒难清。

【治法】调补气血。

【方药】八珍汤加减。

38. 流痰（气血两虚证）

流痰是一种发生于骨与关节间的慢性化脓性疾病。因可随痰流窜于病变附近或较远的组织间隙，壅阻而形成脓肿，破损后脓液稀薄如痰，故名流痰。因后期可出现虚痨症状，故有

"骨痨"之称。本病相当于西医学的骨与关节结核。

《中医外科学》将其分为阳虚痰凝证、阴虚内热证、肝肾亏虚证、气血两虚证和气血两虚证。

【临床表现】疮口流脓稀薄，日久不愈；伴面色无华，形体畏寒，心悸，失眠，自汗；舌淡红，苔薄白，脉濡细或虚大。

【证机概要】病久伤正，气血不足。

【治法】补气养血。

【方药】人参养荣汤或十全大补汤加减。

39. 瘰疬（气血两虚证）

瘰疬是一种发生于颈部的慢性化脓性疾病。因其结核多枚，累累如串珠状，故名瘰疬，又名"疬子颈""老鼠疮"。本病相当于西医学的颈部淋巴结结核。

《中医外科学》将其分为气滞痰凝证、阴虚火旺证和气血两虚证。

【临床表现】疮口脓出清稀，夹有败絮样物，形体消瘦，精神倦怠，面色无华；舌淡质嫩，苔薄，脉细。

【证机概要】痰结颈项，病久伤正，气血不足。

【治法】益气养血。

【方药】香贝养荣汤加减。

小　　结

气血虚弱是指气虚与血虚同时并存，可以一方为主，并相互影响。

一、气血虚弱证涉及的病证

气血虚弱证涉及的病证有闭经（气血虚弱）、滑胎（气血虚弱证）、经行发热（血气虚弱证）、流产术后出血（气血两虚证)、难产(气血虚弱证)、妊娠贫血(气血两虚证)、子晕(气血虚弱证)、胎漏与胎动不安(气血虚弱证)、胎死不下(气血虚弱证)、胎萎不长(气血虚弱证)、痛经(气血虚弱证)、缺乳(气血虚弱)、产后腹痛(气血两虚证)、耳鸣耳聋(气血亏虚)、男性不育(气血两虚证)、子痰(气血两亏证)、反复呼吸道感染(肺脾两虚,气血不足证)、痹证(干痹:气血两虚)、鼻衄(气血亏虚证)、云雾移睛(气血亏虚证)、视瞻昏渺(气血亏虚证)、视疲劳(气血亏虚证)、青盲(气血不足证)、目系暴盲(气血两虚证)、近视(气血不足证)、流泪症(气血不足证)、眩晕(气血亏虚证)、颤证(气血亏虚证)、油风(气血两虚证)、痈(气血两虚证)、耳瘘(气血耗伤,邪毒滞留)、脓耳变证(耳后附骨痈:气血亏虚;脓耳面瘫:气血亏虚)、窦道(气血两虚证)、手发背(气血不足证)、褥疮(气血两虚证)、烧伤(气血两虚证)、臀痈(气血两虚证)、流痰(气血两虚证)、瘰疬(气血两虚证)。

(二) 临床表现

1. 主症 多数病证的名称以临床表现命名,病证名称即是临床表现。

2. 兼症 气虚证指元气不足,气的推动、固摄、防御、气化等功能减退或脏器组织的机能减退,以气短、乏力、神疲、脉虚等为主要表现的虚弱证候;血虚证指血液亏虚,不能濡养脏腑、经络、组织,以面、睑、唇、舌色白,脉细为主要表现的虚弱证候。气血虚弱当两者的症状并存。

三、舌象与脉象

1. 舌象 舌质淡,或边有齿痕,苔薄白,有余热,舌质淡红。

2. 脉象　一般脉沉细、沉缓、细弱。有胎气者可有滑象。难产脉大而虚或而弱，小儿可见指纹淡。

四、代表方

气血虚弱当补益气血。补气的代表方是四君子汤、补血的代表方是四物汤。合称八珍汤。本节用八珍汤加减的有妊娠贫血、痹证、油风、委中毒、流泪症、青盲、臀痈、子晕。十全大补汤用于男性不育症，子痰兼服小金丹。人参养荣汤用于闭经、乳岩、目系暴盲、视瞻昏渺、颤证和流痰或十全大补汤加减。泰山磐石散具益气健脾、养血安胎之功，此处用于滑胎。归脾汤用于流产术、耳鸣耳聋、鼻衄、眩晕。当归补血汤用于近视。

补中益气汤以补气为主，此处用于经行发热。托里消毒散用于痈、耳瘘、脓耳变证、窦道、手发背、褥疮、烧伤等。胎元饮用于胎漏胎动不安、胎萎不长。蔡松汀难产方用于难产大补气血；胎死不下用下胎救母丹；痛经用圣愈汤或黄芪建中汤或养血和血汤；缺乳用通乳丹；产后腹痛用补血益气、缓急止痛肠宁汤或内补当归建中汤或当归生姜羊肉汤；反复呼吸道感染玉屏风散加味；视疲劳天王补心丹合柴葛解肌汤加减；瘰疬用香贝养荣汤加减。

第四节　气虚血脱证

1. 产后血晕（血虚气脱证）

产妇分娩后突然头晕眼花，不能起坐，或心胸满闷，恶心呕吐，痰涌气急，心烦不安，甚则神昏口噤，不省人事，称为"产后血晕"。本病可与西医学"产后出血"和"羊水栓塞"互参。

《中医妇科学》将其分为血虚气脱证和瘀阻气闭证。

【临床表现】产时或产后失血过多，突然晕眩，面色苍白，心悸愦闷，甚则昏不知人，眼闭口开，手撒肢冷，冷汗淋漓；舌淡无苔，脉微欲绝或浮大而虚。

【证机概要】由于产时或产后失血过多，气随血脱。

【治法】益气固脱。

【方药】参附汤或扶阳救脱汤。

方中人参大补元气，固脱生津；附子温里散寒，回阳救逆。

阴道下血不止加姜炭、黑芥穗；神志昏迷，难以服药可行鼻饲；神清后宜大补气血，方用当归补血汤。

2. 腹部创伤（虚证：血亏气脱）

急性创伤是指外力作用于人体造成人体脏腑、经络、四肢百骸严重损伤的急危重症。因作用力的强弱、作用部位不同，临床表现不尽相同，病情复杂，处理困难。

《中医急诊学》将头损伤分为脑震荡和脑海损伤（闭证瘀血痰浊内停，脱证阴阳乖逆、元神外脱），将胸部创伤分为实证（瘀血内停）和虚证（气随血脱），将腹部创伤分为虚证（血亏气脱）和实证（包括胃损伤、小肠损伤、大肠损伤、胆囊损伤、膀胱损伤）。

【临床表现】面色苍白，声弱气微，冷汗眩冒，精神萎靡，烦躁不安，受伤脏器处疼痛，可有全腹持续性疼痛，痛引肩背，痛无休止，但压痛较轻，腹皮稍紧，肾脏损伤时可有血尿，腰痛；脉细数少力，或脉微欲绝。

【证机概要】脏器破裂，血亏气脱。

【治法】止血养血，益气补虚。

【方药】十全大补汤加减。

中成药可用黄芪注射液或生脉注射液、清开灵注射液。需要卧床休息,减少搬动、活动和不必要的检查(包括体格检查)。

3. 胎堕不全(虚证:血出气伤)

凡妊娠在12周内胚胎自然殒堕,或人工殒堕,堕而不全者,称为胎堕不全。因胎物部分残留宫腔,故常引起腹痛和阴道出血持续不止,甚至大量出血。西医学中的不全流产、子宫复旧不良等可参照论治。

《中医急诊学》将其分为实证(瘀阻胞中)和虚证(血出气伤)。

【临床表现】胎堕不全,出血过多,或暴下不止,面色苍白,头晕眼花,甚则晕厥,不省人事,手足厥冷,唇舌淡白,脉濡或微弱无力。

【证机概要】胎堕不全,瘀阻胞中,血不归经,血出气伤,气随血脱。

【治法】补气固脱。

【方药】人参黄芪汤。

出血量多加炮姜炭、川续断;暴下不止,突然晕厥,不省人事,病势危急可急用独参汤或参附汤益气固脱,回阳救逆。

中成药可用产宝口服液,促进流产后子宫复旧。益坤产复康片用于流产后出血过多、气血亏损等。

4. 异位妊娠(气随血脱)

异位妊娠是指孕卵在子宫体腔以外部位着床发育者,亦称宫外孕,但两者含义略有不同。异位妊娠除包括宫外孕,如输卵管妊娠、卵巢妊娠、腹腔妊娠、阔韧带妊娠之外,还包括宫颈妊娠、间质部妊娠和子宫残角妊娠,因此其含义更广泛。异位妊娠最常见的部位为输卵管妊娠,占90%~95%。输卵管妊娠破裂后可造成急性腹腔内出血,发病急,病情重,处理不当即可危及生命,是妇产科常见急腹症之一。

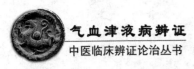

中医文献中没有相应病名,症状描述记载于"少腹瘀血""妊娠腹痛""胎漏""胎动不安"和"癥瘕"等病证中。

《中医急诊学》将其分为实证(血瘀气滞、血溢成瘀、瘀积成癥)和虚实夹杂证(络伤内崩、阴血暴亡、气随血脱)。

【临床表现】输卵管妊娠破损后引起大量内出血,出现休克征象。突发下腹剧痛,面色苍白,四肢厥冷,冷汗淋漓,恶心呕吐,血压下降或不稳定,有时烦躁不安,脉微欲绝或细数无力。或输卵管妊娠破损后不久,病情不稳定。腹痛拒按,腹部有压痛及反跳痛,但逐渐减轻,可触及边界不清的包块,兼阴道少量出血,血压平稳,脉细缓。

【证机概要】孕卵停滞于胞宫之外,胀破脉络,络伤内崩,阴血暴亡,气随血脱。

【治法】益气固脱,活血祛瘀。

【方药】宫外孕Ⅰ号方。

休克型加生脉散;四肢厥冷酌加附子;大汗淋漓不止酌加山茱萸;内出血未止酌加三七;兼腑实证加枳实、厚朴;不稳定型加党参、黄芪、当归。

中成药可用生脉饮、人参注射液、生脉注射液、参附注射液。

小　　结

气虚血脱是指因大量出血,气随血脱而导致的一种危险急证。

一、气虚血脱证涉及的病证

气虚血脱证涉及的病证有产后血晕(血虚气脱证)、腹部创伤(虚证:血亏气脱证)、胎堕不全(虚证:血出气伤证)和异位妊娠(气随血脱)。

二、临床表现

1. 主症 病证名称即病证表现。异位妊娠为西医学名称，顾名思义，乃妊娠部位有误。

2. 兼症 气虚血脱证多表现为大量出血后，面色苍白，声弱气微，冷汗眩冒，精神萎靡，烦躁不安，眼闭口开，手撒肢冷，甚则晕厥，不省人事，手足厥冷。检查可有血压下降或不稳定等。

三、舌象与脉象

1. 舌象 舌淡无苔，或唇、舌淡白。

2. 脉象 脉微欲绝，或浮大而虚，或细数少力、细缓，也可有濡脉。

四、代表方

分别选用参附汤或扶阳救脱汤、十全大补汤、人参黄芪汤等补气补血方，根据病情进行加减。异位妊娠用宫外孕Ⅰ号，休克型加用生脉散；四肢厥冷酌加附子回阳救逆；大汗淋漓不止酌加山茱萸；内出血未止酌加三七；兼腑实证加枳实、厚朴；不稳定型加党参、黄芪、当归。

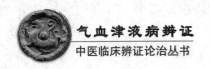

第六章 津液病辨证

第一节 风痰证

1. 风牵偏视（风痰阻络证）

风牵偏视是以眼珠突然偏斜，转动受限，视一为二为临床特征的眼病，又名目偏视、坠睛、坠睛眼。本病类似于西医学的麻痹性斜视，可分为先天性和后天性两类。前者因先天发育异常、产伤等引起；后者因外伤、炎症、血管性疾病、肿瘤和代谢性疾病引起。

《中医眼科学》将其分为风邪中络证、风痰阻络证和脉络瘀阻证。

【临床表现】发病急骤，可见目偏斜，眼珠转动失灵，倾头瞻视，视物昏花，视一为二；兼见胸闷呕恶，食欲不振，泛吐痰涎；舌苔白腻，脉弦滑。

【证机概要】脾虚痰聚，复感风邪，风痰阻络。

【治法】祛风除湿，化痰通络。

【方药】正容汤加减。

可酌加赤芍、当归活血通络；恶心呕吐甚加竹茹；痰湿偏重酌加薏苡仁、石菖蒲、佩兰。

本病早期针药并用，疗效更佳。经6个月治疗麻痹肌功能仍无恢复，可考虑手术治疗

▶第六章 津液病辨证◀

2. 眉棱骨痛（风痰上犯证）

眉棱骨痛是指眉棱骨部或眼眶骨疼痛的眼病。本病可单侧出现，亦可双侧发生。多见于成年人，女性多于男性。本病类似于西医学的眶上神经痛，病因较为复杂，可能与上呼吸道感染、副鼻窦炎、神经衰弱、屈光不正或经期有关。

《中医眼科学》将其分为风热上扰证、风痰上犯证、肝血不足证和肝火上炎证。

【临床表现】眉骨疼痛，眼珠发胀，目不愿睁；可兼头晕目眩，胸闷呕恶；舌苔白，脉弦滑。

【证机概要】目为清阳之窍，清阳为风痰所扰。

【治法】燥湿化痰，祛风止痛。

【方药】防风羌活汤加减。

可酌加天麻、僵蚕祛风化痰；眩晕较甚加白蒺藜、钩藤；目眩、呕逆加牡蛎、珍珠母、代赭石等。

3. 上胞下垂（风痰阻络证）

上胞下垂是指上胞肌乏力不能开，以致睑裂变窄，掩盖部分或全部瞳神而影响视瞻的眼病，又称"睢目""侵风""眼睑垂缓""胞垂"，严重者称"睑废"。本病可单眼或双眼发病，有先天与后天之分，相当于西医学的上睑下垂。

《中医眼科学》将其分为先天不足证、脾虚气弱证和风痰阻络证。

【临床表现】上胞垂下骤然发生，眼珠转动不灵，目偏视，视一为二，头晕，恶心，泛吐痰涎；舌苔厚腻，脉弦滑。

【证机概要】脾虚痰湿，复感风邪，因风痰阻滞脉络，眼袋失养。

【治法】祛风化痰，疏经通络。

【方药】正容汤加减。

眼珠转动不灵，目偏视加川芎、当归、丹参、海风藤；头晕、泛吐痰涎加全蝎、竹沥。

4. 痫病（风痰闭阻）

痫病是一种反复发作性神志异常的病证，亦称"癫痫"，俗称"羊痫风"。临床以突然意识丧失，甚则仆倒，不省人事，强直抽搐，口吐涎沫，两目上视或口中怪叫，移时苏醒，一如常人为特征。发作前可伴眩晕、胸闷等先兆，发作后常有疲倦乏力等症状。

本病讨论内容虽以癫痫大发作证治为主，但对小发作等类型的辨治亦可通用。西医学的癫痫，无论原发性抑或继发性均可参照本病论治。

《中医内科学》将其分为风痰闭阻证、痰火扰神证、瘀阻脑络证、心脾两虚证和心肾亏虚证。

【临床表现】发病前常眩晕，头昏，胸闷，乏力，痰多，心情不悦。发作呈多样性，或见突然跌倒，神志不清，抽搐吐涎；或伴尖叫与二便失禁；或短暂神志不清，双目发呆，茫然若失，谈话中断，持物落地；或精神恍惚而无抽搐；舌质红，苔白腻，脉多弦滑有力。

【证机概要】痰浊素盛，肝阳化风，痰随风动，风痰闭阻，上扰清窍。

【治法】涤痰息风，开窍定痫。

【方药】定痫丸加减。

方中天麻、全蝎、僵蚕平肝息风镇痉；川贝母、胆南星、姜半夏、竹沥、菖蒲涤痰开窍降逆；琥珀、茯神、远志、朱砂镇心安神定痫；茯苓、陈皮健脾益气化痰；丹参理血化瘀通络。

眩晕、目斜视加生龙骨、生牡蛎、磁石、珍珠母。

5. 哮病（风痰哮证）

哮病是一种发作性的痰鸣气喘疾患。发时喉中有哮鸣声，呼吸气促困难，甚则喘息不能平卧。

本病所论哮病为一种发作性疾病，属痰饮病的"伏饮"证，包括西医学的支气管哮喘、喘息性支气管炎、嗜酸性粒细胞增多症（或其他急性肺部过敏性疾患）引起的哮喘。因肺系或其他多种疾病引起的痰鸣气喘症状，属喘证、肺胀等病证范围，可参照本病论治。

《中医内科学》将其分为发作期（冷哮证、热哮证、寒包热哮证、风痰哮证、虚哮证）和缓解期（肺脾气虚证、肺肾两虚证）

【临床表现】喉中痰涎壅盛，声如拽锯；或鸣声如吹哨笛，喘急胸满，但坐不得卧，咳痰黏腻难出；或为白色泡沫痰液，无明显寒热倾向，面色青暗，起病多急，常倏忽来去，发前自觉鼻、咽、眼、耳发痒，喷嚏，鼻塞，流涕，胸部憋室，随之迅即发作；舌苔厚浊，脉滑实。

【证机概要】痰浊伏肺，风邪引触，肺气郁闭，升降失司。

【治法】祛风涤痰，降气平喘。

【方药】三子养亲汤加味。

方中白芥子温肺利气涤痰；苏子降气化痰，止咳平喘；莱菔子行气祛痰；麻黄宣肺平喘；杏仁、僵蚕祛风化痰；厚朴、半夏、陈皮降气化痰；茯苓健脾化痰。

痰壅喘急，不能平卧加葶苈子、猪牙皂，必要时可暂予控涎丹泻肺祛痰；感受风邪而发作加苏叶、防风、苍耳草、蝉衣、地龙等。

6. 中风

中风是以猝然昏仆、不省人事、半身不遂、口眼㖞斜、语言不利为主症的病证。病轻者可无昏仆而仅见半身不遂及口眼㖞斜等症。西医学中的急性脑血管疾病与之相近，包括缺血性中风和出血性中风，其他如短暂性脑缺血发作、局限性脑梗死、原发性脑出血和蛛网膜下腔出血等均可参照本病论治。

《中医内科学》将其分为中经络（风痰入络证、风阳上扰证、阴虚风动证）、中脏腑闭证（痰热腑实证、痰火瘀闭证、痰浊瘀闭证）、中脏腑脱证（阴竭阳亡）和恢复期（风痰瘀阻证、气虚络瘀证、肝肾亏虚证）。

(1) 中经络：风痰入络证

【临床表现】肌肤不仁，手足麻木，突然口眼㖞斜，语言不利，口角流涎，舌强语謇，甚则半身不遂，或兼见手足拘挛，关节酸痛等；舌苔薄白，脉浮数。

【证机概要】脉络空虚，风痰乘虚入中，气血闭阻。

【治法】祛风化痰通络。

【方药】真方白丸子加减。

方中半夏、胆南星、白附子祛风化痰；天麻、全蝎息风通络；当归、白芍、鸡血藤、豨莶草养血祛风。

语言不清加菖蒲、远志；痰瘀交阻，舌紫有瘀斑，脉细涩酌加丹参、桃仁、红花、赤芍等。

(2) 中脏腑：痰浊瘀闭证

【临床表现】除闭证的症状外，还可见面白唇暗，静卧不烦，四肢不温，痰涎壅盛；苔白腻，脉沉滑缓。

【证机概要】痰浊偏盛，上壅清窍，内蒙心神，神机闭塞。

【治法】化痰息风，宣郁开窍。

【方药】涤痰汤加减。

另可用苏合香丸宣郁开窍。方中半夏、茯苓、橘红、竹茹化痰；郁金、菖蒲、胆星豁痰开窍；天麻、钩藤、僵蚕息风化痰。

兼动风加天麻、钩藤；有化热之象加黄芩、黄连；见戴阳证，属病情恶化，宜急进参附汤、白通加猪胆汁汤救治。

7. 颈痈（风热痰毒证）

颈痈是发生在颈部两侧的急性化脓性疾病，俗名"痰毒"，又称"时毒"，多见于儿童，冬、春季易发。初起局部肿胀、灼热、疼痛而皮色不变，结块边界清楚，有明显的风温外感症状。本病相当于西医学的颈部急性化脓性淋巴结炎。痈是指发生于体表皮肉之间的急性化脓性疾病。中医文献中，痈有"内痈""外痈"之分，本节只叙述外痈。本病相当于西医学的皮肤浅表脓肿、急性化脓性淋巴结炎等。

《中医外科学》将其分为火毒凝结证、热胜肉腐证和气血两虚证。根据部位可分为颈痈（风热痰毒证）、腋痈（肝郁痰火证）、脐痈（湿热火毒证、脾气虚弱证）和委中毒（气滞血瘀证、湿热蕴阻证、气血两亏证）。

【临床表现】颈旁结块，初起色白濡肿，形如鸡卵，灼热疼痛，逐渐红肿化脓；伴恶寒发热，头痛，项强，咽痛，口干，溲赤，便秘；苔薄腻，脉滑数。

【证机概要】风热痰毒，蕴结颈部。

【治法】散风清热，化痰消肿。

【方药】牛蒡解肌汤或银翘散加减。

8. 瘿痈（风热痰凝证）

瘿痈是瘿病中一种急性或亚急性炎症性疾患，相当于西医学的急性或亚急性甲状腺炎。

《中医外科学》将其分为风热痰凝证和气滞痰凝证。

【临床表现】局部结块，疼痛明显；伴恶寒发热、头痛、口渴、咽干；苔薄黄，脉浮数或滑数。

【证机概要】风痰凝结于结喉两侧。

【治法】疏风清热化痰。

【方药】牛蒡解肌汤加减。

9. 急喉风（风寒痰浊，凝聚咽喉）

急喉风是指以吸气性呼吸困难为主要特征的急性咽喉疾病。临床上常可出现咽喉红肿疼痛、痰涎壅盛、语言难出、声如拽锯、汤水难下等症状，严重者可发生窒息死亡。西医学的急性喉阻塞可参考本病论治。本节所论的急喉风专指以吸气性呼吸困难为主要特征的急性咽喉疾病，因其发病急、变化快、病情重而定名。

《中医耳鼻咽喉科学》将其分为风热外袭、热毒内困，热毒熏蒸、痰热壅结和风寒痰浊、凝聚咽喉。

【临床表现】猝然咽喉憋闷，声音不扬，吞咽不利，呼吸困难，或兼咽喉微痛。全身可见恶寒、发热、头痛、无汗、口不渴等症；舌苔白，脉浮。检查见喉关无红肿，会厌可明显肿胀甚至如球状，声门处黏膜苍白水肿，声门开合不利。

【证机概要】风寒痰浊凝聚咽喉。

【治法】祛风散寒，化痰消肿。

【方药】六味汤加减。

方中荆芥、防风、薄荷祛风解表，辛散风寒；桔梗、甘草、僵蚕宣肺化痰利咽。

可酌加苏叶、桂枝助疏散风寒；加半夏、天南星、白附子等燥湿祛风化痰；加蝉衣祛风开音；加茯苓、泽泻健脾祛湿消肿。

小　　结

一、风痰证涉及的病证

风痰证涉及的病证有风牵偏视（风痰阻络证）、眉棱骨痛（风痰上犯证）、上胞下垂（风痰阻络证）、痫病（风痰闭阻）、哮病（风痰哮证）、中风（中经络：风痰入络证；中腑脏：痰浊瘀闭证）、颈痈（风热痰毒证）、瘿痈（风热痰凝证）、急喉风（风寒痰浊，凝聚咽喉）。

二、临床表现

1. 主症 病证名称即主症表现。中风是以猝然昏仆、不省人事、半身不遂、口眼㖞斜、语言不利为主症的病证。根据有无意识障碍分为中脏腑和中经络，病轻者可无昏仆而仅见半身不遂、口眼㖞斜等症。

2. 兼症 根据痰邪侵犯部位，若侵犯肺脏，以咳、喘、咳痰为主者称有形之痰。无形之痰若流注某部位，局部有圆滑包块（包括急性红肿），若阻滞脏腑、经络，可出现相关的功能变化，如疼痛、活动障碍、意识障碍、抽动等。

三、舌象与脉象

1. 舌象 舌质白、白腻；舌苔白、白腻、薄白厚腻；若有热象则舌红。苔厚腻。

2. 脉象 一般脉弦滑或滑实。瘿痈或浮数。

四、代表方

风痰证以祛风化痰为主，根据病情，有湿者除湿；有痰者化痰，涤痰；痰湿者燥湿化痰；有风者祛风或息风。根据病情，选用相应的方剂。

正容汤祛风除湿化痰通络用于风痰阻络的上胞下垂风牵偏视；牛蒡解肌汤散风清热化痰消肿用于颈痈与瘿痈。眉棱骨痛选燥湿化痰祛风止痛的防风羌活汤；痫病选涤痰息风、开窍定痫的定痫丸；哮病选三子养亲汤；中风之中经络选真方白丸子，中腑脏闭证选涤痰汤；急喉风用祛风散寒，化痰消肿六味汤加减。

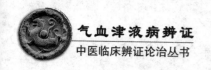

第二节 痰浊证

1. 喘证（痰浊阻肺证）

喘即气喘、喘息。临床表现以呼吸困难，甚至张口抬肩，鼻翼扇动，不能平卧为特征。

喘证虽是一个独立的病证，但可见于多种急慢性疾病过程。喘证涉及的范围很广，不但是肺系疾病的主要证候，且可因其他脏腑病变影响于肺所致。必要时，当结合辨病，与有关章节互参。临床上如肺炎、喘息性支气管炎、肺气肿、肺源性心脏病、心源性哮喘、肺结核、矽肺以及癔病等发生呼吸困难时均可参照本病论治。

《中医内科学》将其分为实喘（风寒壅肺证、表寒肺热证、痰热郁肺证、痰浊阻肺证、肺气郁痹证）和虚喘（肺气虚耗证、肾虚不纳证、正虚喘脱证）。

【临床表现】喘而胸满闷塞，甚则胸盈仰息，咳嗽，痰多黏腻色白，咳吐不利，兼呕恶，食少，口黏不渴；舌苔白腻，脉象滑或濡。

【证机概要】中阳不运，积湿生痰，痰浊壅肺，肺失肃降。

【治法】祛痰降逆，宣肺平喘。

【方药】二陈汤合三子养亲汤加减。前方燥湿化痰，理气和中，用于咳而痰多，痰质稠厚，胸闷脘痞，苔腻者。后者降气化痰，用于痰浊壅肺，咳逆痰涌，胸满气急，苔滑腻者。两方同治痰湿，前者重点在胃，痰多脘痞者适用；后者重点在肺，痰涌气急者较宜。

方中法半夏、陈皮、茯苓化痰；苏子、白芥子、莱菔子化痰下气平喘；杏仁、紫菀、旋覆花肃肺化痰降逆。

痰湿较重，舌苔厚腻加苍术、厚朴；脾虚，纳少，神疲，便溏加党参、白术；痰从寒化，色白清稀，畏寒加干姜、细辛；痰浊郁而化热，按痰热证治疗。

2. 肺胀（痰浊壅肺证）

肺胀是多种慢性肺系疾患反复发作，迁延不愈，导致肺气胀满、不能敛降的一种病证。临床表现为胸部膨满，憋闷如塞，喘息上气，咳嗽痰多，烦躁，心悸，面色晦暗，或唇甲发绀，脘腹胀满，肢体浮肿等。其病程缠绵，时轻时重，经久难愈，严重者可出现神昏、痉厥、出血、喘脱等危重证候。本病类似西医学的慢性支气管炎合并肺气肿、肺源性心脏病，肺性脑病常见于肺胀的危重变证，可参考本节辨治。本病为临床常见慢性病，病理演变复杂多端，还当与咳嗽、痰饮（支饮、溢饮）等互参，注意与心悸、水肿（喘肿）、喘厥等病证的联系。

《中医内科学》将其分为痰浊壅肺证、痰热郁肺证、痰蒙神窍证、阳虚水泛证和肺肾气虚证。

【临床表现】胸膺满闷，短气喘息，稍劳即著，咳嗽痰多、色白黏腻或呈泡沫，畏风易汗，脘痞纳少，倦怠乏力；舌暗，苔薄腻或浊腻，脉小滑。

【证机概要】肺虚脾弱，痰浊内生，上逆干肺，肺失宣降。

【治法】化痰降气，健脾益肺。

【代表方】苏子降气汤合三子养亲汤加减。二方均降气化痰平喘，但前方偏温，以上盛兼有下虚、寒痰喘咳为宜；后方偏降，以痰浊壅盛、肺实喘满、痰多黏腻为宜。

方中苏子、前胡、白芥子化痰降逆平喘；半夏、厚朴、陈皮燥湿化痰，行气降逆；白术、茯苓、甘草运脾和中。

痰多，胸满不能平卧加葶苈子、莱菔子；肺脾气虚，易出汗，短气乏力，痰量不多酌加党参、黄芪、防风。

若属外感风寒诱发，痰从寒化为饮，喘咳，痰多黏白泡沫，见表寒里饮证者，宗小青龙汤意加麻黄、桂枝、细辛、干姜散寒化饮。饮郁化热，烦躁而喘，脉浮，用小青龙加石膏汤兼清郁热。若痰浊夹瘀，唇甲紫暗，舌苔浊腻者，或用涤痰汤加丹参、地龙、桃仁、红花、赤芍、水蛭等。

3. 肺衰（痰邪壅肺）

肺衰是指因肺之脏真受伤，气力衰竭，呼吸错乱，百脉不畅而引起的急危重症。肺者，肺脏也；衰者，功能极度减退也。肺衰之名唐代称"肺气衰"。本病多属虚实夹杂之恶候。虚者，主在肺气虚衰也；实者，多邪气壅实也。病情险恶，易危及生命。发病无明显季节性。西医学的呼吸衰竭可参照本病救治。

《中医急诊学》将其分为实证（邪实壅塞，肺失宣肃）和虚证（肺气亏虚，心血不畅）。

【临床表现】气息喘促，张口抬肩，昏厥痰壅，口唇青紫，或高热，烦躁不安，口渴便秘，甚则神昏谵语；舌质或红或紫暗，苔黄白厚腻，脉滑。

【证机概要】邪实壅塞，肺失宣肃。

【治法】泻肺平喘，化痰降逆。

【方药】葶苈大枣泻肺汤。

痰热壅盛加瓜蒌、石膏、浙贝母；腑实气逆加大黄、厚朴、芒硝、枳实等；痰瘀阻肺加七厘散。

中成药可用安宫牛黄丸、礞石滚痰丸、鲜竹沥、牛黄蛇胆川贝散、穿琥宁注射液、双黄连粉针剂。

4. 头痛（内伤头痛：痰浊头痛）

头痛是临床常见的自觉症状，可单独出现，亦见于多种疾病的过程中。本节所讨论的头痛是指因外感六淫、内伤杂病而引起,以头痛为主要表现的一类病证。若头痛属某一疾病过程中所出现的兼症,不属本节讨论范围。头痛可见于西医学内、外、神经、精神、五官等各科疾病中。本节所讨论主要为内科常见的头痛,其他如血管性头痛、紧张性头痛、三叉神经痛、外伤后头痛、部分颅内疾病、神经官能症及某些感染性疾病、五官科疾病的头痛等均可参照本节论治。

《中医内科学》将头痛分为外感头痛(风寒头痛、风热头痛、风湿头痛)和内伤头痛(肝阳头痛、血虚头痛、痰浊头痛、肾虚头痛、瘀血头痛)。

【临床表现】头痛昏蒙,胸脘满闷,纳呆呕恶,舌苔白腻,脉滑或弦滑。

【证机概要】脾失健运,痰浊中阻,上扰清窍。

【治法】健脾燥湿,平肝息风,化痰降逆。

【方药】半夏白术天麻汤加减。

方中半夏、陈皮和中化痰;白术、茯苓健脾化湿;天麻、白蒺藜、蔓荆子平肝息风止痛。

痰湿久郁化热,口苦便秘,舌红苔黄腻,脉滑数可加黄芩、竹茹、枳实、胆南星;胸闷、呕恶明显加厚朴、枳壳、生姜。

5. **耳眩晕(痰浊中阻)**

耳眩晕是指因耳窍病变引起的以头晕目眩、如坐舟车、天旋地转为主要特征的疾病。西医学的内耳疾病所引起的眩晕,如梅尼埃病、良性阵发性位置性眩晕、前庭神经炎、药物中毒性眩晕、迷路炎等均可参考本病论治(其中迷路炎引起的耳眩晕可参考"脓耳变证"中的"脓耳眩晕"论治)。

眩晕在中医学是一类较广泛的头部不适感觉,眩即目眩,指眼前昏花缭乱;晕为头晕,指头部运转不定的感觉。两者可以单独出现,也可同时并见。中医文献中尚有眩运、眩冒、旋晕、头眩、掉眩、脑转、风眩、风头眩、头晕、昏晕等别称。

《中医耳鼻咽喉科学》将其分为风邪外袭、痰浊中阻、肝阳上扰、寒水上泛、髓海不足和上气不足。

【临床表现】眩晕而见头重如蒙，胸中闷闷不舒，呕恶较甚，痰涎多，或见耳鸣耳聋，心悸，纳呆倦怠；舌苔白腻，脉濡滑。

【证机概要】痰浊中阻，清阳不升，浊阴不降，清窍为之蒙闭。

【治法】燥湿健脾，涤痰止眩。

【方药】半夏白术天麻汤加减。

方中陈皮、半夏燥湿化痰；茯苓、白术健脾燥湿；天麻息风止头眩；甘草调和诸药。

湿重倍用半夏，加泽泻；痰火互结加黄芩、胆南星、黄连；呕恶较甚加竹茹。亦可选用泽泻汤加味。

眩晕缓解后应注意健脾益气，调理脾胃，以杜绝生痰之源，防止复发，可用六君子汤加减以善后。

6. 胸痹（痰浊闭阻证）

胸痹是指以胸部闷痛，甚则胸痛彻背，喘息不得卧为主症的一种疾病，轻者仅感胸闷如窒，呼吸欠畅，重者则有胸痛，严重者心痛彻背，背痛彻心。

本病与西医学的冠状动脉硬化性心脏病（心绞痛、心肌梗死）关系密切，其他如心包炎、二尖瓣脱垂综合征、病毒性心肌炎、心肌病、慢性阻塞性肺气肿、慢性胃炎等出现胸闷、心痛彻背、短气、喘不得卧等症状者可参照论治。

《中医内科学》将其分为心血瘀阻证、气滞心胸证、痰浊闭阻证、寒凝心脉证、气阴两虚证、心肾阴虚证和心肾阳虚证。

【临床表现】胸闷重而心痛微，痰多气短，肢体沉重，形体肥胖,遇阴雨天而易发作或加重,伴倦怠乏力,纳呆便溏,咳吐痰涎;舌体胖大且边有齿痕,苔浊腻或白滑,脉滑。

【证机概要】痰浊盘踞,胸阳失展,气机痹阻,脉络阻滞。

【治法】通阳泄浊,豁痰宣痹。

【方药】瓜蒌薤白半夏汤合涤痰汤加减。两方均能温通豁痰,前方偏于通阳行气,用于痰阻气滞,胸阳痹阻;后方偏于健脾益气,豁痰开窍。

方中瓜蒌、薤白化痰通阳,行气止痛;半夏、胆南星、竹茹清化痰热;人参、茯苓、甘草健脾益气;石菖蒲、陈皮、枳实理气宽胸。

痰浊郁而化热,用黄连温胆汤加郁金,以清化痰热而理气活血。如痰热兼有郁火,加海浮石、海蛤壳、黑山栀、天竺黄、竹沥化痰火之胶结;大便干结加桃仁、大黄。痰浊与瘀血往往同时并见,因此通阳豁痰和活血化瘀法亦经常并用,但必须根据两者的偏重而有所侧重。

7. 哮病（寒哮：寒痰郁肺）

哮病是指气痰交阻而致的以发作性痰鸣气喘为主症的肺系急症。临床主要表现为哮鸣有声,气促胸闷,甚则喘息不能平卧。本病四季均可发病,以冬、春季多见。西医学的支气管哮喘、喘息性支气管炎等可参照本病论治。

《中医急诊学》将其分为实证（寒哮：寒痰郁肺,热哮：痰热塞肺）和虚证（脾肺亏虚、痰浊中阻）。

【临床表现】呼吸急促,哮鸣有声,咳痰不爽,面色晦暗,口不渴,畏寒肢冷;舌淡苔白滑,脉弦紧滑。

【证机概要】寒痰郁肺,气道不畅。

【治法】温通散寒,化痰开肺。

【方药】小青龙汤加减。

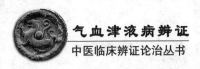

哮剧加服紫金丹或六神丸；瘀血加丹参、桃仁、莪术；痰甚加胆南星、白芥子。

中成药可用鱼腥草注射液。

8. 缺乳（痰浊阻滞证）

产后哺乳期内，产妇乳汁甚少或无乳可下者称"缺乳"，又称"产后乳汁不行"。

《中医妇科学》将其分为气血虚弱、肝郁气滞和痰浊阻滞证。

【临床表现】乳汁甚少或无乳可下，乳房硕大或下垂不胀满，乳汁不稠；形体肥胖，胸闷痰多，纳少便溏，或食多乳少；舌淡胖，苔腻，脉沉细。

【证机概要】脾虚生痰，痰阻乳络，或脾虚气弱，行乳无力。

【治法】健脾化痰通乳。

【方药】苍附导痰丸合漏芦散。

原方治妇人肥盛，气脉壅滞，乳汁不通，或经络凝滞，乳内胀痛或作痈肿，将欲成者。此药服之自然内消，乳汁通行。两方合用，增强化痰通乳之功。气虚明显加黄芪、党参、白术。

9. 癫痫（痰痫）

癫痫是以突然仆倒、昏不识人、口吐涎沫、两目上视、肢体抽搐、惊掣啼叫、喉中发出异声、片刻即醒、醒后一如常人为特征，具有反复发作特点的一种疾病。

《中医儿科学》将其分为惊痫、痰痫、风痫、瘀血痫、脾虚痰盛和脾肾两虚。

【临床表现】发作时痰涎壅盛，喉间痰鸣，瞪目直视，神志恍惚，状如痴呆、失神；或仆倒于地，手足抽搐不甚明显；或局部抽动，智力逐渐低下；或头痛，腹痛，呕吐，肢体疼痛，骤发骤止，日久不愈；舌苔白腻，脉弦滑。

【证机概要】痰浊留滞，蒙闭心窍。

【治法】豁痰开窍。

【方药】涤痰汤加减。

方中石菖蒲、胆南星、陈皮、清半夏、茯苓、青礞石豁痰开窍；枳壳、沉香、川芎行气降逆活血；朱砂、天麻安神息风。

眨眼、点头、发作频繁加天竺黄、琥珀粉、莲子心；头痛加菊花、苦丁茶；腹痛加白芍、甘草、延胡索、川楝子；呕吐加代赭石、竹茹；肢体疼痛加威灵仙、鸡血藤。

10. 痉证（痰浊阻滞证）

痉证是以项背强直，四肢抽搐，甚至口噤、角弓反张为主要临床表现的一种病证，古代亦称为"瘛"。西医学中各种原因引起的热性惊厥以及某些中枢神经系统病变，如流行性脑脊髓膜炎、流行性乙型脑炎、中毒性脑病、脑脓肿、脑寄生虫病、脑血管疾病等出现痉证表现，符合本病临床特征者均可参照论治。

《中医内科学》将其分为邪蕴经络证、肝经热盛证、阳明热盛证、心营热盛证、痰浊阻滞证和阴血亏虚证。

【临床表现】头痛昏蒙，神识呆滞，项背强急，四肢抽搐，胸脘满闷，呕吐痰涎；舌苔白腻，脉滑或弦滑。

【证机概要】痰浊中阻，上蒙清窍，经络阻塞，筋脉失养。

【治法】豁痰开窍，息风止痉。

【方药】导痰汤加减。

方中半夏、石菖蒲、陈皮、胆南星、姜汁、竹沥豁痰化浊开窍；枳实、茯苓、白术健脾化湿；全蝎、地龙、蜈蚣息风止痉。

言语不利加白芥子、远志；胸闷甚加瓜蒌、郁金；痰郁化热，见身热，烦躁，舌苔黄腻，脉滑数加瓜蒌、黄芩、天竺黄、竹茹、青礞石；痰浊上壅，蒙闭清窍，突然昏厥抽搐，可急用竹沥加姜汁冲服安宫牛黄丸。

11. 阴茎痰核（痰浊凝结证）

阴茎痰核是指阴茎海绵体白膜发生纤维化硬结的一种疾病。其特点是阴茎背侧可触及条索或斑块状结节，阴茎勃起时伴有弯曲或疼痛。本病相当于西医学的阴茎硬结症。

【临床表现】阴茎背侧可触及条索状结块，皮色不变，温度正常，无明显压痛，阴茎勃起时可发生弯曲或疼痛；舌淡边有齿印，苔薄白，脉滑。

【证机概要】痰浊凝结阴茎。

【治法】温阳通脉，化痰散结。

【方药】阳和汤合化坚二陈丸加减。

12. 子痰（浊痰凝结证）

子痰是发生于附睾部，属疮痨性质的慢性化脓性疾病。其特点是附睾有慢性硬结，逐渐增大，形成脓肿，溃破后脓液稀薄如痰，并夹有败絮样物质，易成窦道，经久不愈。中医文献称"肾漏""穿囊漏"，相当于西医学的附睾结核。

《中医外科学》将其分为气滞痰凝证、阴虚内热证和气血两亏证。

【临床表现】见于初起硬结期。肾子处坠胀不适，附睾硬结，子系呈串珠状肿硬；无明显全身症状；苔薄，脉滑。

【证机概要】痰浊凝结肾子。

【治法】温经通络，化痰散结。

【方药】阳和汤加减，配服小金丹。

13. 耳郭痰包（痰浊凝滞）

耳郭痰包是指以耳郭局限性、无痛性肿胀，肤色不变，按之柔软，穿刺可抽出淡黄色液体为主要特征的疾病。本病多发于青壮年，男性多于女性。西医学的耳郭假囊肿可参考本病论治。

【临床表现】多于无意中发现耳郭前面某一部分局限性肿起，肿处皮色不变，不热不痛，按之柔软，透光度好。穿刺可抽出淡黄色液体，抽液后肿消，不久又复肿起。一般无明显全身症状，苔微黄腻，脉滑。

【证机概要】痰浊凝滞，困结于耳。

【治法】祛痰散结，燥湿化痰。

【方药】二陈汤加味。

可酌加竹茹、枳实、胆南星等加强祛痰之力；选加僵蚕、地龙、丝瓜络、丹参、柴胡等疏风活血通络；纳食欠佳选加砂仁、白术、神曲、山楂等。

14. 鼻痰包（痰浊凝滞）

鼻痰包是指发生于鼻部的囊肿。以鼻前孔处隆起，或鼻腔有淡黄色液体滴出为主要症状，多见于青年和中年人。西医学的鼻前庭囊肿、鼻窦囊肿可参考本病论治。

《中医耳鼻咽喉科学》认为是痰浊凝滞、困结于鼻所致。

【临床表现】初起多无明显症状，较大时可出现一侧鼻前庭底部隆起或鼻翼变形、鼻塞、鼻部胀满感、间歇性鼻流黄水、头痛甚至视力障碍等症；舌苔微腻，脉滑。

【证机概要】痰浊流注于鼻前庭或鼻窦。

【治法】除湿化痰，散结消肿。

【方药】二陈汤加减。

可酌加枳壳、瓜蒌仁加强祛痰浊之功。局部焮热微胀加黄芩、黄连；胃纳差加神曲、麦芽、谷芽；局部红肿疼痛、舌红苔黄可合五味消毒饮。

15. 鼻咽癌（痰浊结聚）

鼻咽癌是指发生于鼻咽部的癌肿。临床以血涕、鼻塞、耳鸣耳聋、颈部恶核及头痛等为主要症状。鼻咽癌是我国高发肿瘤之一。

中医古籍的"失荣""上石疽""瘰疬""真头痛"等病证中有类似描述。

《中医耳鼻咽喉科学》将其分为气血凝结、痰浊结聚、火毒困结和正虚毒滞。放、化疗配合中医辨证治疗又分为肺胃阴虚、气血亏损、脾胃失调和肾精亏损。

【临床表现】鼻塞涕血，头痛头重，耳内胀闷，或痰多胸闷，体倦嗜睡，恶心纳呆；舌质淡红，舌体胖或有齿印，舌苔白或黄腻，脉弦滑。检查见鼻咽肿块色淡红或有分泌物附着，颈部多有较大肿块。

【证机概要】痰浊结聚，阻滞脉络，日久成块。

【治法】清化痰浊，行气散结。

【方药】清气化痰丸加减。

可酌加山慈姑、浙贝母、海藻等加强软坚散结作用。

16. 痴呆（痰浊清窍证）

痴呆是由髓减脑消、神机失用所导致的一种神志异常疾病。本节以讨论成年人痴呆为主，小儿先天性痴呆不在本节讨论之列。西医学中的老年性痴呆、脑血管性痴呆、混合性痴呆、脑叶萎缩症、正压性脑积水、脑淀粉样血管病、代谢性脑病、中毒性脑病等疾病可参本节论治。

《中医内科学》将其分为髓海不足证、脾肾两虚证、痰浊清窍证和瘀血内阻证。

【临床表现】表情呆钝，智力衰退，或哭笑无常，喃喃自语，或终日无语，呆若木鸡，伴不思饮食，脘腹胀痛，痞满不适，口多涎沫，头重如裹；舌质淡，苔白腻，脉滑。

【证机概要】痰浊上蒙，清窍被阻。

【治法】豁痰开窍，健脾化浊。

【方药】涤痰汤加减。

方中半夏、陈皮、茯苓、枳实、竹茹理气化痰，和胃降逆；制南星去胶结之顽痰；石菖蒲、远志、郁金开窍化浊；甘草、生姜补中和胃。

脾虚明显加党参、白术、麦芽、砂仁等；头重如裹，哭笑无常，喃喃自语，口多涎沫重用陈皮、半夏、制南星，并加用莱菔子、全瓜蒌、浙贝母等化痰祛痰之品；痰浊化热，上扰清窍，舌红，苔黄腻，脉滑数制南星改胆南星，并加瓜蒌、栀子、黄芩、天竺黄、竹沥；伴肝郁化火，灼伤肝血心液，症见心烦躁动，言语颠倒，歌笑不休，甚至反喜污秽，或喜食炭灰，宜用转呆汤加味；属风痰瘀阻，症见眩晕或头痛，失眠或嗜睡，或肢体麻木阵作，肢体无力或肢体僵直，脉弦滑，可用半夏白术天麻汤。

17. 流行性乙型脑炎（痰蒙清窍）

流行性乙型脑炎（简称乙脑、乙型脑炎）是感染流行性乙型脑炎时邪（流行性乙型脑炎病毒）引起，以高热、抽搐、昏迷为特征的一种小儿急性传染性疾病。本病的发生多在7～9月盛夏时节，具有明显的季节性。自幼儿至老年均可发病，10岁以下小儿容易发生，以2～6岁儿童发病率高，且有较强的传染性。

《中医儿科学》将其分为初期、极期（邪犯卫气、邪炽气营、邪入营血）、恢复期和后遗症期（阴虚内热、营卫不和、痰蒙清窍、痰火内扰、气虚血瘀、风邪留络）。

【临床表现】神识不清；或见痴呆，语言不利；或见失语，吞咽困难，口角流涎，喉间痰鸣；舌胖嫩，舌苔厚腻，脉象濡滑。

【证机概要】本症见于恢复期、后遗症期，痰浊内闭，清窍被蒙。

【治法】豁痰开窍。

【方药】涤痰汤加减。

方中胆南星、半夏、天竺黄、菖蒲化痰开窍；陈皮、郁金、枳壳、瓜蒌皮理气化痰。

四肢抽搐加全蝎、蜈蚣、僵蚕镇惊息风。

小　　结

一、痰浊证涉及的病证

痰浊证涉及的病证有喘证（痰浊阻肺证）、肺胀（痰浊壅肺证）、肺衰（痰邪壅肺）、头痛（内伤头痛：痰浊头痛）、耳眩晕（痰浊中阻）、胸痹（痰浊闭阻证）、哮病（寒哮：寒痰郁肺）、缺乳（痰浊阻滞证）、癫痫（痰痫）、痉证（痰浊阻滞证）、阴茎痰核（痰浊凝结证）、子痰（浊痰凝结证）、耳郭痰包（痰浊凝滞）、鼻痰包（痰浊凝滞）、鼻咽癌（痰浊结聚）、痴呆（痰浊清窍）、流行性乙型脑炎（痰蒙清窍）。

二、临床表现

1. 主症　"痰"是体内水液停聚凝结而形成的一种质稠浊而黏的病理产物。由痰浊停聚所导致的证候，是为痰证。中医将痰分为有形之痰与无形之痰。有形之痰可表现于由肺排出或聚结在某一部位。由肺排出者，如喘证、肺胀、肺衰、寒哮等除表现为喘而胸满闷塞、胸膺满闷、气息喘促、张口抬肩、哮鸣有声外，还可见咳嗽、咳痰。积聚于某些局部而形成圆滑包块有阴茎痰核、子痰、耳郭痰包、鼻痰包等。中医有时也将恶性肿物称为痰，如鼻咽癌。中医学认为，痰可随气升降，流窜全身，如痰蒙清窍，则有晕眩、头痛；阻塞心窍则胸痹；阻滞乳道则缺乳；痰蒙心神、脑窍则神昏、神乱而导致癫痫、痉证及流行性乙型脑炎的意识障碍及痴呆等。

2. 兼症 痰证可兼见呕恶脘痞、倦怠乏力、纳呆便溏，咳吐痰涎、胸闷痰多、胸脘满闷、体倦嗜睡、形体肥胖、头晕目眩等。

三、舌象与脉象

1. 舌象 舌质淡、胖嫩、淡胖、胖大有齿痕，肺衰时或红或紫暗；舌苔白腻、薄腻、白厚腻、厚腻、浊腻或白滑；有热则微腻或黄腻。

2. 脉象 脉滑、小滑、弦滑、濡滑、弦紧滑，缺乳可见脉沉细脉。

四、代表方

二陈汤为祛痰剂的燥湿化痰方，功用燥湿化痰，理气和中。主治湿痰证。本节用于耳郭痰包、鼻痰包；合三子养亲汤治疗喘证。

导痰汤燥湿祛痰，行气开郁。主治痰厥证。治疗痉证，若言语不利者，加白芥子、远志；胸闷甚者，加瓜蒌、郁金；若痰郁化热者加瓜蒌、黄芩、天竺黄、竹茹、青礞石。若痰浊上壅，蒙闭清窍，突然昏厥抽搐，可急用竹沥加姜汁冲服安宫牛黄丸。

涤痰汤涤痰开窍，主治中风痰迷心窍证。本节用于癫痫，又与栝蒌薤白半夏汤合用，治疗胸痹。痰浊郁而化热者，用黄连温胆汤加郁金，如痰热兼有郁火，加海浮石、海蛤壳、黑山栀、天竺黄、竹沥；大便干结加桃仁、大黄。

苍附导痰丸加黄芪、党参、白术治疗缺乳，并合用漏芦散。

半夏白术天麻汤为祛痰剂的化痰息风方。功用化痰息风，健脾祛湿。主治风痰上扰证。本节用于眩晕。眩晕缓解后可用六君子汤；内伤头痛加白蒺藜、蔓荆子，若痰湿久郁化热加黄芩、竹茹、枳实、胆星；若胸闷、呕恶明显加厚朴、枳壳、生姜。

苏子降气汤合三子养亲汤治肺胀，若属外感风寒诱发用小青龙汤治哮病寒哮，阳和汤治阴茎痰核合化坚二陈丸，治疗子痰则配服小金丹，清气化痰丸治疗鼻咽癌加山慈菇、浙贝母、海藻。

第三节　痰火证

一、痰热壅肺证

1. 肺炎喘嗽（痰热闭肺）

肺炎喘嗽是小儿期常见的肺系疾病之一。本病相当于西医学的小儿肺炎。

《中医儿科学》将其分为风寒闭肺、风热闭肺、痰热闭肺、毒热闭肺和阴虚肺热。

【临床表现】发热烦躁，咳嗽喘促，呼吸困难，气急鼻扇，喉间痰鸣，口唇发绀，面赤口渴，胸闷胀满，泛吐痰涎；舌质红，舌苔黄，脉象弦滑。

【证机概要】本证多见于肺炎喘嗽的中期，痰热俱甚，郁闭于肺。

【治法】清热涤痰，开肺定喘。

【方药】五虎汤合葶苈大枣泻肺汤。

方中麻黄、杏仁、前胡宣肺止咳；生石膏、黄芩、鱼腥草、甘草清肺泄热；桑白皮、葶苈子、苏子泻肺涤痰；细茶肃肺化痰。

热甚加栀子、虎杖；热盛便秘，痰壅喘急加生大黄，或用牛黄夺命散；痰盛加浙贝母、天竺黄、鲜竹沥；喘促且面唇青紫加紫丹参、赤芍。注：五虎汤《中医儿科学》用细茶。

2. 小儿咳嗽（痰热咳嗽）

咳嗽是小儿常见的一种肺系病证。有声无痰为咳，有痰无声为嗽，有声有痰谓之咳嗽。本病相当于西医学的气管炎、支气管炎。一年四季均可发生，以冬、春两季发病率高。任何年龄小儿皆可发病，以婴幼儿多见。小儿咳嗽有外感和内伤之分，临床上小儿的外感咳嗽多于内伤咳嗽。

《中医儿科学》将其分为外感咳嗽（风寒咳嗽、风热咳嗽）和内伤咳嗽（痰热咳嗽、痰湿咳嗽、气虚咳嗽、阴虚咳嗽）。

【临床表现】咳嗽痰多，色黄黏稠，难以咳出，甚则喉间痰鸣，发热口渴，烦躁不宁，尿少色黄，大便干结；舌质红，苔黄腻，脉滑数或指纹紫。

【证机概要】痰热伤肺，肺气上逆。

【治法】清肺化痰止咳。

【方药】清金化痰汤加减。

方中桑白皮、前胡、款冬花肃肺止咳；黄芩、栀子、鱼腥草清泄肺热；桔梗、浙贝母、橘红止咳化痰；麦冬、甘草润肺止咳。

痰多色黄，黏稠难咳加瓜蒌皮、胆南星、葶苈子；咳重，胸胁疼痛加郁金、青皮；心烦口渴加石膏、竹叶；大便秘结加瓜蒌仁、制大黄。

3. 喘证（痰热郁肺证）

喘即气喘、喘息。临床表现以呼吸困难，甚至张口抬肩、鼻翼扇动、不能平卧为特征者谓之喘证。喘证虽是一个独立病证，但可见于多种急慢性疾病过程中。其所涉及范围广，不但是肺系疾病的主要证候，且可因其他脏腑病变影响于肺所致。为此必要时当结合辨病，与有关章节互参，以便全面分析疾病的特点，并掌握其不同的预后转归。临床上如肺炎、喘息性支气管炎、肺气肿、肺源性心脏病、心源性哮喘、肺结核、矽肺以及瘿病等发生呼吸困难时，均可参照论治。

《中医内科学》将其分为实喘（风寒壅肺证、表寒肺热证、痰热郁肺证、痰浊阻肺证、肺气郁痹证）和虚喘（肺气虚耗证、肾虚不纳证、正虚喘脱证）。

【临床表现】喘咳气涌，胸部胀痛，痰多质黏色黄，或夹有血色，伴胸中烦闷，身热，有汗，口渴而喜冷饮，面赤，咽干，小便赤涩，大便或秘；舌质红，舌苔薄黄或腻，脉滑数。

【证机概要】邪热蕴肺，蒸液成痰，痰热壅滞，肺失清肃。

【治法】清热化痰，宣肺平喘。

【方药】桑白皮汤加减。

方中桑白皮、黄芩清泄肺热；知母、贝母、射干、瓜蒌皮、前胡、地龙清化痰热定喘。

如身热重加石膏；喘甚痰多，黏稠色黄加葶苈子、海蛤壳、鱼腥草、冬瓜仁、薏苡仁；腑气不通，痰壅便秘加瓜蒌仁、大黄或风化硝。

4. 哮病（热哮：痰热壅肺）

哮病指气痰交阻而致的以发作性痰鸣气喘为主症的肺系急症，临床表现为哮鸣有声，气促胸闷，甚则喘息不能平卧。本病四季均可发病，以冬、春季多见。西医学的支气管哮喘、喘息性支气管炎等可参照本病论治。

《中医急诊学》将其分为实证（寒哮：寒痰郁肺、热哮：

痰热壅肺）和虚证（脾肺亏虚、痰浊中阻）。

【临床表现】气粗息涌，喉中痰鸣声粗，胸闷胁胀，咳痰色黄，或白而黏稠，心烦汗出，面赤口苦，口干便秘；舌红，苔黄厚腻，脉滑数。

【证机概要】痰热壅肺，肺失宣肃。

【治法】清热宣肺，化痰定喘。

【方药】定喘汤合三子养亲汤加减。

便秘加芦荟或生大黄；痰盛加海浮石、地龙、鱼腥草；气阴两虚加麦冬、人参叶、功劳叶。

中成药可用蛇胆川贝液、急支糖浆、鲜竹沥口服液、穿琥宁注射液、醒脑静注射液、复方丹参注射液、双黄连粉针。

5. 咳嗽（痰热郁肺证）

咳嗽是指肺失肃降，肺气上逆作声，咳出痰液而言，为肺系疾病的主要证候之一。有声无痰为咳，有痰无声为嗽，一般多为痰声并见，难以截然分开，故以咳嗽并称。咳嗽既是独立性的病证，又是肺系多种疾病的一个症状。本节所论是以咳嗽为主要表现的一类疾病，西医学中急慢性支气管炎、部分支气管扩张、慢性咽炎等可参考论治。

《中医内科学》将其分为外感咳嗽（风寒袭肺证、风热犯肺证、风燥伤肺证）和内伤咳嗽（痰湿蕴肺证、痰热郁肺证、肝火犯肺证、肺阴亏耗证）。

【临床表现】咳嗽，气息粗促；或喉中有痰声，痰多质黏厚或稠黄，咳吐不爽；或有热腥味；或咳血痰，胸胁胀满，咳时引痛，面赤，或有身热，口干而黏，欲饮水；舌质红，舌苔薄黄腻，脉滑数。

【证机概要】痰热壅肺，肺失肃降。

【治法】清热肃肺，豁痰止咳。

【方药】清金化痰汤加减。

方中黄芩、山栀、知母、桑白皮清泄肺热；杏仁、贝母、瓜蒌、海蛤壳、竹沥、半夏、射干清化痰。

痰热郁蒸，痰黄如脓或有热腥味加鱼腥草、金荞麦根、象贝母、冬瓜子、薏苡仁等；痰热壅盛，腑气不通，胸满咳逆，痰壅便秘配葶苈子、大黄、风化硝；痰热伤津，口干，舌红少津加北沙参、天冬、花粉。

6. 百日咳（痰火阻肺）

百日咳是小儿时期感受百日咳时邪（百日咳杆菌）引起的肺系传染病，临床以阵发性痉挛性咳嗽和痉咳末伴有较长的鸡鸣样吸气性吼声为特征。中医学称"顿嗽""顿呛"，因具有传染性，又称"疫咳""天哮呛"。近年来，由于广泛预防接种百日咳菌苗，百日咳的发病率大为降低，但临床由副百日咳杆菌、腺病毒等病原引起的百日咳综合征仍较常见，两者症状相似，后者相对较轻，辨证论治方法基本相同。

《中医儿科学》将其分为邪犯肺卫、痰火阻肺和气阴耗伤。

【临床表现】咳嗽连作，持续难止，日轻夜重，咳剧时咳后伴有深吸气样鸡鸣声，吐出痰涎及食物后，痉咳方暂时缓解，但不久又发作。轻则昼夜痉咳5～6次，重症多达40～50次。每次痉咳多自发，某些外因，如进食、用力活动、闻到刺激性气味、情绪激动时常易引起发作。一般痉咳3周后，可伴目睛红赤，两胁作痛，舌系带溃疡。舌质红，苔薄黄，脉数。年幼及体弱的婴幼儿可发生变证，如咳嗽气急、痰鸣鼻扇、憋气窒息、面唇青紫的痰热闭肺证；或神识昏蒙、四肢抽搐、口吐涎沫的邪陷心肝证。

【证机概要】痉咳期以痰火证为多，时邪郁而化热化火，熏肺炼液为痰，痰火交结。

【治法】泻肺清热，涤痰镇咳。

【方药】桑白皮汤合葶苈大枣泻肺汤加减。

方中桑白皮、黄芩、鱼腥草、浙贝母清泄肺热，化痰止咳；葶苈子、苏子、胆南星降逆化痰；前胡、杏仁、百部肃肺止咳；黄连、栀子泻火泄热。

痉咳频作加僵蚕、蜈蚣；呕吐频频，影响进食加代赭石、枇杷叶、紫石英；两目红赤加龙胆草；胁痛加柴胡、郁金、桃仁；咯血、衄血加白茅根、侧柏叶、参三七；咳痰清稀加半夏、莱菔子；呛咳少痰，舌红少苔加沙参、麦冬。

邪盛正虚，发生变证时，应随证论治。痰热闭肺证治宜开肺清热，涤痰定喘，选用麻杏石甘汤加味；窒息发绀需紧急吸痰、吸氧；邪陷心肝宜泻火涤痰，息风开窍，选用羚角钩藤汤、牛黄清心丸等，待神清搐止再继续治疗百日咳。

7. 风温肺热病（中期：痰热壅肺）

风温肺热病是感受风热病邪所引起的四时皆有而以冬、春两季多发的以发热、咳嗽、咳痰为主要临床表现的急性外感热病。风温肺热病属中医外感热病范畴。西医学的急性肺炎、支气管周围炎和急性支气管炎等急性肺部感染疾病均可参照论治。

《中医急诊学》将其分为初期（热在肺卫）、中期（痰热壅肺、热陷心包、痰热阻窍）和晚期（气阴两伤、余邪未净、阴竭阳脱）。

【临床表现】发热，痰多痰鸣，痰黏或黄或白，咳嗽，胸闷气粗；舌红，苔黄或白或腻，脉弦滑而数。

【证机概要】邪热内侵，痰热壅肺。

【治法】清热化痰。

【方药】麻杏石甘汤合千金苇茎汤。

腹实便秘加大黄、全瓜蒌；痰黄稠加胆南星、天竺黄；痰鸣者加射干；胸闷甚加广郁金、金沸草；热甚加山栀、金银花。

中成药可用穿琥宁注射液、双黄连粉针剂。

8. 喉喑（痰热壅肺）

喉喑是指以声音嘶哑为主要特征的喉部疾病。西医学中喉的急慢性炎症性疾病、喉肌无力、声带麻痹等可参照论治。

《中医耳鼻咽喉科学》将其分为风寒袭肺、风热犯肺、痰热壅肺、肺肾阴虚、肺脾气虚和血瘀痰凝。

【临床表现】声音嘶哑，甚则失音，咽喉痛甚，咳嗽痰黄，口渴，大便秘结；舌质红，苔黄厚，脉滑数。

【证机概要】肺胃积热，复感风热，内外邪热互结，炼津为痰，痰热壅阻于喉。

【治法】清热泻肺，利喉开音。

【方药】泻白散加减。

泻白散为清热泻肺之主方，可酌加黄芩、杏仁加强清肺热、宣肺利气之功；加瓜蒌仁、贝母、天竺黄、竹茹清热化痰；加蝉蜕、木蝴蝶利喉开音；大便秘结可加大黄。

9. 急喉风（痰热壅肺）

急喉风是指以吸气性呼吸困难为主要特征的急性咽喉疾病。西医学的急性喉阻塞可参考本病论治。本节所论急喉风专指以吸气性呼吸困难为主要特征的急性咽喉疾病，因发病急、变化快、病情重而定名。

《中医耳鼻咽喉科学》将其分为风热外袭、热毒内困、热毒熏蒸、痰热壅结和风寒痰浊、凝聚咽喉。

【临床表现】咽喉突然肿胀，疼痛难忍，喉中痰鸣，声如拽锯，喘息气粗，声音嘶哑，或语言难出。全身可见憎寒壮热，或高热心烦，汗出如雨，口干欲饮，大便秘结，小便短赤。舌质红绛，苔黄或腻，脉数或沉微欲绝。检查可见咽喉极度红肿，会厌或声门红肿明显，痰涎多或有腐物，并可见鼻翼扇动、天突、缺盆、肋间及上腹部在吸气时出现凹陷。

【证机概要】邪毒壅盛，熏灼咽喉。

【治法】泄热解毒，祛痰开窍。

【方药】清瘟败毒饮加减。

方中水牛角代犀角为主药，结合玄参、生地黄、赤芍、丹皮泄热凉血解毒；黄连、黄芩、栀子、石膏、知母、连翘清热泻火解毒，去气分之热；桔梗、甘草宣通肺气而利咽喉。

痰涎壅盛加大黄、贝母、瓜蒌、葶苈子、竹茹等，并配合六神丸、雄黄解毒丸、紫雪丹、至宝丹清热解毒，祛痰开窍；大便秘结加大黄、芒硝。

10. 咽喉菌（痰热阻肺）

咽喉菌是指发生于咽喉部的恶性肿瘤。其中发生于口咽部与喉咽部者称咽菌，发生于喉部者称喉菌。咽菌与喉菌虽发病部位和临床症状有所不同，但病因病机、辨证治疗大致相同，故一同论述。

《中医耳鼻咽喉科学》将其分为肺热郁蒸、痰热阻滞，脾胃热盛、火毒内困和肝气郁结、气滞血瘀。

【临床表现】咽喉堵塞感及微痛不适，或声嘶，咳嗽痰多，或痰中带血丝；舌质红，苔白或黄腻，脉滑略数。检查见咽部或喉部肿块色淡红，有分泌物附着，颈部或有恶核。

【证机概要】内外热邪搏结于肺，痰热上攻，交结于咽喉而成肿块。

【治法】清肺泄热，化痰散结。

【方药】清气化痰丸加减。

方中半夏、胆南星、瓜蒌仁、杏仁、陈皮、枳实行气化滞，祛痰浊；黄芩泻火解毒；茯苓健脾利湿。

痰多，颈部肿块巨大加山慈姑、猫爪草、夏枯草、浙贝母。

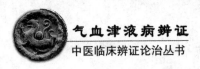

11. 肺胀（痰热郁肺证）

肺胀是多种慢性肺系疾患反复发作，迁延不愈，导致肺气胀满，不能敛降的一种病证。

本病与西医学的慢性支气管炎合并肺气肿、肺源性心脏病相类似，肺性脑病常见于肺胀的危重变证，可参考本节内容辨治。本病为临床常见的慢性疾病，病理演变复杂多端，还当与咳嗽、痰饮（支饮、溢饮）等互参，注意与心悸、水肿（喘肿）、喘厥等病证的联系。

《中医内科学》将其分为痰浊壅肺证、痰热郁肺证、痰蒙神窍证、阳虚水泛证和肺肾气虚证。

【临床表现】咳逆，喘息气粗，胸满，烦躁，目胀睛凸，痰黄或白，黏稠难咳，或伴身热，微恶寒，有汗不多，口渴欲饮，溲赤，便干；舌边尖红，苔黄或黄腻，脉数或滑数。

【证机概要】痰浊内蕴，郁而化热，痰热壅肺，清肃失司。

【治法】清肺化痰，降逆平喘。

【方药】越婢加半夏汤或桑白皮汤加减。前方宣肺泄热，用于饮热郁肺，外有表邪，喘咳上气，目如脱状，身热，脉浮大者。后方清肺化痰，用于痰热壅肺，喘急胸满，咳吐黄痰或黏白稠厚者。

方中麻黄宣肺平喘；黄芩、石膏、桑白皮清泄肺中郁热；杏仁、半夏、苏子化痰降气平喘。

痰热内盛，胸满气逆，痰质黏稠不易咳吐加鱼腥草、金荞麦、瓜蒌皮、海蛤粉、大贝母、风化硝；痰鸣喘息，不得平卧加射干、葶苈子；痰热伤津，口干舌燥加天花粉、知母、芦根；痰热壅肺，腑气不通，胸满喘逆，大便秘结加大黄、芒硝；阴伤见痰量已少，酌减苦寒之味，加沙参、麦冬等。

第六章 津液病辨证

12. 咽喉瘤（肺胃蕴热，痰浊结聚）

咽喉瘤是指发生于咽部或喉部的良性肿瘤。发生于咽部者称"咽瘤"，发生于喉部者称"喉瘤"，临床上以咽异物感，或声音嘶哑甚至失声为主要症状。肿瘤大者，可出现喘鸣及呼吸困难。

《中医耳鼻咽喉科学》将其分为肺胃蕴热、痰浊结聚和肝气郁结、气滞血瘀。

【临床表现】咽喉不适，或声音不扬，声音嘶哑，甚则气喘痰鸣。可伴咽干舌燥、便结尿黄；舌红，苔黄，脉弦或弦滑数。

【证机概要】肺胃蕴热，上攻咽喉，痰热久滞，积结而成肿块。

【治法】清泻肺胃，化痰散结。

【方药】清咽双和饮合二陈汤加减。

方中金银花、桔梗清热解毒，利咽喉；荆芥、前胡、葛根清肺热，疏利肺气；玄参、贝母化痰利咽，散结聚；当归尾、赤芍、丹皮、生地黄凉血活血散瘀；二陈汤化痰散结；甘草调和诸药。

可加瓜蒌仁、山慈姑等加强化痰散结之力。

二、痰火扰动心神证

1. 心悸（痰火扰心证）

心悸是指病人自觉心中悸动，惊惕不安，甚则不能自主的一种病证，临床一般多呈发作性，每因情志波动或劳累过度而发作，且常伴胸闷、气短、失眠、健忘、眩晕、耳鸣等症。病情较轻者为惊悸，病情较重者为怔忡，可呈持续性。根据本病的临床特点，各种原因引起的心律失常，如心动过速、心动过缓、期前收缩、心房颤动或扑动、房室传导阻滞、病态窦房结

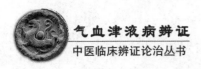

综合征、预激综合征以及心功能不全、心肌炎、一部分神经官能症等，如表现以心悸为主症者，均可参照本病论治。

《中医内科学》将其分为心虚胆怯证、心血不足证、阴虚火旺证、心阳不振证、水饮凌心证、瘀阻心脉证和痰火扰心证。

【临床表现】心悸时发时止，受惊易作，胸闷烦躁，失眠多梦，口干苦，大便秘结，小便短赤；舌红，苔黄腻，脉弦滑。

【证机概要】痰浊停聚，郁久化火，痰火扰心，心神不安。

【治法】清热化痰，宁心安神。

【方药】黄连温胆汤加减。

方中黄连、山栀苦寒泻火，清心除烦；竹茹、半夏、胆南星、全瓜蒌、陈皮清化痰热，和胃降逆；生姜、枳实下气行痰；远志、菖蒲、酸枣仁、生龙骨、生牡蛎宁心安神。

痰热互结，大便秘结加生大黄；心悸重加珍珠母、石决明、磁石；火郁伤阴加麦冬、玉竹、天冬、生地黄；兼脾虚加党参、白术、谷麦芽、砂仁。

2. 不寐（痰热扰心证）

不寐是以经常不能获得正常睡眠为特征的一类病证，主要表现为睡眠时间、深度的不足，轻者入睡困难，或寐而不酣，时寐时醒，或醒后不能再寐，重则彻夜不寐，常影响人们的正常工作、生活、学习和健康。西医学的神经官能症、更年期综合征、慢性消化不良、贫血、动脉粥样硬化症等以不寐为主要临床表现时，可参考本节论治。

《中医内科学》将其分为肝火扰心证、痰热扰心证、心脾两虚证、心肾不交证和心胆气虚证。

【临床表现】心烦不寐，胸闷脘痞，泛恶嗳气，伴口苦，头重，目眩；舌偏红，苔黄腻，脉滑数。

【证机概要】湿食生痰，郁痰生热，扰动心神。

【治法】清化痰热，和中安神。

【方药】黄连温胆汤加减。

方中半夏、陈皮、茯苓、枳实健脾化痰，理气和胃；黄连、竹茹清心降火化痰；龙齿、珍珠母、磁石镇惊安神。

不寐伴胸闷嗳气，脘腹胀满，大便不爽，苔腻脉滑加半夏秫米汤；饮食停滞，胃中不和，嗳腐吞酸，脘腹胀痛再加神曲、焦山楂、莱菔子。

3. 经行情志异常（痰火上扰证）

每值行经前后，或正值经期，出现烦躁易怒，悲伤啼哭，或情志抑郁，喃喃自语，或彻夜不眠，甚或狂躁不安，经后复如常人者，称"经行情志异常"。本病相当于西医学的周期性精神病。

《中医妇科学》将其分为肝气郁结证和痰火上扰证。

【临床表现】经行狂躁不安，头痛失眠，平时带下量多，色黄质稠；面红目赤，心胸烦闷；舌红，苔黄厚或腻，脉弦滑而数。

【证机概要】痰火内盛，冲气逆上，扰乱神明，蒙闭心窍。

【治法】清热化痰，宁心安神。

【方药】生铁落饮加郁金、川黄连。

方中生铁落重镇降逆，胆南星、贝母、橘红清热涤痰，菖蒲、远志、朱砂宣窍安神；麦冬、天冬、玄参、连翘、钩藤、川黄连养阴清热；郁金疏肝理气。

大便秘结加生大黄、礞石；痰多加天竺黄。

4. 狂证

癫狂为临床常见的精神失常疾病。癫病以精神抑郁、表情

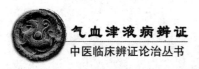

淡漠、沉默痴呆、语无伦次、静而多喜为特征；狂病以精神亢奋、狂躁不安、喧扰不宁、骂詈毁物、动而多怒为特征，均以青壮年罹患者多。因二者在临床症状上不能截然分开，又能相互转化，故癫狂并称。癫与狂是精神失常的疾患。西医学的精神分裂症、躁狂抑郁症，其临床表现、特征、舌脉等与本病证类似者，可参考论治。

《中医内科学》分为癫证（痰气郁结证、心脾两虚证）和狂证（痰火扰神证、痰热瘀结证、火盛阴伤证）。

（1）痰火扰神证

【临床表现】起病先有性情急躁，头痛失眠，两目怒视，面红目赤，突发狂乱无知，骂詈号叫，不避亲疏，逾垣上屋，或毁物伤人，气力逾常，不食不眠；舌红绛，苔多黄腻或黄燥而垢，脉滑数。

【证机概要】五志化火，痰随火升，痰热上扰清窍，神明昏乱。

【治法】清心泻火，涤痰醒神。

【方药】生铁落饮加减。

方中龙胆草、黄连、连翘清泻心肝实火；胆星、贝母、橘红、竹茹清涤痰浊；菖蒲、远志、茯神宣窍安神；生铁落、朱砂镇心宁神；玄参、二冬、丹参养心血，固心阴，活瘀血，以防火热伤阴之弊。

痰火壅盛见舌苔黄垢腻，同时用礞石滚痰丸逐痰泻火，再用安宫牛黄丸清心开窍。阳明腑热，大便燥结，舌苔黄燥，脉实大可暂用小承气汤，荡涤秽浊，清泄胃肠实火。烦热渴饮加生石膏、知母、天花粉、生地黄；久病面色晦滞，狂躁不安，行为怪异，舌质青紫有瘀斑，脉沉弦者加丹皮、赤芍、大黄、桃仁、水蛭；神志较清，痰热未尽，心烦不寐可用温胆汤合朱砂安神丸，化痰安神。

· 384 ·

（2）痰热瘀结证

【临床表现】癫狂日久不愈，面色晦滞而秽，情绪躁扰不安，多言不序，恼怒不休，甚至登高而歌、弃衣而走、妄见妄闻、妄思离奇，头痛，心悸而烦；舌质紫暗，有瘀斑，少苔或薄黄苔干，脉弦细或细涩。

【证机概要】气郁日久，痰结日深，血气凝滞，瘀热互结，神窍被塞。

【治法】豁痰化瘀，调畅气血。

【方药】癫狂梦醒汤加减。

方中半夏、胆南星、陈皮理气豁痰；柴胡、香附、青皮疏肝理气；桃仁、赤芍、丹参活血化瘀。

蕴热加黄连、黄芩；蓄血内结加服大黄䗪虫丸。

5. 注意力缺陷多动症（痰火内扰）

注意力缺陷多动症又称轻微脑功能障碍综合征，是一种较常见的儿童时期行为障碍性疾病。本病预后较好，绝大多数患儿到青春期逐渐好转而痊愈。本病在古代医籍中未见专门记载，根据其神志涣散、多语多动、冲动不安，可归入"脏躁""躁动"证。因患儿智能接近正常或完全正常，但活动过多，思想不易集中而导致学习成绩下降，故又与"健忘""失聪"有关。

《中医儿科学》将其分为肝肾阴虚、心脾两虚和痰火内扰。

【临床表现】多动多语，烦躁不宁，冲动任性，难于制约，兴趣多变，注意力不集中，胸中烦热，懊恼不眠，纳少口苦，便秘尿赤；舌质红，苔黄腻，脉滑数。

【证机概要】痰火内扰，心神不宁。

【治法】清热泻火，化痰宁心。

【方药】黄连温胆汤加减。

方中黄连清热泻火；陈皮、法半夏、胆南星燥化湿痰；竹茹、瓜蒌清热化痰；枳实理气化痰；石菖蒲化痰开窍；茯苓、珍珠母宁心安神。

烦躁易怒加钩藤、龙胆草；大便秘结加大黄。

6. 痫病（痰火扰神证）

痫病是一种反复发作性神志异常的病证，亦名"癫痫"，俗称"羊痫风"。临床以突然意识丧失，甚则仆倒，不省人事，强直抽搐，口吐涎沫，两目上视或口中怪叫，移时苏醒，一如常人为特征。发作前可伴眩晕、胸闷等先兆，发作后常有疲倦乏力等症状。本节讨论内容，虽以癫痫大发作的证治为主，但对小发作等类型的辨治亦通用。根据本病的临床表现，西医学的癫痫，无论原发性还是继发性均可参照论治。

《中医内科学》将其分为风痰闭阻证、痰火扰神证、瘀阻脑络证、心脾两虚证和心肾亏虚证。

【临床表现】发作时昏仆抽搐，吐涎，或有吼叫，平时急躁易怒，心烦失眠，咳痰不爽，口苦咽干，便秘溲黄，病发后症情加重，彻夜难眠，目赤；舌红，苔黄腻，脉弦滑而数。

【证机概要】痰浊蕴结，气郁化火，痰火内盛，上扰脑神。

【治法】清热泻火，化痰开窍。

【方药】龙胆泻肝汤合涤痰汤加减。前方以清泻肝火、调气开窍为主，用于火热炽盛；后方涤痰开窍见长，用于痰浊闭窍。

方中龙胆草、青黛、芦荟泻肝火；大黄、黄芩、栀子通泻上、中、下三焦之火；姜半夏、胆南星、木香、枳实理气涤痰；茯苓、橘红、人参健脾益气化痰；菖蒲、麝香清心开窍；当归和血养肝。

有肝火动风之势加天麻、石决明、钩藤、地龙、全蝎。

7. 肺胀（痰蒙神窍证）

肺胀是多种慢性肺系疾患反复发作，迁延不愈，导致肺气胀满，不能敛降的一种病证。

本病与西医学的慢性支气管炎合并肺气肿、肺源性心脏病类似，肺性脑病常见于肺胀的危重变证，可参考本节论治。本病为临床常见慢性疾病，病理演变复杂多端，还当与咳嗽、痰饮（支饮、溢饮）等互参，注意与心悸、水肿（喘肿）、喘厥等病证的联系。

《中医内科学》将其分为痰浊壅肺证、痰热郁肺证、痰蒙神窍证、阳虚水泛证和肺肾气虚证。

【临床表现】神志恍惚，表情淡漠，谵妄，烦躁不安，撮空理线，嗜睡，甚则昏迷，或伴肢体动，抽搐，咳逆喘促，咳痰不爽；舌质暗红或淡紫，苔白腻或黄腻，脉细滑数。

【证机概要】痰蒙神窍，引动肝风。

【治法】涤痰开窍息风。

【方药】涤痰汤加减。

方中半夏、茯苓、橘红、胆南星涤痰息风；竹茹、枳实清热化痰利膈；菖蒲、远志、郁金开窍化痰降浊。另可配服至宝丹或安宫牛黄丸清心开窍。

身热烦躁，神昏谵语，舌红苔黄加葶苈子、天竺黄、竹沥；抽搐加钩藤、全蝎，另服羚羊角粉；唇甲发绀加丹参、红花、桃仁；皮肤黏膜出血，咯血，便血色鲜加水牛角、生地黄、丹皮、紫珠草等。

三、痰火闭窍及动风证

1. 中风（热痰邪闭清窍）

中风病是在元气内虚的基础上，遇有劳倦内伤、忧思恼怒、嗜食厚味及烟酒等诱因，进而引起脏腑阴阳失调，气血逆乱，直冲犯脑，形成脑脉痹阻或脑脉血溢，临床以突然昏倒、半身不遂、口舌㖞斜、语言謇涩或不语、偏身麻木为主症。

《中医急诊学》将其分为邪阻经络神机失用（风痰瘀血，闭阻脉络）、闭证（热痰邪闭清窍）和脱证（元气败脱，神明散乱）。

【临床表现】神昏，半身不遂，肢体强痉拘急，项强身热，甚则手足抽搐，四肢厥冷，兼见鼻鼾痰鸣，躁扰不宁，便干便秘等；舌质红绛或淡胖，舌苔黄腻而干或白腻，脉弦滑数或沉实有力。

【证机概要】邪闭清窍。

【治法】清热化痰，醒神开窍。

【方药】羚羊角汤。

阴闭重合温胆汤，加服苏合香丸；阳闭重合安宫牛黄丸；腑实合星蒌承气汤；入营血合犀角地黄汤。

中成药可用安脑丸、清开灵注射液、醒脑静注射液或生脉注射液。

2. 中风（中脏腑）

中风是以猝然昏仆、不省人事、半身不遂、口眼㖞斜、语言不利为主症的病证。病轻者可无昏仆而仅见半身不遂及口眼㖞斜等症状。本病与西医学的急性脑血管疾病相似，包括缺血性中风和出血性中风，其他如短暂性脑缺血发作、局限性脑梗死、原发性脑出血和蛛网膜下腔出血等均可参照本节论治。

《中医内科学》将其分为中经络（风痰入络证、风阳上扰证、阴虚风动证）、中脏腑闭证（痰热腑实证、痰火瘀闭证、痰浊瘀闭证）、中脏腑脱证（阴竭阳亡）和恢复期（风痰瘀阻证、气虚络瘀证、肝肾亏虚证）。

（1）痰火瘀闭证

【临床表现】除闭证症状外，还可见面赤身热，气粗口

第六章 津液病辨证

臭，躁扰不宁；苔黄腻，脉弦滑而数。

【证机概要】肝阳暴涨，阳亢风动，痰火壅盛，气血上逆，神窍闭阻。

【治法】息风清火，豁痰开窍。

【方药】羚角钩藤汤加减。

另可服至宝丹或安宫牛黄丸清心开窍，亦可用醒脑静或清开灵注射液静脉滴注。

方中羚羊角（或山羊角）、钩藤、珍珠母、石决明平肝息风；胆南星、竹沥、半夏、天竺黄、黄连清热化痰；菖蒲、郁金化痰开窍。

痰热阻于气道，喉间痰鸣辘辘，可服竹沥水、猴枣散以豁痰镇惊；肝火旺盛，面红目赤，脉弦劲有力酌加龙胆草、山栀、夏枯草、代赭石、磁石等清肝镇摄之品；腑实热结，腹胀便秘，苔黄厚加生大黄、元明粉、枳实；痰热伤津，舌质干红，苔黄糙加沙参、麦冬、石斛、生地黄。

（2）痰热腑实证

【临床表现】素有头痛眩晕，心烦易怒，突然发病，半身不遂，口舌㖞斜，舌强语謇或不语，神识欠清或昏糊，肢体强急，痰多而黏，伴腹胀、便秘；舌质暗红，或有瘀点瘀斑，苔黄腻，脉弦滑或弦涩。

【证机概要】痰热阻滞，风痰上扰，腑气不通。

【治法】通腑泄热，息风化痰。

【方药】桃仁承气汤加减。

方中桃仁、大黄、芒硝、枳实通腑泄热，凉血化瘀；陈胆星、黄芩、全瓜蒌清热化痰；桃仁、赤芍、丹皮凉血化瘀；牛膝引气血下行。

头痛、眩晕严重加钩藤、菊花、珍珠母；烦躁不安，彻夜不眠，口干，舌红加生地黄、沙参、夜交藤。

3. 流行性乙型脑炎（恢复期：痰火内扰心神）

流行性乙型脑炎（简称乙脑、乙型脑炎）是感染流行性乙型脑炎时邪（流行性乙型脑炎病毒）引起，以高热、抽搐、昏迷为特征的一种小儿急性传染性疾病。本病的发生多在7~9月盛夏时节，具有明显的季节性。自幼儿至老年均可发病，10岁以下小儿容易发生，以2~6岁儿童发病率高，且有较强的传染性。

《中医儿科学》将其分为初期、极期（邪犯卫气、邪炽气营、邪入营血）、恢复期和后遗症期（阴虚内热、营卫不和、痰蒙清窍、痰火内扰、气虚血瘀、风邪留络）。

【临床表现】嚎叫哭吵，狂躁不宁，手足躁动，或虚烦不眠，神识不清，咽喉干燥，口渴欲饮；舌红绛，舌苔黄腻，脉数有力。

【证机概要】本症见于恢复期、后遗症期热郁肝胆，痰热互结，扰乱心神。

【治法】涤痰泻火。

【方药】龙胆泻肝汤加减。

方中龙胆草、栀子、黄芩泻火清心；天竺黄、胆南星、青礞石涤痰降气；当归、生地黄、白芍、甘草养阴安神。

躁扰不眠，加生龙骨、灵磁石、远志；狂躁不宁加朱砂。

4. 风温肺热（痰热阻窍）

风温肺热病是感受风热病邪所引起的四时皆有而以冬春两季多发的以发热、咳嗽、咳痰为主要临床表现的急性外感热病。风温肺热病属于中医外感热病的范畴。西医学的急性肺炎、支气管周围炎和急性支气管炎等急性肺部感染疾病，均可参照本病进行救治。

《中医急诊学》将其分为初期（热在肺卫）、中期（痰热壅肺、热陷心包、痰热阻窍）和晚期（气阴两伤、余邪未净、阴竭阳脱)。

【临床表现】神昏,谵语,发热夜甚,咳喘气促,痰鸣肢厥;舌红绛,苔干黄,脉数滑。

【证机概要】热入心包,痰热阻窍。

【治法】清热豁痰开窍。

【方药】清营汤合菖蒲郁金汤。

舌绛加丹皮;舌干加石斛;苔黄加黄连;尿赤加白茅根、芦根。

中成药可用安宫牛黄丸、清开灵注射液、醒脑静注射液。

5. 子痫(痰火上扰证)

妊娠晚期或临产前及新产后突然发生眩晕倒仆,昏不知人,两目上视,牙关紧闭,四肢抽搐,全身强直,须臾醒,醒复发,甚至昏迷不醒者,称为子痫,又称"子冒""妊娠痫证"。根据发病时间不同,发生在妊娠晚期或临产前称产前子痫;发生在新产后称产后子痫。临床以产前子痫多见。子痫是产科的危、急、重症,严重威胁母婴生命安全。

本病属西医学的重度妊娠高血压综合征(妊高征),目前仍是孕产妇及围产儿死亡的重要原因之一。

《中医妇科学》将其分为肝风内动证和痰火上扰证。

【临床表现】妊娠晚期,临产时或新产后头晕头重,胸闷泛恶,突然倒仆,昏不知人,全身抽搐,气粗痰鸣;舌红,苔黄腻,脉弦滑而数。

【证机概要】临产前或分娩时及新产后心肝火旺,灼津伤液,炼液成痰,痰郁化火,痰火上扰清阳。

【治法】清热开窍,豁痰息风。

【方药】牛黄清心丸加竹沥。

方中牛黄、竹沥清心化痰开窍;黄芩、黄连、山栀清心肝之热;郁金开郁结。

安宫牛黄丸温开水溶化灌服或鼻饲。

6. 艾滋病（窍闭痰蒙证）

艾滋病全称获得性免疫缺陷综合征，是由人类免疫缺陷病毒（简称HIV）所致的传染病，属中医"疫病""虚劳""瘰疬""冥瘕"等范围，主要通过性接触及血液、血液制品和母婴传播传染。HIV能特异性侵 T_4 淋巴细胞（CD_4）引起机体细胞免疫系统严重缺陷，导致各种机会性顽固感染、恶性肿瘤的发生，并对机体各系统尤其是神经系统造成致命的损害，由于传染性强，死亡率高，号称"超级癌症"，是当今世界头号性传播疾病，也是头号传染病，已引起全人类的高度重视。

《中医外科学》将其分为肺卫受邪证、肺肾阴虚证、脾胃虚弱证、脾肾亏虚证、气虚血瘀证和窍闭痰蒙证。

【临床表现】多见于中枢神经病证的晚期患者。症见发热，头痛，恶心呕吐，神志不清，或神昏谵语，项强惊厥，四肢抽搐，或伴癫痫或痴呆；舌暗或胖，或干枯，苔黄腻，脉细数或滑。

【证机概要】邪热化痰，蒙闭清窍。

【治法】清热化痰，开窍通闭。

【方药】安宫牛黄丸、紫雪丹或至宝丹。

寒甚用苏合香丸豁痰开窍。痰闭清除后缓则治其本，可用生脉散益气养阴。

7. 颤证（痰热风动证）

颤证是以头部或肢体摇动颤抖，不能自制为主要临床表现的一种病证。本病又称"振掉""颤振""震颤"。西医学的震颤麻痹、肝豆状核变性、小脑病变的姿位性震颤、特发性震颤、甲状腺功能亢进等，凡具有颤证临床特征的锥体外系疾病和某些代谢性疾病，均可参照论治。

《中医内科学》将其分为风阳内动证、痰热风动证、气血亏虚证、髓海不足证和阳气虚衰证。

【临床表现】头摇不止,肢麻震颤,重则手不能持物,头晕目眩,胸脘痞闷,口苦口黏,甚则口吐痰涎;舌体胖大,有齿痕,舌质红,舌苔黄腻,脉弦滑数。

【证机概要】痰热内蕴,热极生风,筋脉失约。

【治法】清热化痰,平肝息风。

【方药】导痰汤合羚角钩藤汤加减。前方祛痰行气,后方清热平肝息风。

方中半夏、胆南星、竹茹、川贝母、黄芩清热化痰;羚羊角、桑叶、钩藤、菊花平肝息风止颤;生地黄、生白芍、甘草育阴清热,缓急止颤;橘红、茯苓、枳实健脾理气。

痰湿内聚,症见胸闷恶心,咳吐痰涎,苔厚腻,脉滑加煨皂角、白芥子;震颤较重加珍珠母、生石决明、全蝎;心烦易怒加天竺黄、牡丹皮、郁金;胸闷脘痞加瓜蒌皮、厚朴、苍术;肌肤麻木不仁加地龙、丝瓜络、竹沥;神识呆滞加石菖蒲、远志。

四、痰热郁结与阴虚痰热证

1. 胞生痰核（痰热蕴结证）

胞生痰核是指胞睑内生硬核,触之不痛,皮色如常的眼病,又名疣病、脾生痰核。本病为眼科常见病,上胞下睑均可发生。其病程长、发展缓慢,儿童与成人均可患病,但以青少年较为多见。本病相当于西医学的睑板腺囊肿,也称霰粒肿。

《中医眼科学》将其分为痰湿郁结证和痰热蕴结证。

【临床表现】胞睑生硬核同上证,睑内面呈紫红色隆起;舌苔黄,脉滑数。

【证机概要】痰热相结,阻滞胞睑脉络。

【治法】清热化痰散结。

【方药】清胃汤加减。

酌加玄参、半夏、浙贝母、夏枯草以助清热化痰散结。

2. 绿风内障（痰火郁结证）

绿风内障是以头眼胀痛、眼珠变硬、瞳神散大、瞳色淡绿、视力锐减为主要临床特征的眼病。本病相当于西医学的急性闭角型青光眼。

《中医眼科学》将其分为风火攻目证、气火上逆证和痰火郁结证。

【临床表现】头眼胀痛，视力锐减，眼压升高，抱轮红赤或白睛混赤，黑睛雾状混浊，前房较浅，瞳神稍有散大，展缩不灵，房角有粘连；动辄眩晕，呕吐痰涎；舌红苔黄，脉弦滑。

【证机概要】脾湿不运生痰，郁久化火，痰火上攻头目。

【治法】降火逐痰。

【方药】将军定痛丸加减。

动辄眩晕、呕吐甚加天竺黄、竹茹等；黑睛雾状混浊，眼压升高甚可加猪苓、茯苓、通草、泽泻。

3. 耳鸣、耳聋（痰火郁结）

耳鸣指患者自觉耳中鸣响而周围环境中并无相应的声源。耳聋指不同程度的听力减退。

耳鸣与耳聋临床上常常同时或先后出现。它们既是多种耳科疾病乃至全身疾病的一种常见症状，有时也可单独成为一种疾病。西医学的突发性聋、爆震性聋、传染病中毒性聋、噪声性聋、药物中毒性聋、老年性聋、耳硬化症以及原因不明的感音神经性聋、混合性聋及耳鸣等疾病，均可参考论治。

《中医耳鼻咽喉科学》将其分为风热侵袭、肝火上扰、痰火郁结、气滞血瘀、肾精亏损和气血亏虚。

【临床表现】耳鸣耳聋，耳中胀闷，头重头昏，或见头晕目眩，胸脘满闷，咳嗽痰多，口苦或淡而无味，二便不畅；舌红，苔黄腻，脉滑数。

【证机概要】痰火郁结，蒙闭清窍。

【治法】化痰清热，散结通窍。

【方药】清气化痰丸加减。

方中胆南星、瓜蒌仁化痰清热；半夏燥湿化痰；茯苓健脾利湿；黄芩苦寒清热；陈皮、枳实行气解郁；杏仁降气化痰。临床应用时，可加石菖蒲开郁通窍。

4. 络阻暴盲（痰热上壅证）

络阻暴盲是指患眼外观正常，猝然一眼或双眼视力急剧下降，视衣可见典型的缺血性改变为特征的致盲眼病。本病发病急骤，多为单眼发病，以中老年多见，无性别差异，多数患者伴有高血压等心脑血管疾病。本病相当于西医学的视网膜动脉阻塞。因视网膜中央动脉的主干或分支阻塞后，引起其所供应区域的视网膜发生急性缺血，导致视功能急剧损害或丧失。

《中医眼科学》将其分为气血瘀阻证、痰热上壅证、肝阳上亢证和气虚血瘀证。

【临床表现】眼外观端好，骤然盲无所见。眼部检查视网膜动脉显著变细，甚者呈线状，静脉亦变细，血柱呈节段状或念珠状，视网膜后极部灰白色混浊水肿，黄斑区呈圆形或椭圆形红色（樱桃红）。如有视网膜睫状动脉存在则供血区域呈红色舌状区。分支动脉阻塞时，病变限于该分支营养区。日久视网膜混浊可消退，但可见视盘色淡白；形体多较胖，头眩而重，胸闷烦躁，食少恶心，口苦痰稠；舌苔黄腻，脉弦滑。

【证机概要】过嗜肥甘，聚湿生痰，郁而化热，痰热互结，上壅目中脉络。

【治法】涤痰通络，活血开窍。

【方药】涤痰汤加减。

方中酌加地龙、川芎、郁金、牛膝、泽兰助活血通络开窍之力；热邪较甚，去人参、生姜、大枣，酌加黄连、黄芩清热涤痰。

5. 腋痈（肝郁痰火证）

痈是指发生于体表皮肉之间的急性化脓性疾病。在中医文献中痈有"内痈""外痈"之分，本节只叙述外痈。本病相当于西医学的皮肤浅表脓肿、急性化脓性淋巴结炎等。一般痈发无定处，随处可生，因发病部位不同，名称繁多。生于颈部的称颈痈，生于腋下的称腋痈，生于肘部的称肘痈，生于胯腹部的称胯腹痈，生于委中穴的称委中毒，生于脐部的称脐痈。

《中医外科学》将其分为火毒凝结证、热胜肉腐证和气血两虚证。根据部位可分为颈痈（风热痰毒证）、腋痈（肝郁痰火证）、脐痈（湿热火毒证、脾气虚弱证）和委中毒（气滞血瘀证、湿热蕴阻证、气血两亏证）。

腋痈是发生于腋窝的急性化脓性疾病，又称米疽、夹肢痈。其特点是腋下暴肿、灼热、疼痛而皮色不变，发热恶寒，上肢活动不利，约两周成脓，溃后容易形成袋脓。相当于西医学的腋部急性化脓性淋巴结炎。

【临床表现】腋部暴肿热痛；全身发热，头痛，胸胁牵痛；舌质红，苔黄，脉弦数。

【证机概要】肝郁痰火，蕴结腋下。

【治法】清肝解郁，消肿化毒。

【方药】柴胡清肝汤加减。

脓成加炙甲片、皂角刺。

6. 乳瘘（阴虚痰热证）

发生于乳房部或乳晕部的疮口溃脓后，久不收口而形成管道者称为乳漏（漏亦作瘘）。其特点是疮口脓水淋漓，或杂有乳汁或豆腐渣样分泌物，溃口经久不愈。

第六章 津液病辨证

《中医外科学》将其分为余毒未清证、正虚毒恋证和阴虚痰热证。

【临床表现】脓出稀薄,夹有败絮状物质,久不愈合;伴潮热颧红,干咳痰红,形瘦食少;舌质红,苔少,脉细数。

【证机概要】阴虚痰热,蕴结乳房。

【治法】养阴清热。

【方药】六味地黄汤合清骨散加减。

小　　结

一、痰火证涉及的病证

痰火证涉及的病证有痰热壅肺证、痰火扰动心神证、痰火闭窍及动风证、痰热郁结与阴虚痰热证。

1. 痰热壅肺证　包括肺炎喘嗽（痰热闭肺）、小儿咳嗽（痰热咳嗽）、喘证（痰热郁肺证）、哮病（热哮：痰热壅肺）、咳嗽（痰热郁肺证）、百日咳（痰火阻肺）、风温肺热病（中期：痰热壅肺）、喉喑（痰热壅肺）、急喉风（痰热壅肺）、咽喉菌（痰热阻肺）、肺胀（痰热郁肺证）、咽喉瘤（肺胃蕴热,痰浊结聚）。

2. 痰火扰动心神证　包括心悸（痰火扰心证）、不寐（痰热扰心证）、经行情志异常（痰火上扰证）、狂证（痰火扰神证,痰热瘀结证）、注意力缺陷多动症（痰火内扰）、痫病（痰火扰神证）、肺胀（痰蒙神窍证）。

3. 痰火闭窍及动风证　包括中风（热痰邪闭清窍）、中风（中腑脏：痰火瘀闭证,痰热腑实证）、流行性乙型脑炎（恢复期：痰火内扰心神）、风温肺热（痰热阻窍）、子痫（痰火上扰证）、艾滋病（窍闭痰蒙证）、颤证（痰热风动证）。

4. 痰热郁结与阴虚痰热证　包括胞生痰核（痰热蕴结

证)、绿风内障(痰火郁结证)、耳鸣耳聋(痰火郁结)、络阻暴盲(痰热上壅证)、腋痛(肝郁痰火证)、乳痨(阴虚痰热证)。

二、临床表现

1. 主症 病证名称就是其临床表现。

(1)痰热壅肺证其病在肺,肺主气,司呼吸,临床表现为咳、喘。中医学认为,咽喉属中医"肺"的范畴,故咽喉病证也属"肺"的范围。其中"肺胀"是多种慢性肺系疾患反复发作,迁延不愈,导致肺气胀满,不能敛降的一种病证。临床表现为胸部膨满,憋闷如塞,喘息上气,咳嗽痰多,烦躁,心悸,面色晦暗或唇甲发绀,脘腹胀满,肢体浮肿等。其病程缠绵,时轻时重,经久难愈,严重者可出现神昏、痉厥、出血、喘脱等危重证候。西医学中的慢性支气管炎合并肺气肿、肺源性心脏病与其类似,肺性脑病常见于肺胀的危重变证。

(2)痰火扰动心神证见心神不安、意识障碍和抽动等表现。

(3)痰火闭窍及风动证以昏迷与抽搐为主要表现。

(4)痰热阻滞脏腑、经络,使其功能失去作用而表现为相应症状。

2. 兼症 痰为津液代谢的病理产物,其表现有由肺咳出之痰;流注于体表和相应部位,出现隆起、肿块;阻滞脏腑、经络等的气血活动,而其功能发生障碍。痰又可与风、湿、热(火)等结合发生各种变化。其临床表现是多种多样的。

三、舌象与脉象

1. 痰热壅肺证辨证

(1)舌象:舌质红或红绛,舌苔薄黄、黄或黄腻。

（2）脉象：脉弦、弦滑、滑数。急喉风危重时或沉微欲绝。

2. 痰火扰动心神证

（1）舌象：一般舌偏红或红、苔黄腻。狂证痰火扰神证舌红绛，苔多黄腻或黄燥而垢；痰热瘀结证舌紫暗、有瘀斑，少苔或薄黄苔干。

（2）脉象：一般脉弦滑或滑数。狂证痰热瘀结证脉弦细或细涩；肺胀脉细滑数。

3. 痰火闭窍及风动证

（1）舌象：一般舌红绛舌苔黄腻；中风中脏腑舌红绛或淡胖，苔黄腻而干或白腻；痰火瘀闭证舌暗红或有瘀点瘀斑，苔黄腻；风温肺热病舌苔干黄；艾滋病见舌暗或胖或干枯，苔黄腻；颤证舌体胖大、有齿痕，舌红，苔黄腻。

（2）脉象：脉弦滑数或沉实有力或弦涩；艾滋病脉细数或滑。

4. 痰热郁结与阴虚痰热证

（1）舌象：舌红，苔黄或黄腻；乳痨苔少。

（2）脉象：脉滑数、弦滑；乳痨脉细数。

四、代表方

1. 痰热壅肺证 痰热壅肺，宜清肺热化痰，再根据病情，选用相应方剂。

桑白皮汤清热降气，化痰止嗽，用于痰热郁肺证的喘证和肺胀（或越婢加半夏汤），百日咳合葶苈大枣泻肺汤。用葶苈大枣泻肺汤的还有痰热闭肺证的肺炎喘嗽合五虎汤。

清金化痰汤用于痰热咳嗽，清肺化痰止咳用于小儿咳嗽及成人咳嗽。

定喘汤合三子养亲汤用于哮病之热哮；风温肺热病中期痰

热壅肺证，用麻杏石甘汤合千金苇茎汤清热化痰；喉喑用泻白散；急喉风用清瘟败毒饮；咽喉菌用清气化痰丸；咽喉瘤用清咽双和饮合二陈汤等。

2. 痰火扰动心神证 痰火扰动心神，治宜清热化痰，宁心安神。黄连温胆汤用于心悸、不寐、注意力缺陷多动症；痰热较重，引起情志变化，可用生铁落饮；痰热瘀结狂证，用癫狂梦醒汤；涤痰汤用于肺胀与痫证（合龙胆泻肝汤）。

3. 痰火闭窍及风动证 痰火闭窍治宜化痰开窍，动风则息风，瘀者当化瘀。羚羊角汤清热化痰，醒神开窍，用于中风的热痰邪闭清窍证；羚角钩藤汤息风清火，豁痰开窍，用于痰火瘀闭证；桃仁承气汤通腑泄热，息风化痰，用于痰热腑实证；流行性乙型脑炎恢复期痰火内扰心神证用涤痰泻火的龙胆泻肝汤；痰热阻窍证的风温肺热病用清热豁痰开窍的清营汤合菖蒲郁金汤；痰火上扰证的子痫选清热开窍豁痰息风的牛黄清心丸；艾滋病窍闭痰蒙证用清热化痰、开窍通闭的安宫牛黄丸、紫雪丹或至宝丹；颤证的痰热风动证用导痰汤合羚角钩藤汤。

4. 痰热郁结与阴虚痰热证 痰热瘀结当化痰清热，有郁当解郁，虚热当滋阴清热。本节清胃汤用于胞生痰核；将军定痛丸用于绿风内障；清气化痰丸用于耳鸣耳聋；涤痰汤用于络阻暴盲（痰热上壅证）；柴胡清肝汤用于腋痈（肝郁痰火证）。

第四节 痰气郁结证

1. 梅核气（痰气郁结证）

梅核气是指以咽部异物感如梅核梗阻，咯之不出、咽之不下为主要特征的疾病。西医学的咽部神经官能症或癔球症可参考本病论治。

第六章 津液病辨证

《中医耳鼻咽喉科学》将其分为肝郁气滞和痰气互结。

《中医内科学》将其分为肝气郁结证、气郁化火证、痰气郁结证、心神失养证、心脾两虚证和心肾阴虚证。

【临床表现】咽喉异物感,自觉喉间多痰,咳吐不爽,时轻时重,或见咳嗽痰白,肢倦纳呆,脘腹胀满,嗳气;舌淡,苔白腻,脉弦滑。

【证机概要】忧思伤脾,或肝病乘脾,致脾失健运,聚湿生痰,痰气互结,上逆咽喉。

【治法】行气导滞,散结除痰。

【方药】半夏厚朴汤加减。

方中半夏、生姜散结降逆;厚朴行气导滞;茯苓健脾利湿除痰;紫苏行气宽中。

精神症状明显、多疑多虑加炙甘草、大枣、浮小麦;胸闷痰多加瓜蒌仁、薤白;纳呆、苔白腻加砂仁、陈皮;兼脾虚合四君子汤加减。

痰气互结日久,致使气机不畅。气滞则血瘀,咽喉脉络受阻,亦可见异物堵塞感,持续难消,治宜祛痰活血理气,用桃红四物汤合二陈汤。方中桃仁、红花、川芎活血祛瘀;当归、生地黄、芍药和血养阴润燥;二陈汤祛湿除痰理气。若病久乏力、面色不华、舌淡可加黄芪、鸡血藤;胸胁不舒加柴胡、苏梗、枳壳;痰湿盛加半夏、瓜蒌。亦可用合欢花、厚朴花、白菊花、佛手花、绿萼梅等量拌匀,每次6g,开水浸泡,代茶饮。

痰气郁结证即《金匮要略·妇人杂病脉证并治》所说的"妇人咽中如有炙脔,半夏厚朴汤主之"之症。《医宗金鉴·诸气治法》将本证称"梅核气"。治以行气开郁,化痰散结,方亦用半夏厚朴汤。

2. 癫证（痰气郁结证）

癫狂是临床常见的精神失常疾病。癫病以精神抑郁、表情淡漠、沉默痴呆、语无伦次、静而多喜为特征；狂病以精神亢奋、狂躁不安、喧扰不宁、骂詈毁物、动而多怒为特征，均以青壮年罹患者多。因二者在症状上不能截然分开，又能相互转化，故癫狂并称。

癫与狂是精神失常的疾患。西医学的精神分裂症、躁狂抑郁症，其临床表现、特征、舌脉等与本病证类似者，可参考论治。

《中医内科学》将其分为癫证（痰气郁结证、心脾两虚证）和狂证（痰火扰神证、痰热瘀结证、火盛阴伤证）。

【临床表现】精神抑郁，表情淡漠，沉默痴呆，时时太息，言语无序，无常，秽洁不分，不思饮食；舌红，苔腻而白，脉弦滑。

【证机概要】肝气郁滞，脾失健运，痰郁气结，蒙闭神窍。

【治法】理气解郁，化痰醒神。

【方药】逍遥散合顺气导痰汤加减。前方以疏肝气、解郁结为主，用于肝郁脾虚证；后方涤痰开窍见长，用于痰浊蒙闭心窍证。

方中柴胡、白芍、当归疏肝养血；茯苓、白术、甘草健脾益气；枳实、木香、香附理气解郁；半夏、陈皮、胆南星理气化痰；郁金、菖蒲解郁醒神。

痰伏较甚予控涎丹，临卧姜汤送下。若神思迷惘，表情呆钝，言语错乱，目瞪不瞬，舌苔白腻为痰迷心窍，宜理气豁痰，散结宣窍，先以苏合香丸芳香开窍，继以四七汤加胆星、郁金、菖蒲行气化痰。病久痰气郁结，面暗，舌紫，脉沉涩酌加桃仁、红花、赤芍、泽兰等。若不寐易惊，烦躁不安，舌红苔黄，脉滑数为痰郁化热、痰热交蒸、干扰心神所致，宜清热化痰，可用温胆汤加黄连合白金丸。若神昏志乱，动手毁物为火盛欲狂之征，当以狂病论治。

3. 厥证（痰厥）

厥证是以突然昏倒、不省人事、四肢逆冷为主要临床表现的一种病证。病情轻者，一般短时间内苏醒；病情重者，则昏厥时间较长；严重者甚至一厥不复而导致死亡。

《中医内科学》将其分为气厥（实证、虚证）、血厥（实证、虚证）和痰厥。

【临床表现】素有咳喘宿痰，多湿多痰，恼怒或剧烈咳嗽后突然昏厥，喉有痰声，或呕吐涎沫，呼吸气粗；舌苔白腻，脉沉滑。

【证机概要】肝郁肺痹，痰随气升，上闭清窍。

【治法】行气豁痰。

【方药】导痰汤加减。

喉中痰涎壅盛者，可先予猴枣散化服。

方中陈皮、枳实理气降逆；半夏、胆南星、茯苓燥湿祛痰；苏子、白芥子化痰降气。

口干便秘，舌苔黄腻，脉滑数加黄芩、栀子、竹茹、瓜蒌仁。

4. 肉瘤（气郁痰凝证）

肉瘤是发于皮里膜外，由脂肪组织过度增生而形成的良性肿瘤。本病相当于西医学的脂肪瘤。西医学所称的肉瘤是指发生于软组织的恶性肿瘤，如脂肪肉瘤、纤维肉瘤等与本病有质的区别，临证中不可混淆。《中医外科学》认为由气郁痰凝所致。瘤体较大者宜手术切除，可配合中医药治疗

【临床表现】肿块多为单个，少数为多发，大小不一，瘤体柔软如绵，推之可移动．皮色不变，生长缓慢；舌淡，苔

白，脉滑。

【证机概要】气郁痰凝，蕴结皮内。

【治法】理气健脾，化痰散结。

【方药】化坚二陈丸合十全流气饮加减。

5. 肉瘿（气滞痰凝证）

肉瘿是瘿病中较常见的一种，其临床特点是颈前喉结一侧或两侧结块，柔韧而圆，如肉之团，随吞咽动作而上下移动，发展缓慢。好发于青年女性及中年人。本病相当于西医学的甲状腺腺瘤或囊肿，属甲状腺的良性肿瘤。

《中医外科学》将其分为肝郁气滞证和气阴两虚证。

【临床表现】颈部一侧或两侧肿块呈圆形或卵圆形，不红、不热，随吞咽动作上下移动；一般无明显全身症状，如肿块过大可有呼吸不畅或吞咽不利；苔薄腻，脉弦滑。

【证机概要】气滞痰凝，蕴结颈部。

【治法】理气解郁，化痰软坚。

【方药】逍遥散合海藻玉壶汤加减。

6. 瘿痈（气滞痰凝证）

瘿痈是瘿病中一种急性或亚急性炎症性疾患。其特点是结喉两侧结块，色红灼热，疼痛肿胀，甚而化脓，常伴有发热、头痛等症状。相当于西医学的急性或亚急性甲状腺炎。

《中医外科学》将其分为气阴两虚证和气滞痰凝证

【临床表现】肿块坚实，轻度作胀，重按才感疼痛，其痛牵引耳后枕部，或有喉间梗塞感，痰多；一般无全身症状；苔黄腻，脉弦滑。

【证机概要】肝郁气滞痰凝，凝滞结喉。

【治法】疏肝理气，化痰散结。

【方药】柴胡舒肝汤加减。

7. 瘿病（气郁痰阻）

瘿病是以颈前喉结两旁结块肿大为主要临床特征的一类疾病。古籍称"瘿""瘿气""瘿瘤""瘿囊""影袋"等。西医学以甲状腺肿大为主要临床表现的疾病，如单纯性甲状腺肿、甲状腺功能亢进症、甲状腺炎、甲状腺腺瘤、甲状腺癌等，可参照论治。

《中医内科学》将其分为气郁痰阻、痰结血瘀、肝火旺盛和心肝阴虚证。

【临床表现】颈前喉结两旁结块肿大，质软不痛，颈部觉胀，胸闷，喜太息，或兼胸胁窜痛，病情常随情志波动；苔薄白，脉弦。

【证机概要】气机郁滞，痰浊壅阻。

【治法】理气疏郁，化痰消瘿。

【方药】四海舒郁丸。

方中昆布、海带、海藻、海螵蛸、海蛤壳、浙贝母化痰软坚，消瘿散结；郁金、青木香、青陈皮疏肝理气。

胸闷、胁痛加柴胡、枳壳、香附、延胡索、川楝子；咽部不适，声音嘶哑加桔梗、牛蒡子、木蝴蝶、射干。

8. 噎膈（痰气交阻证）

噎膈是指吞咽食物哽噎不顺，饮食难下，或纳而复出的疾患。噎即噎塞，指吞咽之时哽噎不顺；膈为格拒，指饮食不下。噎虽可单独出现，而又每为膈的前驱表现，故临床往往以噎膈并称。西医学中的食道癌、贲门癌、贲门痉挛、食道贲门失弛缓症、食管憩室、食道炎、食道狭窄、胃神经官能症等，均可参照论治。

《中医内科学》将其分为痰气交阻证、瘀血内结证、津亏热结和气虚阳微证。

【临床表现】吞咽梗阻，胸膈痞满，甚则疼痛，情志舒畅时稍可减轻,情志抑郁时则加重,嗳气呃逆,呕吐痰涎,口干咽燥,大便艰涩;舌质红,苔薄腻,脉弦滑。

【证机概要】肝气郁结,痰湿交阻,胃气上逆。

【治法】开郁化痰,润燥降气。

【方药】启膈散加减。

方中郁金、砂仁壳、丹参开郁利气;沙参、贝母润燥化痰;茯苓健脾和中;杵头糠治猝噎;荷叶蒂和胃降逆。

嗳气、呕吐明显酌加旋覆花、代赭石;泛吐痰涎甚多加半夏、陈皮,或含化玉枢丹;大便不通加生大黄、莱菔子;心烦口干加山豆根、栀子、金果榄。

9. 子痈（气滞痰凝证）

子痈是指睾丸及附睾的化脓性疾病。中医称睾丸和附睾为肾子,故以名之。临证分急性子痈和慢性子痈,以睾丸或附睾肿胀疼痛为特点。本病相当于西医学的急、慢性附睾炎或睾丸炎。

《中医外科学》将其分为湿热下注证和气滞痰凝证。

【临床表现】附睾结节,子系粗肿,轻微触痛,或牵引少腹不适;多无全身症状;舌淡或有瘀斑,苔薄白或腻,脉弦滑。

【证机概要】肝郁气滞痰凝,蕴结睾丸。

【治法】疏肝理气,化痰散结。

【方药】橘核丸加减。

10. 失荣（气郁痰结证）

失荣是发于颈部及耳之前后的岩肿,因其晚期气血亏乏,面容憔悴,形体憔悴,形体消瘦,状如树木枝叶发枯,失去荣华而命名。相当于西医学的颈部淋巴结转移癌和原发性恶性肿瘤。

《中医外科学》将其分为气郁痰结证、阴毒结聚证、瘀毒化热证和气血两亏证。

【临床表现】颈部或耳前、耳后有坚硬之肿块,肿块较大,聚结成团,与周围组织粘连而固定,有轻度刺痛或胀痛,颈项有牵扯感,活动转侧不利,患部皮色暗红微热;伴胸闷胁痛、心烦口苦等症;舌质红,苔微黄腻,脉弦滑。

【证机概要】气郁痰结,蕴结颈耳部。

【治法】理气解郁,化痰散结。

【方药】化痰开郁方。

11. 乳岩(肝郁痰凝证)

乳岩是指乳房部的恶性肿瘤。本病相当于西医学的乳腺癌。

《中医外科学》将其分为肝郁痰凝证、冲任失调证、正虚毒炽证、气血两亏证和脾虚胃弱证。

【临床表现】乳房部肿块皮色不变,质硬而边界不清;情志抑郁,或性情急躁,胸闷胁胀,或伴经前乳房作胀或少腹作胀;苔薄,脉弦。

【证机概要】肝郁痰凝,蕴结乳房。

【治法】疏肝解郁,化痰散结。

【方药】神效瓜蒌散合开郁散加减。

12. 乳痨(气滞痰凝证)

乳痨是乳房部的慢性化脓性疾病。因其病变后期常有虚痨表现,故名乳痨。因溃后脓液稀薄如痰,又名乳痰。本病相当于西医学的乳房结核。

《中医外科学》将其分为气滞痰凝证、正虚邪恋证和阴虚痰热证。

【临床表现】多见于初起阶段。乳房肿块形如梅李,不红不热,质地硬韧,不痛或微痛,推之可动;或伴心情不畅,胸闷胁胀;舌质正常,苔薄腻,脉弦滑。

【证机概要】气滞痰凝,蕴结乳房。

【治法】疏肝解郁,滋阴化痰。

【方药】开郁散加减。

13. 乳癖(肝郁痰凝证)

乳癖是乳腺组织既非炎症也非肿瘤的良性增生性疾病。本病相当于西医学的乳腺增生病。

《中医外科学》将其分为阴虚痰热证和冲任失调证。

【临床表现】多见于青壮年妇女,乳房肿块随喜怒消长;伴有胸闷胁胀,善郁易怒,失眠多梦,心烦口苦;苔薄黄,脉弦滑。

【证机概要】肝郁痰凝,蕴结乳房。

【治法】疏肝解郁,化痰散结。

【方药】逍遥蒌贝散加减。

14. 腋痈(肝郁痰火证)

腋痈是发生于腋窝的急性化脓性疾病,又名"米疽""夹肢痈"。特点是腋下暴肿、灼热、疼痛而皮色不变,发热恶寒,上肢活动不利,约两周成脓,溃后容易形成袋脓。本病相当于西医学的腋部急性化脓性淋巴结炎。

痈是指发生于体表皮肉之间的急性化脓性疾病。在中医文献中有"内痈""外痈"之分,本节只叙述外痈。其相当于西医学的皮肤浅表脓肿、急性化脓性淋巴结炎等。一般痈发无定处,随处可生,因发病部位不同,名称繁多。生于颈部的称颈痈,生于腋下的称腋痈,生于肘部的称肘痈,生于胯腹部的称胯腹痈,生于委中穴的称委中毒,生于脐部的称脐痈。

《中医外科学》将其分为火毒凝结证、热胜肉腐证和气血两虚证。根据部位可分为颈痈(风热痰毒证)、腋痈(肝郁痰火证)、脐痈(湿热火毒证、脾气虚弱证)和委中毒(气滞血瘀证、湿热蕴阻证、气血两亏证)。

【临床表现】腋部暴肿热痛；全身发热，头痛，胸胁牵痛；舌质红，苔黄，脉弦数。

【证机概要】肝郁痰火，蕴结腋下。

【治法】清肝解郁，消肿化毒。

【方药】柴胡清肝汤加减。

脓成加炙甲片、皂角刺。

15. 青风内障（痰湿血瘀证）

青风内障是指眼无明显不适，或时有轻度眼胀及视物昏蒙，视野渐窄，终致失明的内障眼病，又名青风、青风障症等。本病相当于西医学的原发性开角型青光眼。

《中医眼科学》将其分为痰湿泛目证、痰湿血瘀证和肝肾亏虚证。

【临床表现】时有视物昏蒙，目珠微胀，轻度抱轮红赤，或瞳神稍大，眼底视盘杯盘比大于0.6，或两眼视盘杯盘比差大于0.2；可见视野缺损，眼压偏高；或兼情志不舒，心烦口苦；舌红，苔黄，脉象弦细。

【证机概要】诸郁阻滞目中脉络。

【治法】疏肝解郁。

【方药】舒肝解郁益阴汤加减。

可于方中加香附行气以助解气郁，加川芎活血祛瘀以理血郁，加半夏、竹茹利水渗湿以治痰郁。若头眼时有胀痛，视力渐降，可加丹皮、菊花以清肝明目止痛。

小 结

一、痰气郁结证涉及的病证

痰气郁结证涉及的病证有梅核气（痰气郁结证）、癫证（痰气郁结证）、厥证（痰厥）、肉瘤（气郁痰凝证）、肉瘿

(气滞痰凝证)、瘿痈（气滞痰凝证）、瘿病（气郁痰阻）、噎膈（痰气交阻证）、子痈（气滞痰凝证）、失荣（气郁痰结证）、乳岩（肝郁痰凝证）、乳痨（气滞痰凝证）、乳癖（肝郁痰凝证）、腋痈（肝郁痰火证）、青风内障（痰湿血瘀证）。

二、临床表现

此节以肿物为多，不易分主症、兼症，又有些病证比较复杂。

痰气郁结证是指痰证与气郁（滞）证同时存在的一组病证。痰证是指痰浊内阻或流窜，以咳吐痰多、胸闷、呕恶、眩晕、体胖或局部有圆滑包块，苔腻，脉滑等为主要表现的证候。痰浊为病颇为广泛，见症多端，故有"百病多因痰作祟""怪病多痰"之说。气滞证是指人体某一部分或某一脏腑、经络的气机阻滞，运行不畅，以胀闷疼痛为主要表现的证候。其中肉瘤、肉瘿、瘿痈、瘿病、子痈、乳岩、乳痨、乳癖、腋痈多表现为某一部位有包块。瘿是发生在颈部一侧或两侧的肿物。子痈发生在附睾，肉瘤可发生在很多部位，失荣是发生在颈部或耳前、耳后的恶性肿瘤。

其他：梅核气表现为咽喉异物感，并有肢倦纳呆，脘腹胀满，嗳气，但检查无异常变化。噎膈虽可表现为吞咽梗阻，胸膈痞满，嗳气呃逆，检查见食道有有形变化。癫证表现为精神抑郁，表情淡漠，沉默痴呆，言语无序，无常，秽洁不分等。厥证是在恼怒或剧烈咳嗽后突然昏厥，喉有痰声，或呕吐涎沫，呼吸气粗。青风内障初期，眼无明显不适或时有轻度眼胀及视物昏蒙，视野渐窄；或目珠微胀，轻度抱轮红赤；或瞳神稍大，眼底视盘有相应变化；或有情志不舒，心烦口苦等。

兼症可有肢倦纳呆，脘腹胀满，嗳气，时时太息，病情常随情志波动，胸闷胁痛、心烦口苦等气郁表现。

三、舌象与脉象

1. 舌象 无热时舌质淡，有热时舌质红；舌苔可为白、白腻、薄白、薄腻，有热可有微黄腻、黄腻。

2. 脉象 多数为弦滑，也有滑、弦，有热时则弦数。

四、代表方

痰气郁结证虽然根据病证不同所选方剂各异，但治则为化痰与解郁为主，根据具体情况加用相应药物。

梅核气半夏厚朴汤加减；癫证逍遥散合顺气导痰汤加减；厥证导痰汤加减；肉瘤化坚二陈丸合十全流气饮加减；肉瘿逍遥散合海藻玉壶汤加减；瘰疬柴胡舒肝汤加减；瘿病用四海舒郁丸；噎膈启膈散加减；子痈橘核丸加减；失荣用化痰开郁方；乳岩神效瓜蒌散合开郁散加减；乳痨开郁散加减；乳癖逍遥蒌贝散加减；腋痈柴胡清肝汤加减；青风内障舒肝解郁益阴汤加减。

第五节 痰湿证

1. 眩晕（痰湿中阻证）

眩是指眼花或眼前发黑，晕是指头晕甚或感觉自身或外界景物旋转。二者常同时并见，故统称为"眩晕"。轻者闭目即止；重者如坐车船，旋转不定，不能站立，或伴有恶心、呕吐、汗出，甚则昏倒等症状。

眩晕是临床常见症状，可见于西医学的多种疾病。凡梅尼埃综合征、高血压病、低血压、脑动脉硬化、椎－基底动脉供血不足、贫血、神经衰弱等，临床表现以眩晕为主症者，均可参考本节论治。

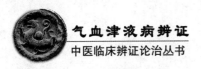

《中医内科学》将其分为肝阳上亢证、气血亏虚证、肾精不足证、痰湿中阻证和瘀血阻窍证。

【临床表现】眩晕，头重昏蒙，或伴视物旋转，胸闷恶心，呕吐痰涎，食少多寐；舌苔白腻，脉濡滑。

【证机概要】痰浊中阻，上蒙清窍，清阳不升。

【治法】化痰祛湿，健脾和胃。

【方药】半夏白术天麻汤加减。

方中半夏、陈皮健脾燥湿化痰；白术、薏苡仁、茯苓健脾化湿；天麻化痰息风，止头眩。

眩晕较甚，呕吐频作，视物旋转酌加代赭石、竹茹、生姜、旋覆花镇逆止呕；脘闷纳呆加砂仁、白蔻仁等芳香和胃；兼见耳鸣重听酌加郁金、菖蒲、葱白通阳开窍；痰郁化火，头痛头胀，心烦口苦，渴不欲饮，舌红苔黄腻，脉弦滑用黄连温胆汤清化痰热。

2. 咳嗽（内伤咳嗽：痰湿蕴肺证）

咳嗽是指肺失肃降，肺气上逆作声，咳出痰液而言，为肺系疾病的主要证候之一。有声无痰为咳，有痰无声为嗽，一般多为痰声并见，难以截然分开，故以咳嗽并称。

咳嗽既是独立性的病证，又是肺系多种疾病的一个症状。本节所论重点是以咳嗽为主要表现的一类疾病，西医学中急慢性支气管炎、部分支气管扩张症、慢性咽炎等可参照论治。

《中医内科学》将其分为外感咳嗽（风寒袭肺证、风热犯肺证、风燥伤肺证）和内伤咳嗽（痰湿蕴肺证、痰热郁肺证、肝火犯肺证、肺阴亏耗证）。

【临床表现】咳嗽反复发作，咳声重浊，痰多，因痰而嗽，痰出咳平，痰黏腻或稠厚成块，色白或带灰色，每于早晨或食后则咳甚痰多，进甘甜油腻食物加重，胸闷，脘痞，呕恶，食少，体倦，大便时溏；舌苔白腻，脉濡滑。

【证机概要】脾湿生痰，上渍于肺，壅遏肺气。

【治法】燥湿化痰，理气止咳。

【方药】二陈平胃散合三子养亲汤加减。前方燥湿化痰，理气和中，用于咳而痰多，痰质稠厚，胸闷脘痞，苔腻者。后方降气化痰，用于痰浊壅肺，咳逆痰涌，胸满气急，苔浊腻者。前者重点在胃，痰多脘痞者适用；后者重点在肺，痰涌气急者较宜。

方中法半夏、陈皮、茯苓、苍术、川厚朴燥湿化痰；杏仁、佛耳草、紫菀、款冬花温肺降气。

咳逆气急，痰多胸闷加白前、苏子、莱菔子；寒痰较重，痰黏，怯寒怕冷加干姜、细辛、白芥子；久病脾虚，神疲加党参、白术、炙甘草。症状平稳后可服六君子丸以资调理，或合杏苏二陈丸标本兼顾。

3. 小儿咳嗽（痰湿咳嗽）

咳嗽是小儿常见的一种肺系病证。有声无痰为咳，有痰无声为嗽，有声有痰谓之咳嗽。本病相当于西医学的气管炎、支气管炎。一年四季均可发生，以冬、春两季发病率高。任何年龄小儿皆可发病，以婴幼儿为多见。小儿咳嗽有外感和内伤之分，临床上小儿的外感咳嗽多于内伤咳嗽。小儿时期，许多外感、内伤疾病及传染病都可兼见咳嗽症状，若咳嗽不是其突出主症时，则不属于本病证。

《中医儿科学》将其分为外感咳嗽（风寒咳嗽、风热咳嗽）和内伤咳嗽（痰热咳嗽、痰湿咳嗽、气虚咳嗽、阴虚咳嗽）。

【临床表现】咳嗽重浊，痰多壅盛，色白而稀，喉间痰声辘辘，胸闷纳呆，神乏困倦；舌淡红，苔白腻，脉滑。

【证机概要】痰多湿盛，痰浊困脾，肺气受阻。

【治法】燥湿化痰止咳。

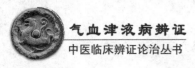

【方药】三拗汤合二陈汤加减。

方中炙麻黄、杏仁、白前宣肺止咳；陈皮、半夏、茯苓燥湿化痰，甘草和中。

痰涎壅盛加苏子、莱菔子、白芥子；湿盛加苍术、厚朴；咳嗽重加款冬花、百部、枇杷叶；纳呆加焦神曲、麦芽、焦山楂。

4. 肥胖（痰湿内盛证）

肥胖是因多种原因导致体内膏脂堆积过多，体重异常增加，并伴有头晕乏力、神疲懒言、少动气短等症状的一类病证。西医学的单纯性（体质性）肥胖病、继发性肥胖病（如继发于下丘脑及垂体病、胰岛病及甲状腺功能低下等的肥胖病）可参照本病论治。

《中医内科学》将其分为胃热滞脾证、痰湿内盛证、脾虚不运证和脾肾阳虚证。

【临床表现】形盛体胖，身体重着，肢体困倦，胸膈痞满，痰涎壅盛，头晕目眩，口干而不欲饮，嗜食肥甘醇酒，神疲嗜卧；苔白腻或白滑，脉滑。

【证机概要】痰湿内盛，困遏脾运，阻滞气机。

【治法】燥湿化痰，理气消痞。

【方药】导痰汤加减。

方中半夏、制南星、生姜燥湿化痰和胃；橘红、枳实理气化痰；冬瓜皮、泽泻淡渗利湿；决明子通便；莱菔子消食化痰；白术、茯苓健脾化湿；甘草调和诸药。

湿邪偏盛加苍术、薏苡仁、赤小豆、防己、车前子；痰湿化热，症见心烦少寐，纳少便秘，舌红苔黄，脉滑数酌加竹茹、浙贝母、黄芩、黄连、瓜蒌仁等，并胆南星易制南星；痰湿郁久，壅阻气机，伴见舌暗或有瘀斑酌加当归、赤芍、川芎、桃仁、红花、丹参、泽兰等。

5. 月经过少（痰湿证）

月经周期正常，月经量明显减少，或行经时间不足两天，甚或点滴即净者，称为"月经过少"，古籍又称"经水涩少""经水少""经量过少"。一般认为，月经量少于 2.0mL 为月经过少。本病一般周期尚正常，但有时也与周期异常并见，如先期伴量少，后期伴量少，后者往往为闭经的前驱症状。西医学中的子宫发育不良、性腺功能低下等疾病及计划生育手术后导致的月经过少可参照本病治疗。

《中医妇科学》将其分为肾虚证、血虚证、血瘀证和痰湿证。

【临床表现】经行量少，色淡红，质黏腻如痰；形体肥胖，胸闷呕恶，或带多黏腻；舌淡，苔白腻，脉滑。

【证机概要】痰湿内停，阻滞经络，气血运行不畅，血海满盈不足。

【治法】化痰燥湿调经。

【方药】苍附导痰丸或二陈加芎归汤。

方中二陈汤化痰燥湿，和胃健脾；苍术燥湿健脾；香附、枳壳理气行滞；南星燥湿化痰；神曲、生姜健脾和胃，温中化痰。亦可酌加当归、桃仁、鸡血藤以活血养血通络，川牛膝引血下行。

伴腰膝酸软酌加川续断、杜仲、菟丝子等补肾气，强腰膝。

6. 闭经（痰湿阻滞）

女子年逾 16 周岁，月经尚未来潮，或月经周期建立后又中断 6 个月以上者称闭经。前者称原发性闭经，后者称继发性闭经。

《中医妇科学》将其分为气血虚弱、肾气亏损、阴虚血燥、气滞血瘀和痰湿阻滞。

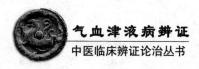

【临床表现】月经延后,经量少,色淡质黏腻,渐至月经停闭;伴形体肥胖,胸闷泛恶,神疲倦怠,纳少痰多或带下量多,色白;苔腻,脉滑。

【证机概要】痰湿下注,壅滞冲任,有碍血海满盈。

【治法】健脾燥湿化痰,活血调经。

【方药】四君子汤合苍附导痰丸加当归、川芎。

四君子汤健脾益气,脾胃健运。痰湿不化宜苍附导痰丸燥湿健脾,行气消痰。酌加当归、川芎养血活血,通调经脉。

7. 多囊卵巢综合征(痰湿阻滞)

多囊卵巢综合征是一种发病多因性、临床表现多态性的综合征,也是妇科常见病。以往将此综合征定义为肥胖、多毛、闭经、不孕。这些年来研究发现,此病临床特征是雄激素过多和持续无排卵。目前认为,多囊卵巢综合征与高胰岛素血症和胰岛素抵抗有关。

【临床表现】月经稀发、月经量少渐致闭经或月经量多与闭经相间出现。多毛,常以乳头旁、阴部、腋下、口角上唇等处为主,或婚久不孕、肥胖,或油脂性皮肤及痤疮,或出现黑棘皮症。

《中医妇科学》将其附于闭经内,分为西医治疗(药物治疗、手术治疗)、中医治疗(肾虚、痰湿阻滞、气滞血瘀、肝经湿热)和中西医结合治疗。

【临床表现】月经周期延后,经量少、色淡、质黏稠,渐致闭经,或婚久不孕,带下量多,胸闷泛恶,形体丰满或肥胖,喉间多痰,毛发浓密,神疲肢重;苔白腻,脉滑或沉滑。

【证机概要】体胖多湿,经久化痰成瘀。

【治法】化痰燥湿,活血调经。

【方药】苍附导痰丸加桃仁、当归、红花、夏枯草。

8. 不孕症（痰湿内阻证）

凡女子婚后未避孕，有正常性生活，同居两年，而未受孕者；或曾有过妊娠，而未避孕，又连续两年未再受孕者，称不孕症。夫妇一方，因某些因素阻碍受孕，一旦纠正仍能受孕者，称相对性不孕。

《中医妇科学》将其分为肾虚证（肾气虚证、肾阳虚证、肾阴虚证）、肝气郁结证、瘀滞胞宫证和痰湿内阻证。

【临床表现】婚久不孕，多自青春期始即形体肥胖，月经常延后、稀发，甚则停闭不行；带下量多，色白质黏无臭；头晕心悸，胸闷泛恶，面目虚浮或白；舌淡胖，苔白腻，脉滑。

【证机概要】脾肾素虚，水湿难化，聚湿成痰，痰阻冲任、胞宫，或因痰阻气机，气滞则血瘀，痰瘀互结于冲任、胞宫。

【治法】燥湿化痰，行滞调经。

【方药】苍附导痰丸。

方中二陈汤燥湿除痰；苍术健脾燥湿；枳壳、香附行气化痰；胆南星清热化痰；生姜、甘草和中。常加仙灵脾、巴戟、黄芪、党参补肾健脾以治本，先治标或标本兼顾，痰湿得化，再加强补肾调经助孕。

9. 痞满（实痞：痰湿中阻证）

痞满是指以自觉心下痞塞、胸膈胀满、触之无形、按之柔软、压之无痛为主要症状的病证。根据部位可分为胸痞、心下痞等。心下痞即胃脘部。本节主要讨论以胃脘部出现上述症状的痞满，又称胃痞。西医学的慢性胃炎（包括浅表性胃炎和萎缩性胃炎）、功能性消化不良、胃下垂等疾病，若以上腹胀满不舒为主症可参照论治。

《中医内科学》将其分为实痞（饮食内停证、痰湿中阻证、湿热阻胃证、肝胃不和证）和虚痞（脾胃虚弱证、胃阴

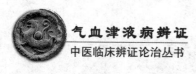

不足证)。

【临床表现】脘腹痞塞不舒,胸膈满闷,头晕目眩,身重困倦,呕恶纳呆,口淡不渴,小便不利;舌苔白厚腻,脉沉滑。

【证机概要】痰浊阻滞,脾失健运,气机不和。

【治法】除湿化痰,理气和中。

【方药】二陈平胃汤加减。

方中制半夏、苍术、藿香燥湿化痰;陈皮、厚朴理气消胀;茯苓、甘草健脾和胃。痰湿盛而胀满甚加枳实、紫苏梗、桔梗,或合半夏厚朴汤;气逆不降,嗳气不止加旋覆花、代赭石、枳实、沉香;口苦,舌苔黄改黄连温胆汤;脾胃虚弱加党参、白术、砂仁。

10. 内伤发热(痰湿郁热证)

内伤发热是指以内伤为病因,脏腑功能失调,气、血、阴、阳失衡为基本病机,以发热为主要临床表现的病证。凡是不因感受外邪所导致的发热,均属内伤发热的范畴。西医学所称的功能性低热、肿瘤、血液病、结缔组织疾病、内分泌疾病及部分慢性感染性疾病所引起的发热,以及某些原因不明的发热,具有内伤发热的临床表现时均可参照论治。

《中医内科学》分为阴虚发热证、血虚发热证、气虚发热证、阳虚发热证、气郁发热证、痰湿郁热证和血瘀发热证。

【临床表现】低热,午后热甚,心内烦热,胸闷脘痞,不思饮食,渴不欲饮,呕恶,大便稀薄或黏滞不爽;舌苔白腻或黄腻,脉濡数。

【证机概要】痰湿内蕴,壅遏化热。

【治法】燥湿化痰,清热和中。

【方药】黄连温胆汤合中和汤加减。前方理气化痰,燥湿清热,适用于痰湿郁而化热之证;后方清热燥湿,理气化痰,适用于痰湿郁热证。

方中半夏、厚朴燥湿化痰；枳实、陈皮理气和中；茯苓、通草、竹叶清热利湿；黄连清热除烦。

呕恶加竹茹、藿香、白蔻仁；胸闷、苔腻加郁金、佩兰；湿热阻滞少阳加青蒿、黄芩。

11. 臀痈（湿痰凝滞证）

臀痈是发生于臀部肌肉丰厚处范围较大的急性化脓性疾病。本病相当于西医学的臀部蜂窝组织炎。发是病变范围较痈大的急性化脓性疾病，相当于西医学的蜂窝组织炎。发在中医文献中常与痈、有头疽共同命名。

《中医外科学》分为锁喉痈（痰热蕴结证、热胜肉腐证、热伤胃阴证）、臀痈（湿火蕴结证、湿痰凝滞证、气血两虚证）、手发背（湿热塞阻证、气血不足证）和足发背（湿热下注证）。

【临床表现】漫肿不红，结块坚硬，病情进展缓慢；多无全身症状；舌苔薄白或白腻，脉缓。

【证机概要】痰湿蕴结臀部。

【治法】和营活血，利湿化痰。

【方药】桃红四物汤合仙方活命饮加减。

12. 胞生痰核（痰湿郁结证）

胞生痰核是指胞睑内生硬核，触之不痛，皮色如常的眼病，又名疣病、脾生痰核。本病为眼科常见病，上胞、下睑均可发生，病程长，发展缓慢，儿童与成人均可患病，以青少年较为多见。本病相当于西医学的睑板腺囊肿，也称霰粒肿。

《中医眼科学》将其分为痰湿郁结证和痰热蕴结。

【临床表现】胞睑内生硬核，皮色如常，按之不痛，与胞睑皮肤无粘连，若大者硬核凸起，胞睑有重坠感，睑内呈灰蓝色隆起；舌苔薄白，脉缓。

【证机概要】痰湿阻滞胞睑脉络,混结成核状。

【治法】化痰散结。

【方药】化坚二陈汤加减。

可酌加炒白术、焦山楂、鸡内金健脾消食,化痰散结。

13. 青风内障(痰湿泛目证)

青风内障是指眼无明显不适,或时有轻度眼胀及视物昏蒙,视野渐窄,终致失明的内障眼病,又名青风、青风障症等。一般多为双眼受累,亦可双眼同时或先后发病。本病相当于西医学的原发性开角型青光眼。

《中医眼科学》将其分为痰湿泛目证、痰湿血郁证和肝肾亏虚证。

【临床表现】早期偶有视物昏蒙,或瞳神稍大,眼底视盘杯盘比增大,或两眼视盘杯盘比差值大于0.2,严重时视盘苍白,可见视野缺损,甚或呈管状,眼压偏高;全身可伴头昏眩晕,欲呕恶;舌淡,苔白腻,脉滑。

【证机概要】脾阳失温,气机凝滞,水湿运化无力,痰湿犯目。

【治法】温阳化痰,利水渗湿。

【方药】温胆汤合五苓散加减。

痰湿上泛,头眼胀痛者加川芎、车前草、通草利水渗湿。

14. 视瞻昏渺(痰湿蕴结证)

视瞻昏渺是指眼外观无异常,视物昏蒙,随年龄增长而视力减退日渐加重,终致失明的眼病。多发生于50岁以上的中老年人。本病类似于西医学的老年性黄斑变性。根据眼底形态可分为干性和湿性两类。

《中医眼科学》将其分为痰湿蕴结证、瘀血阻络证、肝肾阴虚证、气血亏虚证和痰湿蕴结证。

【临床表现】视物昏蒙,视物变形。眼部检查:早期可见后极部视网膜有散在、边界欠清的玻璃膜疣,可见黄斑区色素紊乱,呈现色素脱失的浅色斑点和色素沉着小点,如椒盐状,中心凹光反射减弱或消失;后期视网膜色素紊乱或呈地图状色素上皮萎缩;全身可伴胸膈胀满,眩晕心悸,肢体乏力;舌苔白腻或黄腻,脉沉滑或弦滑。

【证机概要】脾胃受损,痰湿聚结,浊气上犯。

【治法】燥湿化痰,软坚散结。

【方药】二陈汤加减。

方中加浙贝母、生牡蛎软坚散结。

15. 视瞻有色(痰湿化热证)

视瞻有色是指外眼无异常,唯视物昏蒙不清,中心有灰暗或棕黄色阴影遮挡,或视物变形的内障眼病,又名"视直如曲""视小为大"等。本病多见于20~45岁的青壮年男性,多为单眼发病,亦有双眼发病者,易复发。本病类似于西医学的中心性浆液性脉络膜视网膜病变。

《中医眼科学》将其分为水湿上泛证、痰湿化热证、肝肾不足证和痰湿化热证。

【临床表现】视物模糊,眼前棕黄色阴影,视物变小或变形,眼底可见黄斑水肿及黄白色渗出,脘腹痞满,纳呆呕恶,小便短赤;舌红,苔黄腻,脉濡数。

【证机概要】偏嗜肥甘,或嗜食烟酒,聚湿生痰,郁而化热,上犯眼目。

【治法】疏肝解郁,健脾利湿。

【方药】三仁汤加减。

黄斑区黄白色点状渗出较多可加丹参、郁金、山楂理气化瘀;脘腹痞满加鸡内金、莱菔子消食散结;小便短赤加车前草、泽泻、黄柏清热利湿。

16. 积聚（聚证：食滞痰阻证）

积聚是腹内结块，或痛或胀的病证。积属有形，结块固定不移，痛有定处，病在血分，是为脏病；聚属无形，包块聚散无常，痛无定处，病在气分，是为腑病。因积与聚关系密切，故两者往往一并论述。西医学中，凡多种原因引起的肝脾肿大、增生型肠结核、腹腔肿瘤等多属积之范畴；胃肠功能紊乱、不完全性肠梗阻等原因所致的包块与聚关系密切。

《中医内科学》将其分为聚证（肝气郁结证、食滞痰阻证）和积证（气滞血阻证、瘀血内结证、正虚瘀结证）。

【临床表现】腹胀或痛，腹部时有条索状物聚起，按之胀痛更甚，便秘，纳呆；舌苔腻，脉弦滑等。

【证机概要】虫积、食滞、痰浊交阻，气聚不散，结而成块。

【治法】理气化痰，导滞散结。

【方药】六磨汤为主方。

方中大黄、槟榔、枳实导滞通便；沉香、木香、乌药行气化痰。

因蛔虫所致加鹤虱、雷丸、使君子等；痰湿较重兼食滞，腑气虽通，苔腻不化平胃散加山楂、六曲。六磨汤以行气导滞为主，平胃散以健脾燥湿为主，运用时宜加区别。

小 结

一、痰湿证涉及的病证

痰湿证涉及的病证有眩晕（痰湿中阻证）、咳嗽（内伤咳嗽：痰湿蕴肺证）、小儿咳嗽（痰湿咳嗽）、肥胖（痰湿内盛证）、月经过少（痰湿证）、闭经（痰湿阻滞）、多囊卵巢综合征（痰湿阻滞）、不孕症（痰湿内阻证）、痞满（实痞：痰湿中阻证)、内伤发热(痰湿郁热证)、臀痛(湿痰凝滞证)、胞生痰核(痰湿郁结证)、青风内障(痰湿泛目证)、视瞻昏渺(痰湿蕴结证)、视瞻有色(痰湿化热证)、积聚(聚证:食滞痰阻证)。

二、临床表现

1. 主症 病证名称就是病证表现。胞生痰核是指胞睑内生硬核,触之不痛,类似西医学的睑板腺囊肿。青风内障类似西医学的原发性开角型青光眼。视瞻昏渺为老年性黄斑变性。视瞻有色是中心性浆液性脉络膜视网膜病变。

2. 兼症 为痰邪与湿邪结合,可阻止和影响脏腑功能,而出现脏腑、经络、器官、气血等功能失调,以影响清阳、胸、膈、脾胃为多,又湿邪重浊。多表现为头昏眩晕、胸闷恶心、呕吐痰涎、脘痞食少、体倦无力、神乏困倦、肥胖多痰、渴不欲饮、大便稀薄或黏滞不爽等。

三、舌象与脉象

1. 舌象 舌淡胖,舌质红或淡红;苔白腻,有热则黄腻。
2. 脉象 多数脉滑,亦可出现濡滑、沉滑、弦滑、脉缓等。

四、代表方

有痰者化痰,有湿者祛湿或燥湿,再根据病变部位选用相应方剂。

1. 二陈汤 祛痰剂中燥湿化痰的方剂,适用于痰湿证。本节用于视瞻昏渺、小儿咳嗽,痞满实痞用二陈平胃汤加减,胞生痰核化坚二陈汤加减。

2. 苍附导痰丸 燥湿健脾,行气化痰,原方治妇人肥胖、无子、经闭等，此节用于月经过少、多囊卵巢综合征、不孕症、闭经（合四君子汤）。

3. 其他　半夏白术天麻汤化痰息风，用于痰湿中阻证之眩晕；三子养亲汤燥湿化痰，合二陈平胃散用于咳嗽；温胆汤燥湿化痰，合五苓散用于青风内障。导痰汤加减用于肥胖；内伤发热黄连温胆汤合中和汤加减；臀痈用桃红四物汤合仙方活命饮；视瞻有色三仁汤加减；积聚六磨汤为主。

第六节　痰饮证与虚痰证

一、痰饮证

1. 痰饮

痰饮是指体内水液输布、运化失常，停积于某些部位的一类病证，多由素体脾虚，运化不健，复加饮食不当，或为外湿所伤而致脾阳虚弱，饮留胃肠引起。痰，古通"淡"，是指水一类的可以"淡荡流动"的物质。饮也是指水液，作为致病因素，则是指病理性质的液体。为此，古代所称的"淡饮""流饮"，实均指痰饮而言。

"四饮"（痰饮、悬饮、溢饮、支饮）表现多端，与西医学中的慢性支气管炎、支气管哮喘、渗出性胸膜炎、慢性胃炎、心力衰竭、肾炎水肿等均有较密切联系。本节讨论以《金匮要略》痰饮病内容为主。

《中医内科学》分为痰饮（脾阳虚弱证、饮留胃肠证）、悬饮（邪犯胸肺证、饮停胸胁证、络气不和证、阴虚内热证）、溢饮（表寒里饮证）和支饮（寒饮伏肺证、脾肾阳虚证）。

第六章 津液病辨证

（1）痰饮

①脾阳虚弱证

【临床表现】胸胁支满，心下痞闷，胃中有振水音，脘腹喜温畏冷，泛吐清水痰涎，饮入易吐，口渴不欲饮水，头晕目眩，心悸气短，食少，大便或溏，形体逐渐消瘦；舌苔白滑，脉弦细而滑。

【证机概要】脾阳虚弱，饮停于胃，清阳不升。

【治法】温脾化饮。

【方药】苓桂术甘汤合小半夏加茯苓汤加减。前方温脾阳，利水饮，用于胸胁支满，目眩，气短；后方和胃降逆，用于水停心下、脘痞、呕吐、眩悸。

方中桂枝、甘草辛甘化阳，通阳化气；白术、茯苓健脾渗湿；半夏、生姜和胃降逆。

眩冒、小便不利加泽泻、猪苓；脘部冷痛，吐涎沫酌加干姜、吴茱萸、川椒目、肉桂；心下胀满加枳实。

②饮留胃肠证

【临床表现】心下坚满或痛、自利，利后反快，虽利心下续坚满，或水走肠间，沥沥有声，腹满，便秘，口舌干燥；舌苔腻，色白或黄，脉沉弦或伏。

【证机概要】水饮壅结，留于胃肠，郁久化热。

【治法】攻下逐饮。

【方药】甘遂半夏汤或己椒苈黄丸加减。前方攻守兼施，因势利导，用于水饮在胃。后方苦辛宣泄，前后分消，用于水饮在肠，饮郁化热之证。

方中甘遂、半夏逐饮降逆；白芍、蜂蜜酸甘缓中，以防伤正；甘草与甘遂相反相激，祛逐留饮；大黄、葶苈，攻坚决壅，泻下逐水；防己、椒目辛宣苦泄，导水利尿。

胸满者加枳实、厚朴，但不可攻逐太过，以免损伤正气。

(2) 悬饮

多因素体不强，或原有其他慢性疾病，肺虚卫弱，时邪外袭，肺失宣通，饮停胸胁，而致络气不和。如若饮阻气郁，久则可以化火伤阴或耗损肺气。

① 邪犯胸肺证

【临床表现】寒热往来，身热起伏，汗少，或发热不恶寒，有汗而热不解，咳嗽，痰少，气急，胸胁刺痛，呼吸、转侧疼痛加重，心下痞硬，干呕，口苦，咽干；舌苔薄白或黄，脉弦数。

【证机概要】邪犯胸肺，枢机不利，肺失宣降。

【治法】和解宣利。

【方药】柴枳半夏汤加减。

方中柴胡、黄芩清解少阳；瓜蒌、半夏、枳壳宽胸化痰开结；青皮、赤芍理气和络止痛；桔梗、杏仁宣肺止咳。

痰饮内结，肺气失肃，见咳逆气急加白芥子、桑白皮；胁痛甚加郁金、桃仁、延胡索；心下痞硬，口苦，干呕加黄连、半夏、瓜蒌；身热盛汗出，咳嗽气粗去柴胡，加麻黄、杏仁、石膏。

② 饮停胸胁证

【临床表现】胸胁疼痛，咳唾引痛，痛势较前减轻，而呼吸困难加重，咳逆气喘，息促不能平卧，或仅能偏卧于停饮的一侧，病侧肋间胀满，甚则可见病侧胸廓隆起；舌苔白，脉沉弦或弦滑。

【证机概要】饮停胸胁，脉络受阻，肺气郁滞。

【治法】泻肺祛饮。

【方药】椒目瓜蒌汤合十枣汤或控涎丹加减。三方均为攻逐水饮之剂。椒目瓜蒌汤主泻肺降气化痰。十枣汤和控涎丹攻逐水饮，用于形体壮实，积饮量多者。

方中葶苈子、桑白皮泻肺逐饮；苏子、瓜蒌皮、杏仁、枳壳降气化痰；川椒目、茯苓、猪苓、泽泻、冬瓜皮、车前子利水导饮；甘遂、大戟、芫花攻逐水饮。

如用十枣汤或控涎丹峻下逐水，剂量均从小量递增，一般连服3~5日，必要时停两三日再服。必须注意固护胃气，中病即止，如药后呕吐、腹痛、腹泻过剧应减量或停服。

痰浊偏盛，胸部满闷，舌苔浊腻加薤白、杏仁；水饮久停难去，胸胁支满，体弱，食少加桂枝、白术、甘草等，不宜再峻攻；见络气不和之候，可配理气和络之剂。

③络气不和证

【临床表现】胸胁疼痛，如灼如刺，胸闷不舒，呼吸不畅，或有闷咳，甚则迁延，经久不已，阴雨更甚，可见病侧胸廓变形；舌苔薄，质暗，脉弦。

【证机概要】饮邪久郁，气机不利，络脉痹阻。

【治法】理气和络。

【方药】香附旋覆花汤加减。

方中旋覆花、苏子降气化痰；柴胡、香附、枳壳疏肝理气解郁；郁金、延胡索利气通络；当归须、赤芍、沉香行瘀通络。

痰气郁阻，胸闷苔腻加瓜蒌、枳壳；痛势如刺加桃仁、红花、乳香、没药；饮留不净，胁痛迁延，经久不已加通草、路路通、冬瓜皮等。

④阴虚内热证

【临床表现】咳呛时作，咳吐少量黏痰，口干咽燥，或午后潮热，颧红，心烦，手足心热，盗汗，或伴胸胁闷痛，病久不复，形体消瘦；舌质偏红，少苔，脉稍数。

【证机概要】饮阻气郁，化热伤阴，阴虚肺燥。

【治法】滋阴清热。

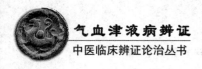

【方药】沙参麦冬汤合泻白散加减。前方清肺润燥，养阴生津，用于干咳，痰少，口干，舌质红。后方清肺降火，用于咳呛气逆，肌肤蒸热。

方中沙参、麦冬、玉竹、白芍、天花粉养阴生津；桑白皮、桑叶、地骨皮、甘草清肺降火止咳。

阴虚内热，潮热显著加鳖甲、功劳叶；虚热灼津为痰，肺失宣肃而见咳嗽加百部、川贝母；痰阻气滞，络脉失畅，见胸胁闷痛酌加瓜蒌皮、枳壳、广郁金、丝瓜络；日久积液未尽加牡蛎、泽泻；兼神疲，气短，易汗，面色白酌加太子参、黄芪、五味子。本证需防迁延日久，趋向劳损之途。

(3) 溢饮：表寒里饮证

多因外感风寒，玄府闭塞，以致肺脾输布失职，水饮流溢四肢肌肉，寒水相杂为患。如素有寒饮，复加外寒客表而致，多属表里俱寒；若饮邪化热，可见饮溢体表而热郁于里之候。

【临床表现】身体沉重而疼痛，甚则肢体浮肿，恶寒，无汗，或有咳喘，痰多白沫，胸闷，干呕，口不渴；苔白，脉弦紧。

【证机概要】肺脾失调，寒水内留，泛流肢体。

【治法】发表化饮。

【方药】小青龙汤加减。

方中麻黄、桂枝解表散寒；半夏、干姜、细辛温化寒饮；五味子温敛肺气；白芍、炙甘草甘缓和中，缓和麻、桂辛散太过。

表寒外束，内有郁热，伴发热，烦躁，苔白而兼黄加石膏清泄内热；表寒之象不著改用大青龙汤以发表清里；水饮内聚见肢体浮肿明显，尿少配茯苓、猪苓、泽泻；饮邪犯肺，喘息痰鸣不得卧加杏仁、射干、葶苈子。

第六章 津液病辨证

(4) 支饮

多因受寒饮冷,饮邪留伏,或因久咳致喘,迁延反复伤肺,肺气不能布津,阳虚不运,饮邪留伏,支撑胸膈,上逆迫肺。此证多呈发作性,在感寒触发之时,以邪实为主,缓解期以正虚为主。

①寒饮伏肺证

【临床表现】咳逆喘满不得卧,痰吐白沫量多,经久不愈,天冷受寒加重,甚至引起面浮跗肿。或平素伏而不作,遇寒即发,发则寒热,背痛,腰痛,目泣自出,身体振振动;舌苔白滑或白腻,脉弦紧。

【证机概要】寒饮伏肺,遇感引动,肺失宣降。

【治法】宣肺化饮。

【方药】小青龙汤加减。

方中麻黄、桂枝、干姜、细辛温肺散寒化饮;半夏、厚朴、苏子、杏仁、甘草化痰利气;五味子温敛肺气。

无寒热、身痛等表证,见动则喘甚,易汗,为肺气已虚,可改用苓甘五味姜辛汤,不宜再用麻黄、桂枝表散。若饮多寒少,外无表证,喘咳痰稀或不得息,胸满气逆,可用葶苈大枣泻肺汤加白芥子、莱菔子以泻肺通饮。饮邪壅实,咳逆喘急,胸痛烦闷,加甘遂、大戟峻逐水饮,以缓其急。

邪实正虚,饮郁化热,喘满胸闷,心下痞坚,烦渴,面色黧黑,苔黄而腻,脉沉紧,或经吐下而不愈者,当行水散结,补虚清热,用木防己汤加减。水邪结实者,去石膏加茯苓、芒硝导水破结。痰饮久郁化为痰热,伤及阴津,咳喘咳痰稠厚,口干咽燥,舌红少津;脉细滑数,用麦门冬汤加瓜蒌、川贝母、木防己、海蛤粉养肺生津,清化痰热。

②脾肾阳虚证

【临床表现】喘促动则为甚,心悸,气短,或咳而气怯,

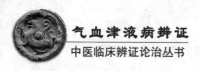

痰多,食少,胸闷,怯寒肢冷,神疲,少腹拘急不仁,脐下动悸,小便不利,足跗浮肿,或吐涎沫而头目昏眩;舌体胖大,质淡,苔白润或腻,脉沉细而滑。

【证机概要】支饮日久,脾肾阳虚,饮凌心肺。

【治法】温脾补肾,以化水饮。

【方药】金匮肾气丸合苓桂术甘汤加减。二方均能温阳化饮,但前方补肾,后方温脾,主治各异。二方合用,温补脾肾,以化水饮。

方中桂枝、附子温阳化饮;黄芪、怀山药、白术、炙甘草补气健脾;苏子、干姜、款冬花化饮降逆;钟乳石、沉香、补骨脂、山茱萸补肾纳气。

痰涎壅盛,食少痰多加半夏、陈皮;足肿,小便不利,四肢沉重、疼痛加茯苓、泽泻;脐下悸,吐涎沫,头目昏眩乃饮邪上逆、虚中夹实之候,可用五苓散化气行水。

2. 子嗽(脾虚痰饮证)

妊娠期间,咳嗽不已,称"妊娠咳嗽",亦称"子嗽"。本病的发生与发展与妊娠期特殊生理有关。若咳嗽剧烈或久咳不愈,可损伤胎气,导致堕胎、小产;若久咳不愈,潮热盗汗,痰中带血,精神倦怠,形体消瘦则属痨咳,俗称"抱儿痨"。除久咳不愈外,还伴有一系列肺痨证候,属妊娠并发症,不在本节讨论范围。

《中医妇科学》将其分为阴虚肺燥证和脾虚痰饮证。

【临床表现】妊娠期间咳嗽痰多,胸闷气促,甚至喘不得卧,神疲纳呆;舌质淡胖,苔白腻,脉濡滑。

【证机概要】素体脾虚,孕后脾虚益甚,水湿停聚,聚湿成痰,痰饮射肺。

【治法】健脾除湿,化痰止咳。

【方药】六君子汤加苏梗、紫菀。

原方治胃气虚弱。方中四君子汤调和脾胃，脾胃健运，痰湿自除。加陈皮、半夏、紫菀、苏梗加强化痰止咳之功。

咳痰不爽，痰涎黄稠，面红口干，舌红，苔黄腻，脉滑数，治宜清肺化痰，止咳安胎。方用清金化痰汤。方中黄芩、山栀清热降火；麦冬、知母、贝母、桑白皮清热润肺，化痰止咳；桔梗、甘草、橘红利气化痰；茯苓健脾利湿，瓜蒌仁清热化痰、宽胸散结。

3. 心悸（水饮凌心证）

心悸是指病人自觉心中悸动，惊惕不安，甚则不能自主的一种病证，临床一般多呈发作性，每因情志波动或劳累过度而发作，且常伴胸闷、气短、失眠、健忘、眩晕、耳鸣等症。病情较轻者为惊悸，病情较重者为怔忡，可呈持续性。

各种原因引起的心律失常，如心动过速、心动过缓、期前收缩、心房颤动或扑动、房室传导阻滞、病态窦房结综合征、预激综合征以及心功能不全、心肌炎、一部分神经官能症等，如表现以心悸为主症者，均可参照本病论治。

《中医内科学》将其分为心虚胆怯证、心血不足证、阴虚火旺证、心阳不振证、水饮凌心证、瘀阻心脉证和痰火扰心证。

【临床表现】心悸眩晕，胸闷痞满，渴不欲饮，小便短少，或下肢浮肿，形寒肢冷，伴恶心，欲吐，流涎；舌淡胖，苔白滑，脉象弦滑或沉细而滑。

【证机概要】脾肾阳虚，水饮内停，上凌于心，扰乱心神。

【治法】振奋心阳，化气行水，宁心安神。

【代表方】苓桂术甘汤加减。

方中泽泻、猪苓、车前子、茯苓淡渗利水；桂枝、炙甘草通阳化气；人参、白术、黄芪健脾益气助阳；远志、茯神、酸枣仁宁心安神。

恶心呕吐加半夏、陈皮、生姜；咳喘，胸闷加杏仁、前胡、桔梗、葶苈子、五加皮、防己；兼瘀血加当归、川芎、刘寄奴、泽兰叶、益母草；因心功能不全而致浮肿、尿少、阵发性夜间咳喘或端坐呼吸，重用温阳利水之品，如真武汤。

《中医急诊学》分为实证（痰火炽盛、痰瘀互结）和虚证（心阳虚损、饮邪凌心）。由心阳虚损，心失温煦，阳虚水泛，饮邪凌心者，当温补心阳，化气利水，安神定悸。选用桂枝甘草龙骨牡蛎汤加减。兼水饮内停加葶苈子、茯苓、泽泻；心阳不振，以心动过缓为著，酌加麻黄、细辛、补骨脂、附子，重用桂枝。

4. 心衰（痰水凌心）

心衰是指心体受损，脏真受伤，心脉"气力衰竭"，无力行气运血所致的常见危重急症。古有心衰、心水之名。本病无性别差异，以老年人多见，四季均可发病。西医学的心力衰竭可参照本节进行救治。

《中医急诊学》将其分为实证（痰瘀内阻、痰水凌心）和虚证（心肾阳虚，水饮内泛外溢）。

【临床表现】心悸气短，咳吐痰涎，胸脘痞满，口干渴，不欲饮，尿少浮肿，颜面虚浮，舌质暗淡，体大，有齿痕；苔白滑或厚，脉滑数。

【证机概要】痰水内聚，凌心射肺，心气衰竭。

【治法】豁痰利水。

【方药】葶苈大枣泻肺汤合皂荚丸。

心烦痰黄加黄连、瓜蒌泄热除烦；心悸气短，浮肿尿少加五加皮、六神丸强心利水；阳虚明显合用真武汤；伴瘀血见证，加复方丹参注射液。

中成药可用灯盏细辛注射液。

第六章　津液病辨证

5. 呕吐（痰饮内阻证）

呕吐是指胃失和降，气逆于上，迫使胃中之物从口中吐出的一种病证。一般以有物有声谓之呕，有物无声谓之吐，无物有声谓之干呕，临床呕与吐常同时发生，故合称呕吐。呕吐可见于西医学的多种疾病之中，如神经性呕吐、急性胃炎、心源性呕吐、胃黏膜脱垂症、幽门痉挛、幽门梗阻、贲门痉挛、十二指肠壅积症等。肠梗阻、急性胰腺炎、急性胆囊炎、尿毒症及一些急性传染病早期，当以呕吐为主要表现时，可参考论治。

《中医内科学》将其分为实证（外邪犯胃证、食滞内停证、痰饮内阻证、肝气犯胃证）和虚证（脾胃气虚证、脾胃阳虚证、胃阴不足证）。

【临床表现】呕吐清水痰涎，脘闷不食，头眩心悸；舌苔白腻，脉滑。

【证机概要】痰饮内停，中阳不振，胃气上逆。

【治法】温中化饮，和胃降逆。

【方药】小半夏汤合苓桂术甘汤加减。前方以祛痰化痰为主，适用于呕吐严重者；后方健脾化湿，温化痰饮，适用于呕吐清水、舌苔白腻、脘闷不食者。

方中半夏化痰饮，和胃止呕；生姜温胃散寒止呕；茯苓、白术、甘草健脾化湿；桔梗温化痰饮。

脘腹胀满，舌苔厚腻去白术，加苍术、厚朴；脘闷不食加白蔻仁、砂仁；胸膈烦闷，口苦，失眠，恶心呕吐去桂枝，加黄连、陈皮。

6. 肺胀（阳虚水泛证）

肺胀是多种慢性肺系疾患反复发作，迁延不愈，导致肺气胀满，不能敛降的一种病证。临床表现为胸部膨满，憋闷如塞，喘息上气，咳嗽痰多，烦躁，心悸，面色晦暗，或唇甲发绀，脘腹胀满，肢体浮肿等。其病程缠绵，时轻时重，经久难愈，严重者可出现神昏、痉厥、出血、喘脱等危重证候。

本病与西医学的慢性支气管炎合并肺气肿、肺源性心脏病类似，肺性脑病常见于肺胀的危重变证，可参考本节辨治。本病为临床常见的慢性疾病，病理演变复杂多端，还当与咳嗽、痰饮（支饮、溢饮）等互参，注意与心悸、水肿（喘肿）、喘厥等病证的联系。

《中医内科学》将其分为痰浊壅肺证、痰热郁肺证、痰蒙神窍证、阳虚水泛证和肺肾气虚证

【临床表现】心悸，喘咳，咳痰清稀，面浮，下肢浮肿，甚则一身悉肿，腹部胀满有水，脘痞，纳差，尿少，怕冷，面唇青紫；苔白滑，舌胖质暗，脉沉细。

【证机概要】心肾阳虚，水饮内停。

【治法】温肾健脾，化饮利水。

【方药】真武汤合五苓散加减。前方温阳利水，用于脾肾阳虚之水肿；后方通阳化气利水，配合真武汤可加强利尿消肿的作用。

方中附子、桂枝温肾通阳；茯苓、白术、猪苓、泽泻、生姜健脾利水；赤芍活血化瘀。

水肿势剧，上凌心肺，心悸喘满，倚息不得卧加沉香、黑白丑、川椒目、葶苈子、万年青根；血瘀甚，发绀明显加泽兰、红花、丹参、益母草、北五加皮。水饮消除后，可参照肺肾气虚证论治。

二、虚痰证

1. 癫痫（脾虚痰盛）

癫痫是以突然仆倒、昏不识人、口吐涎沫、两目上视、肢体抽搐、惊掣啼叫、喉中发出异声、片刻即醒、醒后一如常人

为特征,具有反复发作特点的一种疾病。本病多发生于4岁以上儿童。男女之比为11~17∶1。

《中医儿科学》将其分为惊痫、痰痫、风痫、瘀血痫、脾虚痰盛和脾肾两虚。

【临床表现】癫痫发作频繁或反复发作,神疲乏力,面色无华,时作眩晕,食欲欠佳,大便稀薄;舌质淡,苔薄腻,脉细软。

【证机概要】反复发作,耗伤气阴,脾虚生痰,痰浊阻络。

【治法】健脾化痰。

【方药】六君子汤加味。

方中人参、白术、茯苓、甘草健脾益气;陈皮、半夏行气化痰;天麻、钩藤、乌梢蛇平肝息风。

大便稀薄加山药、扁豆、藿香;纳呆食少加山楂、神曲、砂仁。

2. 多发性抽搐症(脾虚痰聚)

多发性抽搐症又称抽动-秽语综合征,临床特征为慢性、波动性、多发性运动肌快速抽搐,并伴有不自主发声和语言障碍。起病在2~12岁之间,病程持续时间长,可自行缓解或加重。本病发病无季节性,男孩发病率较女孩约高3倍。本病以肢体抽搐和喉中发出怪声或口出秽语为主要临床表现,可归于中医的"慢惊风""抽搐"等范畴。

《中医儿科学》将其分为气郁化火、脾虚痰聚和阴虚风动。

【临床表现】面黄体瘦,精神不振,胸闷作咳,喉中声响,皱眉眨眼,嘴角抽动,肢体动摇,发作无常,脾气乖戾,夜睡不安,纳少厌食;舌质淡,苔白或腻,脉沉滑或沉缓。

【证机概要】脾虚化痰生风。

【治法】健脾化痰，平肝息风。

【方药】十味温胆汤加减。

方中党参、茯苓健脾助运；陈皮、半夏燥湿化痰；枳实顺气消痰；远志、枣仁化痰宁心；钩藤、白芍、石决明平肝息风；甘草调和诸药。

痰热甚去半夏，加黄连、瓜蒌皮；纳少厌食加神曲、麦芽。

3. 哮病（虚证：脾肺亏虚，痰浊中阻）

哮病是指气痰交阻而致的以发作性痰鸣气喘为主症的肺系急症，临床主要表现为哮鸣有声，气促胸闷，甚则喘息不能平卧。本病四季均可发病，以冬、春季多见。西医学的支气管哮喘、喘息性支气管炎等可参照本病论治。

《中医急诊学》将其分为实证（寒哮：寒痰郁肺；热哮：痰热壅肺）和虚证（脾肺亏虚；痰浊中阻）。

【临床表现】气促胸闷，喉中哮鸣有声，痰少或痰多，无力咳出，倦怠乏力，神疲自汗，纳谷不香，大小便不通；舌淡胖有齿痕，苔白，脉濡滑。

【证机概要】脾肺亏虚，痰浊中阻。

【治法】健脾益肺，化痰平喘。

【方药】四君子汤合三子养亲汤加减。

舌暗加丹参、桃仁；哮剧加川厚朴、杏仁、紫石英；痰多加猴枣散1支。

中成药可用固本咳喘片、温阳片、百路达（银杏叶片）、十味龙胆花颗粒、恒制咳喘胶囊、金荞麦片、青石冲剂、黄芪注射液、鱼腥草注射液。

4. 流痰（阳虚痰凝证）

流痰是一种发于骨与关节间的慢性化脓性疾病，因可随痰流窜于病变附近或较远的组织间隙，壅阻而形成脓肿，破损后脓液稀薄如痰，故名流痰。后期可出现虚痨症状，故有"骨痨"之称。本病相当于西医学的骨与关节结核。

《中医外科学》将其分为阳虚痰凝证、阴虚内热证、肝肾亏虚证和气血两虚证。

【临床表现】初起病变关节外形既不红热也不肿胀，仅感隐隐酸痛，继则关节活动障碍，动则痛甚；无明显全身症状；舌淡，苔薄，脉濡细。

【证机概要】阳虚痰凝，流注关节。

【治法】补肾温经，散寒化痰。

【方药】阳和汤加减。

小　　结

一、痰饮证与虚痰证涉及的病证

1. 痰饮证　包括痰饮（脾阳虚弱证、饮留胃肠证）、悬饮（邪犯胸肺证、饮停胸胁证、络气不和证、阴虚内热证）、溢饮（表寒里饮证）、支饮（寒饮伏肺证、脾肾阳虚证）、子嗽（脾虚痰饮证）、心悸（水饮凌心证）、心衰（痰水凌心）、呕吐（痰饮内阻证）、肺胀（阳虚水泛证）。

2. 虚痰证　包括癫痫（脾虚痰盛）、多发性抽搐症（脾虚痰聚）、哮病（虚证：脾肺亏虚，痰浊中阻）、流痰（阳虚痰凝证）。

二、临床表现

1. 痰饮证　湿、水、饮、痰者均属体内水液停聚所形成的病理性产物。"饮"是一种较水浊而较痰稀的液态病理产物，常停聚于某些腔隙及胃肠，以停聚处的症状为主要表现；"痰"质地稠浊而黏，常呈半凝固乳胶状态，流动性小，多停于肺，但可随气流窜全身，见症复杂。

此节的痰饮证多指饮证，随停聚部位而有相应表现。痰饮为饮留胃肠。悬饮为饮停胸胁。溢饮乃水饮流溢四肢肌肉。支饮则久咳致喘，迁延反复伤肺。"四饮"的表现又随证型不同，而有不同表现。脾阳虚弱证之痰饮，表现为心下痞闷，胃中有振水音；饮留胃肠证见心下坚满或痛，自利，利后反快，或水走肠间，沥沥有声。悬饮证之邪犯胸肺证，表现为寒热往来，咳嗽，痰少，气急，胸胁刺痛；饮停胸胁证表现为胸胁疼痛，咳唾引痛，痛势较前减轻，呼吸困难加重；络气不和证表现为胸胁疼痛，如灼如刺；阴虚内热证表现为咳呛时作，咳吐少量豁痰并见午后潮热、盗汗等阴虚症状。溢饮表现为身体沉重而疼痛，甚则肢体浮肿，或有咳喘，痰多白沫。支饮之寒饮伏肺证表现为咳逆喘满不得卧，痰吐白沫量多；脾肾阳虚证表现为喘促动则甚，心悸，气短。

水饮凌心证的心悸，表现为心悸眩晕，胸闷痞满，小便短少，或下肢浮肿；痰水凌心证的心衰可表现为心悸气短，咳吐痰涎，胸脘痞满，尿少浮肿，颜面虚浮等。痰饮内阻证的呕吐，表现为呕吐清水痰涎。阳虚水泛证之肺胀，表现为心悸，喘咳，咳痰清稀，面浮，下肢浮肿，甚则一身悉肿，

2. 虚痰证 中医学认为，"脾为生痰之源"，说明痰的生成与脾的运化功能失常、水湿不化而凝聚密切相关，故虚痰证多由脾虚所致。痰又能蒙心神、脑窍，导致癫痫、多发性抽搐症的发生。肺为贮痰之器，故可有哮病虚证与子嗽之脾虚痰饮证。阳虚痰凝证之流痰，流于关节初起病变关节无红肿，仅感隐隐酸痛，继则关节活动障碍，动则痛甚。

三、舌象与脉象

1. 痰饮证

（1）舌象：舌胖大质淡或体大有齿痕，有热则舌质偏红，

或舌胖质黯。舌苔白、白滑、白腻或薄白或黄;

(2) 脉象:脉多弦、沉弦、弦滑、弦细而滑、弦紧,有热可弦数或小数,阳虚水泛证的肺胀可有脉沉细。

2. 虚痰证

(1) 舌象:舌质淡,苔薄、薄腻或白腻。

(2) 脉象:多濡滑、濡细、细软,也有脉沉滑或沉缓。

四、代表方

1. 痰饮证 痰饮证多为饮证。湿、水、饮、痰属体内水液停聚所形成的病理性产物,常停聚于某些腔隙及胃肠,故治疗以祛湿化饮为法。因部位、程度不同,所选方剂较多。痰饮之脾阳虚弱证用苓桂术甘汤合小半夏加茯苓汤;饮留胃肠证用甘遂半夏汤或己椒苈黄丸加减。悬饮之邪犯胸肺柴枳半夏汤加减;饮停胸胁证椒目瓜蒌汤合十枣汤或控涎丹加减;络气不和证香附旋覆花汤加减;阴虚内热证沙参麦冬汤合泻白散加减。溢饮之表寒里饮证小青龙汤加减。支饮之寒饮伏肺证小青龙汤加减;脾肾阳虚证金匮肾气丸合苓桂术甘汤加减。

子嗽之脾虚痰饮证,六君子汤加苏梗、紫菀。心悸之水饮凌心证,苓桂术甘汤加减。心衰之痰水凌心,葶苈大枣泻肺汤合皂荚丸。呕吐之痰饮内阻证,小半夏汤合苓桂术甘汤加减。肺胀之阳虚水泛证,真武汤合五苓散加减。

2. 虚痰证 癫痫之脾虚痰盛,六君子汤加味,健脾化痰。多发性抽搐之脾虚痰聚,十味温胆汤加减,健脾化痰,平肝息风;哮病见脾肺亏虚,痰浊中阻,方用四君子汤合三子养亲汤加减;流痰之阳虚痰凝证,方用阳和汤加减。

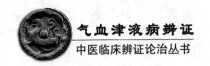

第七节 痰瘀证类

1. 瘿病（痰结血瘀）

瘿病是以颈前喉结两旁结块肿大为主要临床特征的一类疾病。古医籍又称瘿、瘿气、瘿瘤、瘿囊、影袋等。西医学以甲状腺肿大为主要临床表现的疾病，如单纯性甲状腺肿、甲状腺功能亢进症、甲状腺炎、甲状腺腺瘤、甲状腺癌等，可参照论治。

《中医内科学》将其分为气郁痰阻、痰结血瘀、肝火旺盛和心肝阴虚证。

【临床表现】颈前喉结两旁结块肿大，按之较硬或有结节，肿块经久未消，胸闷，纳差；舌暗或紫，苔薄白或白腻，脉弦或涩。

【证机概要】痰气交阻，血脉瘀滞。

【治法】理气活血，化痰消瘿。

【方药】海藻玉壶汤。

方中海藻、昆布、海带化痰软坚，消瘿散结；青皮、陈皮、半夏、胆南星、浙贝母、连翘、甘草理气化痰散结；当归、赤芍、川芎、丹参养血活血。

胸闷不舒加郁金、香附、枳壳；郁久化火而见烦热、舌红苔黄、脉数加夏枯草、丹皮、玄参、栀子；纳差、便溏加白术、茯苓、山药；结块较硬或有结节酌加黄药子、三棱、莪术、露蜂房、僵蚕、穿山甲等；结块坚硬不可移酌加土贝母、莪术、山慈姑、天葵子、半枝莲、犀黄丸等。本型多由气郁痰阻证发展而来，一般需较长时间服药，方可取效。

2. 乳蛾（痰瘀互结）

乳蛾是指以咽痛或异物感不适，喉核红肿，表面或有黄白脓点为主要特征的咽部疾病。

本病可诱发喉痛、痹证、水肿、心悸、怔忡等全身疾病。西医学的扁桃体炎可参照论治。

《中医耳鼻咽喉科学》将其分为风热外袭,肺经有热;邪热传里,肺胃热盛;肺肾阴虚,虚火上炎;脾胃虚弱,喉核失养和痰瘀互结,凝聚喉核。

【临床表现】咽干涩不利,或刺痛胀痛,痰黏难咳,迁延不愈,全身症状不明显。舌质暗有瘀点,苔白腻,脉细涩。检查见喉关暗红,喉核肥大质韧,表面凹凸不平。

【证机概要】久病入络致气血不畅,气滞血瘀,结聚咽喉。

【治法】活血化瘀,祛痰利咽。

【方药】会厌逐瘀汤合二陈汤加减。

会厌逐瘀汤中桃仁、红花、当归、赤芍、生地黄活血祛瘀;配合柴胡、枳壳行气理气;桔梗、甘草、玄参清利咽喉;配合二陈汤祛痰利咽。

喉核暗红,质硬不消加昆布、莪术;复感热邪,溢脓黄稠加黄芩、蒲公英、车前子等。

3. 石瘿（痰瘀内结证）

瘿病坚硬如石不可移动者,称石瘿。本病相当于西医学的甲状腺癌。

《中医外科学》将其分为痰瘀内结证和瘀热伤阴证。

【临床表现】颈部结块迅速增大,坚硬如石,高低不平,推之不移,但全身症状尚不明显;舌暗红,苔薄黄,脉弦。

【证机概要】痰瘀内结结喉。

【治法】解郁化痰,活血消坚。

【方药】海藻玉壶汤合桃红四物汤加白花蛇舌草、三棱、莪术等。

4. 眼眶假瘤（痰瘀互结证）

眼眶假瘤是一种非特异性慢性增殖性炎症的眼病，因具有真性眶肿瘤的症状而得名。本病既往多归属中医学"凸起睛高""鹘眼凝睛"范畴。

《中医眼科学》将其分为风热毒壅证、血瘀气滞证和痰瘀互结证。

【临床表现】眼珠外凸，运转受限，白睛暗红，复视，流泪；胁肋胀满，胸闷不舒；舌暗苔黄，脉弦。

【证机概要】情志内伤，痰瘀互结，阻于目窠。

【治法】疏肝理气，化瘀祛痰。

【方药】逍遥散合清气化痰丸加减。

热象不显去黄芩，加郁金、川芎、桃仁；酌加生牡蛎、海浮石软坚化痰散结。

5. 乳核（血瘀痰凝证）

乳核是发生在乳房部最常见的良性肿瘤，相当于西医学的乳腺纤维腺瘤。特点是好发于20～25岁青年女性，乳中结核，形如丸卵，边界清楚，表面光滑，推之活动。历代文献将本病归于"乳癖""乳痞""乳中结核"范畴。

《中医外科学》将其分为肝气郁结证和血瘀痰凝证。

【临床表现】肿块较大，坚硬木实，重坠不适；伴胸闷牵痛，烦闷急躁，或月经不调、痛经等；舌质暗红，苔薄腻，脉弦滑或弦细。

【证机概要】肝气郁结，结瘀成痰，蕴结乳房。

【治法】疏肝活血，化痰散结。

【方药】逍遥散合桃红四物汤加山慈菇、海藻。月经不调兼以调摄冲任。

6. 喉痹（痰凝血瘀，结聚咽喉）

喉痹是指以咽痛或异物感不适，咽部红肿，或喉底有颗粒状凸起为主要特征的咽部疾病。西医学的咽炎及某些全身性疾病在咽部的表现可参考论治。

《中医耳鼻咽喉科学》将其分为外邪侵袭，上犯咽喉；肺胃热盛，上攻咽喉；肺肾阴虚，虚火上炎；脾胃虚弱，咽喉失养；脾肾阳虚，咽失温煦和痰凝血瘀，结聚咽喉。

【临床表现】咽部异物感、痰黏着感、灼热感，或咽微痛，痰黏难咳，咽干不欲饮，易恶心呕吐，胸闷不适；舌质暗红，或有瘀斑瘀点，苔白或微黄，脉弦滑。

【证机概要】邪毒久滞，虚火久蒸，炼津成痰，邪毒与痰瘀搏结于咽喉。

【治法】祛痰化瘀，散结利咽。

【方药】贝母瓜蒌散加味。

方中贝母、瓜蒌清热化痰润肺；橘红理气化痰；桔梗宣利肺气清利咽喉；茯苓健脾利湿。可加赤芍、丹皮、桃仁活血祛瘀散结。

咽部不适，咳嗽痰黏加杏仁、紫菀、款冬花、半夏等；咽部刺痛，异物感，胸胁胀闷加香附、枳壳、郁金等。

7. 喉喑（血瘀痰凝）

喉喑是指以声音嘶哑为主要特征的喉部疾病。西医学中喉的急慢性炎症性疾病、喉肌无力、声带麻痹等可参考论治。

《中医耳鼻咽喉科学》将其分为风寒袭肺、风热犯肺、痰热壅肺、肺肾阴虚、肺脾气虚和血瘀痰凝。

【临床表现】声嘶日久，讲话费力，喉内异物感或有痰黏着感，常需清嗓，胸闷不舒。舌质暗红或有瘀点，苔薄白或薄黄，脉细涩。

【证机概要】气滞血瘀痰凝，结聚喉咙。

【治法】行气活血，化痰开音。

【方药】会厌逐瘀汤加减。

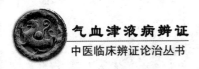

方中当归、赤芍、红花、桃仁、生地黄活血祛瘀；枳壳、柴胡疏肝理气，气行则血行，血行则瘀散；桔梗、甘草、玄参宣肺化痰，利喉开音。

痰多加贝母、瓜蒌仁、海浮石。根据肺肾阴虚或肺脾气虚情况，分别配合百合固金汤或补中益气汤等。

8. 癥瘕（痰湿瘀结证）

妇人下腹结块，伴或胀，或痛，或满，或异常出血者，称癥瘕。癥者有形可征，固定不移，痛有定处；瘕者假聚成形，聚散无常，推之可移，痛无定处。一般癥属血病，瘕属气病，但临床常难以划分，故并称癥瘕。癥瘕有良性和恶性之分，本节仅讨论良性癥瘕。西医学的子宫肌瘤、卵巢肿瘤、盆腔炎性包块、子宫内膜异位症结节包块、结核性包块及陈旧性宫外孕血肿等，若非手术治疗，可参考本病论治。

《中医妇科学》将其分为气滞血瘀证、痰湿瘀结证、湿热瘀阻证和肾虚血瘀证。

【临床表现】下腹结块，触之不坚，固定难移，经行量多，淋沥难净，经间带下增多；胸脘痞闷，腰腹疼痛；舌体胖大，紫暗，有瘀斑、瘀点，苔白厚腻，脉弦滑或沉涩。

【证机概要】痰湿内结，阻滞胞宫冲任，血行受阻，痰湿瘀血结于下腹，日久成块。

【治法】化痰除湿，活血消癥。

【方药】苍附导痰丸合桂枝丸。前方化痰除湿健脾，后方活血化瘀。二方相合，祛痰湿化瘀血，通经络，行滞气。

脾胃虚弱，正气不足加党参、白术、黄芪；胸脘痞闷食少加鸡内金、神曲；腰痛加桑寄生、川续断；腹坠痛加槟榔；顽痰胶结，日久不去加瓦楞子、昆布、急性子。

9. 粉刺（痰湿瘀滞证）

粉刺是一种以颜面、胸、背等处生丘疹如刺，可挤出白色碎米样粉汁为主要临床表现的皮肤病,是毛囊、皮脂腺的慢性炎症。本病相当于西医学的痤疮。

《中医外科学》将其分为肺经风热证、肠胃湿热证和痰湿瘀滞证。

【临床表现】皮疹颜色暗红,以结节、脓肿、囊肿、瘢痕为主,或见窦道,经久难愈;伴纳呆腹胀;舌质暗红,苔黄腻,脉弦滑。

【证机概要】痰湿瘀邪,结聚肌肤。

【治法】除湿化痰,活血散结。

【方药】二陈汤合桃红四物汤加减。

痛经加益母草、泽兰;囊肿成脓加贝母、穿山甲、皂角刺、野菊花;结节、囊肿难消加三棱、莪术、皂角刺、夏枯草。

10. 痹证(痰瘀痹阻证)

痹证是因风、寒、湿、热等邪气闭阻经络,影响气血运行,导致肢体筋骨、关节、肌肉等处发生疼痛、重着、酸楚、麻木,或关节屈伸不利、僵硬、肿大、变形等症状的一种疾病。轻者病在四肢关节肌肉,重者可内舍于脏。本病与西医学的结缔组织病、骨与关节等疾病相关,常见疾病如风湿性关节炎、类风湿性关节炎、反应性关节炎、肌纤维炎、强直性脊柱炎、痛风等,他如增生性骨关节炎等出现痹证的临床表现时均可参考论治。

《中医内科学》将其分为风寒湿痹(行痹、痛痹、着痹)、风湿热痹、痰瘀痹阻证和肝肾两虚证。

【临床表现】痹证日久,肌肉关节刺痛,固定不移,或关节肌肤紫暗、肿胀,按之较硬,肢体顽麻或重着,或关节僵硬变形,屈伸不利,有硬结、瘀斑,面色暗黧,眼睑浮肿,或胸闷痰多;舌紫暗或有瘀斑,苔白腻,脉弦涩。

【证机概要】痰瘀互结,留滞肌肤,闭阻经脉。

【治法】化痰行瘀,蠲痹通络。

【方药】双合汤加减。

方中桃仁、红花、当归、川芎、白芍活血化瘀,通络止痛;茯苓、半夏、陈皮、白芥子、竹沥、姜汁健脾化痰。

痰浊滞留,皮下有结节加胆南星、天竺黄;瘀血明显,关节疼痛、肿大、强直、畸形,活动不利加莪术、三七、土鳖虫;痰瘀交结,疼痛不已加穿山甲、白花蛇、全蝎、蜈蚣、地龙;有痰瘀化热之象加黄柏、丹皮。

11. 心衰(痰瘀内阻)

心衰是指心体受损,脏真受伤,心脉"气力衰竭",无力行气运血所致的常见危重急症。古有心衰、心水之名。本病无性别差异,以老年人多见,四季均可发病。西医学的心力衰竭可参照救治。

《中医急诊学》将其分为实证(痰瘀内阻,痰水凌心)和虚证(心肾阳虚,水饮内泛外溢)。

【临床表现】心悸气短,动则尤甚,肢体浮肿,按之没指,双下肢为甚,面色晦暗,口唇、爪甲青紫,胁下癥块,咳嗽痰多,甚则咯血,颈脉怒张;舌紫暗,体大有齿痕,苔腻,脉沉涩或结代。

【证机概要】心血瘀阻,脉道不利,水瘀互结。

【治法】化瘀利水。

【方药】血府逐瘀汤合苓桂术甘汤。

气滞明显加青皮、乌药;水湿壅盛加泽泻、通草。

中成药可用丹参滴丸、六神丸、速效救心丸、麝香保心丹、复方丹参注射液、醒脑静注射液。

12. 厥心痛(寒凝痰瘀)

卒心痛是因正气亏虚,痰、瘀、寒等邪乘虚致病,可单因为病，亦可多因综合致病，突然出现胸骨后或左胸前区发作性憋闷、压迫性钝痛，向左肩背或左前臂内侧放射的心脏急症。西医学的急性冠脉缺血综合征（不稳定型心绞痛、急性心肌梗死）等可参照本病进行救治。

《中医急诊学》分为厥心痛（实证：寒凝阳遏、痰瘀交结；虚证：阳气虚衰或气阴两虚或心肾阴虚）和真心痛（实证：寒凝心脉；虚证：阳气虚衰）。

【临床表现】以胸骨后或左胸前区憋闷，压迫性剧烈疼痛，胸痛彻背为主症。阴寒偏盛者兼见心痛遇寒加重，面色苍白，手足厥冷，舌苔白，脉沉紧；血瘀偏盛者，兼见心痛入夜更甚，舌紫暗有瘀点，脉弦有力；痰浊偏盛者，兼见胸闷如窒而痛，肢体沉重，肥胖痰多，苔浊腻，脉滑。

【证机概要】寒凝阳遏，痰瘀交结，心脉痹阻，心失煦濡。

【治法】散寒祛痰，化瘀通脉。

【方药】瓜蒌薤白白酒汤合丹参饮加减。

寒凝甚加桂枝、细辛；瘀血较重加桃仁、三七；痰浊甚加半夏。

中成药可用冠心苏合丸芳香温通，主要用于寒凝气滞、心脉不通而致的卒心痛；复方丹参滴丸活血化瘀，理气止痛；速效救心丸行气活血，祛瘀止痛，用于气滞血瘀引起的卒心痛；麝香保心丸芳香温通，益气强心；复方丹参注射液理气活血止痛，用于气滞血瘀引起的卒心痛。

13. 病毒性心肌炎（痰瘀阻络）

病毒性心肌炎是由病毒感染引起的以局限性或弥漫性心肌炎性病变为主的疾病。古医籍无专门记载，但有与本病相似症状的描述。本病属中医学风温、心悸、怔忡、胸痹、猝死等范畴。

《中医儿科学》将其分为风热犯心、湿热侵心、气阴亏虚、心阳虚弱和痰瘀阻络。

【临床表现】心悸不宁，胸闷憋气，心前区痛如针刺，脘闷呕恶，面色晦暗，唇甲青紫；舌体胖，舌质紫暗，或舌边尖见有瘀点，舌苔腻，脉滑或结代。

【证机概要】病程迁延，伤及肺脾，痰饮内停，瘀血内阻，阻滞心络。

【治法】豁痰活血，化瘀通络。

【方药】瓜蒌薤白半夏汤合失笑散加减。

方中全瓜蒌、薤白、半夏、姜竹茹豁痰宽胸；蒲黄、五灵脂、红花、郁金活血化瘀，行气止痛。

心前区痛甚加丹参、降香；咳嗽痰多加白前、款冬花；夜寐不宁加远志、酸枣仁。

14. 心悸（实证：痰火炽盛，痰瘀互结）

心悸是因气血阴阳亏虚，或水饮瘀血停滞，心脉不畅，心失所养而引起的心慌不安、心跳剧烈、不能自主为主要表现的一种病证。心悸因惊恐、劳累而发，时作时止，病情较轻者为惊悸；若心中悸动连绵不休，气短身虚，病情重者为怔忡。惊悸日久不愈者，亦可转为怔忡。本病可见于任何年龄，但以中老年者居多，四季均可发病，以冬春为多见。西医学之各种心血管疾患、部分神经官能症和一些药物引起的心律失常可参照本病救治。

《中医急诊学》将其分为实证（痰火炽盛，痰瘀互结）和虚证（心阳虚损，饮邪凌心）。

【临床表现】心悸时发时止，心跳剧烈，胸闷烦躁，失眠多梦，便秘尿赤，舌红，苔黄腻，脉象弦滑。兼痰瘀互结者，心悸，伴胸憋闷痛，舌紫暗。

【证机概要】痰火炽盛，上扰心神；痰瘀互结，心脉痹阻。

【治法】清热化痰，化瘀通络。

【方药】黄连温胆汤加减。

瘀血加桃仁、赤芍、丹参；兼伤阴加生地黄、麦冬。

中成药可用复方丹参滴丸、丹参注射液。

15. 五迟、五软（痰瘀阻滞）

五迟、五软是小儿生长发育障碍的病证。五迟指立迟、行迟、齿迟、发迟、语迟；五软指头顶软、口软、手软、足软、肌肉软。五迟、五软病证既可单独出现，也可同时出现。其包括西医学的佝偻病、脑发育不全、脑性瘫痪、智能低下等。

《中医儿科学》将其分为肝肾亏损、心脾两虚和痰瘀阻滞。

【临床表现】失聪失语，反应迟钝，意识不清，动作不自主，或有吞咽困难，口流痰涎，喉间痰鸣，或关节强硬，肌肉软弱，或有癫痫发作；舌体胖，有瘀斑瘀点，苔腻，脉沉涩或滑，指纹暗滞。

【证机概要】痰湿内盛，蒙闭清窍。

【治法】涤痰开窍，活血通络。

【方药】通窍活血汤合二陈汤加减。

方中半夏、陈皮、茯苓、远志、菖蒲涤痰开窍；桃仁、红花、郁金、丹参、川芎、赤芍、麝香活血通络。

心肝火旺惊叫、抽搐加黄连、龙胆草、羚羊角粉；大便干结加生大黄；躁动加龟板、天麻、生牡蛎。并发癫痫，参考瘀血痫治疗。

16. 失荣（瘀毒化热证）

失荣是发于颈部及耳之前后的岩肿，因晚期气血亏乏，形体憔悴，状如树木枝叶发枯，失去荣华而得名。本病相当于西医学的颈部淋巴结转移癌和原发性恶性肿瘤。

《中医外科学》将其分为气郁痰结证、阴毒结聚证、瘀毒化热证和气血两亏证。

【临床表现】颈部岩肿迁延日久，肿块迅速增大，中央变软，周围坚硬，溃破后渗流血水，状如翻花，并向四周漫肿，范围可波及面部、胸部、肩背等处；伴疼痛，发热，消瘦，头颈活动受限；舌质红，苔黄，脉数。

【证机概要】瘀久化热生痰。

【治法】清热解毒，化痰散瘀。

【方药】五味消毒饮合化坚二陈丸加减。

17. 中风（中脏腑之闭证：痰浊瘀闭证）

中风是以猝然昏仆、不省人事、半身不遂、口眼㖞斜、语言不利为主症的病证。病轻者可无昏仆而仅见半身不遂及口眼㖞斜等症状。西医学的急性脑血管疾病与之相似，包括缺血性中风和出血性中风，其他如短暂性脑缺血发作、局限性脑梗死、原发性脑出血和蛛网膜下腔出血等，均可参照论治。

《中医内科学》将其分为中经络（风痰入络证、风阳上扰证、阴虚风动证）、中脏腑之闭证（痰热腑实证、痰火瘀闭证、痰浊瘀闭证）、中脏腑之脱证（阴竭阳亡）和恢复期（风痰瘀阻证、气虚络瘀证、肝肾亏虚证）。

【临床表现】突然昏仆，不省人事，牙关紧闭，口噤不开，两手握固，大小便闭，肢体强痉。还可见面白唇暗，静卧不烦，四肢不温，痰涎壅盛；苔白腻，脉沉滑缓。

【证机概要】痰浊偏盛，上壅清窍，内蒙心神，神机闭塞。

【治法】化痰息风，宣郁开窍。

【方药】涤痰汤加减。

方中半夏、茯苓、橘红、竹茹化痰；郁金、菖蒲、胆南星豁痰开窍；天麻、钩藤、僵蚕息风化痰。

兼动风加天麻、钩藤；有化热之象加黄芩、黄连；见戴阳证属病情恶化，宜急进参附汤、白通加猪胆汁汤救治。

18. 络损暴盲（痰瘀互结证）

络损暴盲是指因眼底脉络受损出血致视力突然下降的眼病，可单眼或双眼发病。本病类似于西医学的视网膜中央或分支静脉阻塞、视网膜血管炎等因血管壁渗漏或破损引起出血而视力骤降的眼病，如视网膜出血、玻璃体积血等。

《中医眼科学》将其分为气滞血瘀证、阴虚阳亢证、痰瘀互结证和心脾两虚证。

【临床表现】眼外观端好，视力急降。眼底检查：视网膜静脉阻塞者，可见视网膜粗大迂曲，隐没于出血及水肿之中，视网膜火焰状出血及水肿，重者可见视盘充血、水肿，稍久则有黄白色影星渗出或棉絮状白斑，或黄斑囊样水肿，视网膜动脉可有反光增强等硬化现象；视网膜周围炎多见周围部小血管出血及新生血管，静脉旁出现白鞘或机化膜。低处血量多进入玻璃体者，眼底无法窥见，或病程较长，眼底水肿渗出明显，或有黄斑囊样水肿；形体肥胖，兼头重眩晕，胸闷脘胀；舌苔腻或舌有瘀点，脉弦或滑。

【证机概要】痰、湿、热上壅，目中脉络不畅，血瘀脉络破损。

【治法】清热除湿，化瘀通络。

【方药】桃红四物汤合温胆汤。

19. 哮病（虚哮证：痰气瘀阻）

哮病是一种发作性的痰鸣气喘疾患。发时喉中有哮鸣声，呼吸气促困难，甚则喘息不能平卧。本节所论哮病为一种发作性疾病，属痰饮病的伏饮证，包括西医学的支气管哮喘、喘息性支气管炎、嗜酸性粒细胞增多症（或其他急性肺部过敏性疾患）引起的哮喘。因肺系或其他多种疾病引起的痰鸣气喘症状属于喘证、肺胀等病证范围，亦可与本病互参。

《中医内科学》将其分为发作期（冷哮证、热哮证、寒包热哮证、风痰哮证、虚哮证）和缓解期（肺脾气虚证、肺肾两虚证）。

【临床表现】喉中哮鸣如鼾，声低，气短息促，动则喘甚，发作频繁，甚则持续喘哮，口唇、爪甲青紫，咳痰无力，痰涎清稀或质黏起沫，面色苍白或颧红唇紫，口不渴或咽干口渴，形寒肢冷或烦热；舌质淡或偏红，或紫暗，脉沉细或细数。

【证机概要】哮病久发，痰气瘀阻，肺肾两虚，摄纳失常。

【治法】补肺纳肾，降气化痰。

【方药】平喘固本汤加减。

方中党参、黄芪补益肺气；胡桃肉、沉香、冬虫夏草、五味子补肾纳气；苏子、半夏、款冬、橘皮降气化痰。

肾阳虚加附子、鹿角片、补骨脂、钟乳石；肺肾阴虚配沙参、麦冬、生地黄、当归；痰气瘀阻，口唇青紫加桃仁、苏木；气逆于上，动则气喘加紫石英、磁石。

20. 消渴目病（痰瘀阻滞证）

消渴目病是指由消渴病引起的内障眼病。本节主要针对消渴病中晚期引起的眼底出血性病变进行讨论。本病多为双眼先后或同时发病，对视力造成严重影响。本病相当于西医学的糖尿病性视网膜病变和以视网膜血管闭塞性循环障碍为主要病理改变特征的致盲性眼病。

《中医眼科学》将其分为阴虚燥热证、气阴两虚证、脾肾两虚证、瘀血内阻证和痰瘀阻滞证。

【临床表现】视力下降，眼前有黑影飘动，眼底视网膜水肿、渗出，视网膜有新生血管、出血，玻璃体可有灰白增殖条

第六章 津液病辨证

索或与视网膜相牵、视网膜增殖膜；形盛体胖，头身沉重，身体某部位固定刺痛，口唇或肢端紫暗；舌紫有瘀斑，苔厚腻，脉弦滑。

【证机概要】痰瘀互结，有形之物阻滞，脉络不利。

【治法】健脾燥湿，化痰祛瘀。

【方药】温胆汤加减。

方中丹参、郁金、山楂、僵蚕祛痰解郁，活血祛瘀；玻璃体有灰白增殖条索、视网膜增殖膜者酌加浙贝母、昆布、海藻、莪术活血软坚散结。

小 结

痰瘀证是指由痰浊与血瘀相互结合发生的病证。

一、痰瘀证涉及的病证

痰瘀证涉及的病证有瘿病（痰结血瘀）、乳蛾（痰瘀互结）、石瘿（痰瘀内结证）、眼眶假瘤（痰瘀互结证）、乳核（血瘀痰凝证）、喉痹（痰凝血瘀）、喉喑（血瘀痰凝）、癥瘕（痰湿瘀结证）、粉刺（痰湿瘀滞证）、痹证（痰瘀痹阻证）、心衰（痰瘀内阻）、厥心痛（寒凝痰瘀）、病毒性心肌炎（痰瘀阻络）、心悸（实证：痰火炽盛，痰瘀互结）、五迟五软（痰瘀阻滞）、失荣（瘀毒化热证）、中风（中腑脏之闭证，痰浊瘀闭证）、络损暴盲（痰瘀互结证）、哮病（虚哮证：痰气瘀阻）、消渴目病（痰瘀阻滞证）。

二、临床表现

1. 主症 血瘀证指瘀血内阻，血行不畅，以固定刺痛、肿块、出血、瘀血无脉征为主要表现的证候。痰证指痰浊内阻或流窜，以咳吐痰多、胸闷、呕恶、眩晕、体胖，或局部有圆滑包块、苔腻、脉滑等为主要表现的证候。痰浊为病，颇为广泛，见症多端，故有"百病多因痰作祟""怪病多痰"之说。

乳蛾类似西医学的扁桃体炎。石瘿相当于西医学的甲状腺癌。乳核相当于西医学的乳腺纤维腺瘤。喉痹相当于西医学的咽炎及某些全身性疾病在咽部的表现。喉喑是以声音嘶哑为主要特征的喉部疾病。痹证因风、寒、湿、热等邪气闭阻经络，影响气血运行，导致肢体筋骨、关节、肌肉等处发生疼痛、重着、酸楚、麻木，或关节屈伸不利、僵硬、肿大、变形等症状的一种疾病；轻者病在四肢关节肌肉，重者可内舍于脏。其临床表现多与西医学的结缔组织病、骨与关节等相关。心衰指心体受损，脏真受伤，心脉气力衰竭。厥心痛因正气亏虚，痰、瘀、寒等邪乘虚致病，突然出现胸骨后或左胸前区发作性憋闷、压迫性钝痛，向左肩背或左前臂内侧放射的心脏急症。病毒性心肌炎是由病毒感染引起的以局限性或弥漫性心肌炎性病变为主的疾病。失荣是发于颈部及耳之前后的岩肿。消渴目病是由消渴病引起的内障眼病。

2. 兼症 血瘀与痰浊结合，因侵害部位不同，可表现复杂的症状。一般全身症状为胸闷纳差、头痛头重；或面颊麻木疼痛，张口困难；或咳嗽痰多，胸闷不舒，体倦身重，胃纳差，腹胀便溏；或胁肋胀满，胸闷不舒；或胸痛，烦闷急躁；或月经不调、痛经等。痰黏难咳，咽干不欲饮，易恶心呕吐，面色黧黯，眼睑浮肿，或胸闷痰多。

心衰可见面色晦暗，口唇、爪甲青紫，胁下癥块，咳嗽痰多，甚则咯血，颈脉怒张。心痛发作时面色苍白，手足厥冷，痰浊偏盛者，兼见胸闷如窒而痛，肢体沉重，失眠多梦，便秘尿赤。中风之中腑脏闭证表现为面白唇暗，四肢不温，痰涎壅盛。

三、舌象与脉象

1. 舌象　舌质暗或紫有瘀点、瘀斑，苔薄白或白腻、薄黄、黄。心衰可见舌紫黯，舌体有齿痕；病毒性心肌炎舌体胖，舌质紫暗或舌边尖有瘀点。

2. 脉象　一般脉弦、弦滑，有的则涩、细涩。

四、代表方

桃红四物汤养血活血，主治血虚兼血瘀，用于石瘿合海藻玉壶汤；粉刺合二陈汤；乳核合逍遥散；络损暴盲合温胆汤。

会厌逐瘀汤用于喉暗、乳蛾合二陈汤；通窍活血汤用于脑瘤，五迟五软合二陈汤；心衰用血府逐瘀汤合苓桂术甘汤。

癥瘕用苍附导痰丸合桂枝丸；厥心痛用瓜蒌薤白白酒汤合丹参饮加减；病毒性心肌炎用瓜蒌薤白半夏汤合失笑散；消渴目疾用温胆汤加减；喉痹用贝母瓜蒌散加减。

痰瘀还可与其他病邪结合，或根据病证发生部位选用相应方剂。瘿病用海藻玉壶汤；眼眶假瘤逍遥散合清气化痰丸；痹证双合汤；心悸实证黄连温胆汤；失荣五味消毒饮合化坚二陈丸；中风中腑脏闭证涤痰汤加减；哮病虚哮平喘固本汤加减。

第八节　津伤证

1. 重症泄泻

泄泻是婴幼儿最常见的脾胃系统病证。重症泄泻是泄泻的变证，亦称暴泻。西医学的婴幼儿腹泻重型可参照本节辨证救治。

《中医急诊学》将其分为实证（湿热蕴结）和虚证（伤阴阴津受劫，津伤液脱；伤阳气随液脱，阳气外脱）。

(1) 伤阴：阴津受劫，津伤液脱

【临床表现】泻下无度，质稀如水，精神萎靡，或烦躁不安，口渴尿少，甚至无尿，皮肤干瘪，囟门凹陷，目珠下陷，啼哭无泪，口唇樱红，呼吸深长，腹胀；舌红少津，苔少或无苔，脉细数或沉细欲绝。

【证机概要】暴泻不止，阴津受劫，津伤液脱。

【治法】酸甘敛阴。

【方药】连梅汤加减。

中成药可用参附注射液益气固脱；参麦注射液益气固脱生脉。

(2) 伤阳：气随液脱，阳气外脱

【临床表现】暴泻不止，便稀如水，面色苍白，神疲气弱，表情淡漠，四肢厥冷，冷汗自出；舌淡，苔白，脉沉微。

【证机概要】气随液脱，阳气外脱。

【治法】温阳救逆。

【方药】参附龙牡汤。

暴泻、久泻阴阳俱伤，改用参附龙牡汤合生脉散，回阳固阴；若脾败木乘，虚风内动，出现惊厥抽搐，加白芍、钩藤、僵蚕，或参照慢惊风治疗；腹胀明显用香砂养胃丸加减，宜加附子、肉桂、炮姜、沉香等，腹部敷贴臭阿魏膏。

中成药可用参附注射液益气固脱，参麦注射液益气固脱生脉。

2. 中暑（阳暑：耗气伤津）

中暑是指在长夏季节，感受暑热之邪，而骤然发生的以高热、汗出、烦渴、乏力或神昏、抽搐等为主要临床表现的一种急性热病。西医学中的各型中暑及各种高热损害等，均可参考本节诊治。

《中医急诊学》将其分为阳暑（耗气伤津）、暑厥（暑热内闭）和暑风（热极生风或阴虚风动）。

【临床表现】头昏头痛，心烦胸闷，口渴多饮，全身疲软，汗多，发热，面红；舌红，苔黄，脉浮数。

【证机概要】暑为阳邪，耗气伤津。

【治法】清暑益气生津。

【方药】清暑益气汤加减。

湿邪重加厚朴、白扁豆花；热甚者加石膏。

中成药藿香正气（水）胶囊用于暑湿伤人、中暑之初期；十滴水用于中暑引起的恶心呕吐、腹痛泄泻等；仁丹用于中暑呕吐、胸中满闷、恶心、头晕目眩等；清暑益气丸用于体弱中暑引起的头晕身热、四肢倦怠、自汗心烦、咽干口渴；生脉注射液用于气阴两亏证；参麦注射液用于气阴两虚证。

3. 消渴（上消：肺热津伤证）

消渴是以多饮、多食、多尿、乏力、消瘦，或尿有甜味为主要临床表现的一种疾病。本病主要指西医学的糖尿病。他如尿崩症，因具有多尿、烦渴的临床特点，与消渴病亦有某些相似之处，可参照论治。

《中医内科学》将其分为上消（肺热津伤证）、中消（胃热炽盛证、气阴亏虚证）和下消（肾阴亏虚证、阴阳两虚证）。

【临床表现】口渴多饮，口舌干燥，尿频量多，烦热多汗；舌边尖红，苔薄黄，脉洪数。

【证机概要】肺脏燥热，津液失布。

【治法】清热润肺，生津止渴。

【方药】消渴方加减。

方中天花粉、葛根、麦冬、生地黄、藕汁生津清热，养阴增液；黄连、黄芩、知母清热降火。

烦渴不止，小便频数，脉数乏力可选玉泉丸或二冬汤。玉泉丸益气清热，生津止渴。二冬汤清热生津止渴。二方同中有异，前者益气作用较强，后者清热作用较强，可根据临床需要选用。

4. 麻疹（阴津耗伤）

麻疹是感受麻疹时邪（麻疹病毒）引起的一种急性出疹性传染病。麻疹若能及时治疗，合理调护，疹点按期有序布发，则预后良好；但麻疹重症可产生逆险证候，甚至危及生命。本病患病后一般可获得终生免疫。

麻疹在古代被列为儿科"四大要证"之一，严重危害小儿身体健康。在未接种过麻疹疫苗，又未患过麻疹者，值得注意。

《中医儿科学》将其分为顺证（邪犯肺卫、邪入肺胃、阴津耗伤）和逆证（邪毒闭肺、邪毒攻喉、邪陷心肝）。

【临床表现】麻疹出齐，发热渐退，精神疲倦，夜睡安静，咳嗽减轻，胃纳增加，皮疹依次渐回，皮肤可见糠麸样脱屑，并有色素沉着；舌红少津，舌苔薄净，脉细无力或细数。

【证机概要】邪毒已透，为邪退正复，阴津待复。

【治法】养阴益气，清解余邪。

【方药】沙参麦冬汤加减。

方中沙参、麦冬、天花粉、玉竹滋养肺胃津液；白扁豆、桑叶清透余热；甘草养胃益气。

潮热盗汗，手足心热加地骨皮、银柴胡；神倦自汗，纳谷不香加谷芽、麦芽、鸡内金；大便干结加瓜蒌仁、火麻仁。

5. 痉证（津伤液脱）

痉证是指因筋脉失养引起的以项背强急、四肢抽搐，甚至角弓反张为主要特征的内科常见病。各个年龄段均可发病，四季皆可发生，以冬、春季多见。西医学中以项背强急、四肢抽搐、甚则角弓反张为主要表现的疾病可参照本病论治。

第六章 津液病辨证

《中医急诊学》将其分为实证（邪壅经络、热甚发痉、金创痉）和虚证（津伤液脱、筋脉失养）。

【临床表现】虚弱或失血，或汗下太过，以项背强急、四肢抽搐、头晕目眩为主，兼见自汗，神疲，气短；舌淡红，苔薄而少津，脉细。

【证机概要】多因误治或他病引起津伤液脱，阴精耗散，筋脉失养致痉。

【治法】益气滋阴养血。

【方药】四物汤合大定风珠。

中成药可用参麦注射液、黄芪注射液、参芪注射液。

6. 烧伤（火毒伤津证）

烧伤是因热力（火焰、灼热的气体、液体或固体）、电能、化学物质、放射线等作用于人体而引起的一种局部或全身急性损伤性疾病。在古代，以火烧和汤烫居多，故又称水火烫伤、汤泼火伤、火烧疮、汤火疮、火疮等。现代出现了化学烧伤、放射性烧伤、电击伤等。

《中医外科学》将其分为火毒伤津证、阴伤阳脱证、火毒内陷证、气血两虚证和脾虚阴伤证。

【临床表现】壮热烦躁，口干喜饮，便秘尿赤；舌红绛而干，苔黄或黄糙，或舌光无苔，脉洪数或弦细数。

【证机概要】火毒伤津。

【治法】清热解毒，益气养阴。

【方药】黄连解毒汤、银花甘草汤、犀角地黄汤或清营汤加减。

口干甚加鲜石斛、天花粉等；便秘加生大黄；尿赤加白茅根、淡竹叶等。

7. 肛裂（阴虚津亏证）

肛管的皮肤全层纵行裂开并形成感染性溃疡者称肛裂。本病好发于青壮年，女性多于男性。肛裂的部位一般在肛门前后正中位，尤以后位多见，位于前正中线的肛裂多见于女性。临床上以肛门周期性疼痛、出血、便秘为主要特点。中医学称"钩肠痔""裂痔"等。

《中医外科学》将其分为血热肠燥证、阴虚津亏证和气滞血瘀证。

【临床表现】大便干结，数日一行，便时疼痛，点滴下血，裂口深红；口干咽燥，五心烦热；舌红，苔少或无苔，脉细数。

【证机概要】阴虚津亏，肠液不足不得濡润。

【治法】养阴清热润肠。

【方药】润肠汤。

小 结

津伤病是各种原因损伤津液而引起的体内津液亏少，脏腑、组织、官窍失却滋润、濡养、充盈，以口渴尿少，口、鼻、唇、舌、皮肤、大便干燥等为主要表现的证候。

一、津伤病涉及的病证

津伤病涉及的病证有重症泄泻、中暑（阳暑：耗气伤津）、消渴（上消：肺热津伤证）、麻疹（阴津耗伤）、痉证（津伤液脱）、烧伤（火毒伤津证）、肛裂（阴虚津亏证）。

二、临床表现

津伤病由津液耗损过多和津液生成不足引起。一般津液损伤程度较轻，仅为水液亏少者，称伤津、津亏，以干燥症状为主要表现；津液损伤程度较重者，称液耗、液脱，常表现为皮肤枯瘪、眼球深陷等特征。

第六章 津液病辨证

重症泄泻、中暑（阳暑）、消渴（上消）、烧伤、麻疹晚期、痉证等皆因津液消耗引起。肛裂由长期阴虚津亏、肠液不足所致。

三、舌象与脉象

1. 舌象 一般舌红少津苔少或无苔，重则舌红绛而干；苔黄或黄糙或舌光无苔，有热可舌边尖红，苔薄黄。

2. 脉象 一般脉细数或沉细欲绝、沉微、浮数，重症可有脉洪数。

四、代表方

津伤病多以益气养阴为主，再根据病情加用相应药物。

重症泄泻伤阴，津伤液脱证方用连梅汤；伤阳，气随液脱方用参附龙牡汤。中暑阳暑，用清暑益气汤。消渴上消，用消渴方。麻疹阴津耗伤，用沙参麦冬汤。痉证津伤液脱，用四物汤合大定风珠。烧伤用黄连解毒汤；肛裂用润肠汤。

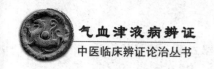

附录　气血津液病常用方剂

一　画

一阴煎　生地黄　熟地黄　白芍　麦冬　知母　地骨皮　甘草

二　画

七味白术散　人参　白茯苓　炒白术　藿香叶　木香　甘草　葛根

九种心痛丸　附子　高丽参　干姜　吴茱萸　狼毒　巴豆霜

二至丸　女贞子　旱莲草

二陈汤　陈皮　半夏　茯苓　甘草

八珍汤　人参　白术　茯苓　甘草　当归　地黄　芍药　川芎

人参五味子汤　人参　白术　茯苓　五味子　麦门冬　炙甘草

人参升麻汤　人参　升麻

人参养荣汤　人参　黄芪　白术　茯苓　陈皮　甘草　熟地黄　当归　白芍　五味子　远志　肉桂

人参黄芪汤　人参　黄芪　当归　白术　白芍　艾叶　阿胶

人参鳖甲汤　人参　桂心　当归　桑寄生　白茯苓　白

芍药　桃仁　熟地黄　甘草　麦门冬　续断　牛膝　鳖甲　黄芪

十全流气饮　陈皮　茯苓　乌药　川芎　当归　白芍　香附　甘草　青皮　木香　生姜　大枣

十灰散　大蓟　小蓟　荷叶　侧柏　白茅根　茜草根　大黄　山栀子　棕榈皮　丹皮

十枣汤　芫花　大蓟　甘遂　大枣

三　画

三子养亲汤　苏子　白芥子　莱菔子

三甲复脉汤　白芍　阿胶　龟甲　鳖甲　牡蛎　麦冬　干地黄　炙甘草　麻仁

三拗汤　麻黄　杏仁　甘草

上下相资汤　人参　沙参　玄参　麦冬　玉竹　五味子　熟地黄　山茱萸　车前子　牛膝

下乳涌泉散　当归　白芍　川芎　生地黄　柴胡　青皮　天花粉　漏芦　通草　桔梗　白芷　穿山甲　王不留行　甘草

《千金》苇茎汤　苇茎　薏苡仁　瓜蒌　桃仁

大补元煎　人参　山药　熟地黄　杜仲　当归　山茱萸　枸杞子　炙甘草

大黄牡丹汤　大黄　牡丹皮　桃仁　冬瓜仁　芒硝

小半夏加茯苓汤　半夏　生姜　茯苓

小半夏汤　半夏　生姜

小金丹　白胶香　草乌头　五灵脂　马钱子　地龙　乳香　没药　当归身　麝香　陈墨

小青龙汤　炙麻黄　桂枝　芍药　干姜　细辛　法半夏　五味子　川厚朴　杏仁　甘草

小营煎　当归　熟地黄　白芍　山药　枸杞子　炙甘草

463

小蓟饮子　生地黄　小蓟　滑石　川木通　蒲黄　淡竹叶　藕节　当归　栀子　炙甘草

己椒苈黄丸　防己　椒目　葶苈　大黄

马齿苋合剂　马齿苋　紫草　败酱草　大青叶

四画

中和汤　白术　黄橘皮　厚朴　人参　茯苓　甘草

丹参饮　丹参　檀香　砂仁

丹栀逍遥散　柴胡　当归　白芍　茯苓　白术　甘草　薄荷　生姜　栀子　丹皮

乌药汤乌药　香附　木香　当归　甘草

五子衍宗丸　枸杞子　菟丝子　五味子　覆盆子　车前子

五味消毒饮　金银花　野菊花　紫花地丁　天葵子　蒲公英

五苓散泽泻　白术　猪苓　茯苓　桂枝

五虎汤　麻黄　杏仁　石膏　甘草　桑白皮　细茶（《证治汇补》）

全虫　僵蚕　穿山甲　蜈蚣　斑蝥　生大黄（《霉疮秘录》）

五神汤　茯苓　金银花　牛膝　车前子　紫花地丁

五磨饮子　木香　乌药　枳壳　沉香　槟榔　丁香　代赭石

六君子汤　党参　白术　茯苓　甘草　半夏　陈皮　生姜　大枣

六味地黄丸　熟地黄　山茱萸　干山药　丹皮　茯苓　泽泻

六神丸　牛黄　冰片　麝香　蟾酥　雄黄　珍珠粉

六磨汤　木香　乌药　沉香　大黄　槟榔　枳实

附录 气血津液病常用方剂

内补当归建中汤 当归 芍药 甘草 桂心 大枣

匀气散 陈皮 桔梗 炮姜 砂仁 木香 炙甘草 红枣

化坚二陈丸 半夏 陈皮 茯苓 甘草 川黄连 白僵蚕

化积丸 三棱 莪术 阿魏 海浮石 香附 雄黄 槟榔 苏木 瓦楞子 五灵脂

化痰开郁方 玄参 牡蛎 夏枯草 天竺黄 川贝母 胆南星 柴胡 青皮 荔枝核 橘核 鹿衔草 半枝莲 射干

化痰通络汤 法半夏 茯苓 天竺黄 胆南星 天麻 丹参 香附 大黄

双柏散 侧柏叶 大黄 黄柏 薄荷 泽兰

天王补心丹 生地黄 五味子 当归身 天门冬 麦门冬 柏子仁 酸枣仁 人参 元参 丹参 茯苓 远志 桔梗

天仙藤散 天仙藤 香附 陈皮 甘草 乌药 生姜 紫苏叶 木瓜

少腹逐瘀汤 小茴香 干姜 延胡索 没药 当归 川芎 官桂 赤芍 蒲黄 五灵脂

开郁种玉汤 当归 白芍 白术 茯苓 天花粉 丹皮 香附

开郁散 柴胡 当归 白芍 白芥子 白术 全蝎 郁金 茯苓 香附 天葵子 炙甘草

止泪补肝散 蒺藜 当归 熟地黄 白芍 川芎 木贼 防风 夏枯草

止痛如神汤 秦艽 桃仁 皂角刺 苍术 防风 黄柏 当归尾 泽泻 槟榔 熟大黄

牛黄清心丸 牛黄 朱砂 黄连 黄芩 山栀 郁金

牛蒡解肌汤 牛蒡子 薄荷 荆芥 连翘 栀子 丹皮 石斛 玄参 夏枯草

贝母瓜蒌散 贝母 瓜蒌 花粉 茯苓 橘红 桔梗

五 画

仙方活命饮 金银花 甘草 当归 赤芍 穿山甲 皂角刺 天花粉 贝母 防风 白芷 陈皮 乳香 没药

仙蓉合剂 仙灵脾 肉苁蓉 制首乌 菟丝子 党参 黄芪 莪术 丹参 赤芍 延胡索 川楝子 牛膝

加味四君子汤 人参 白术 茯苓 甘草 白扁豆 黄芪

加味四物汤 熟地黄 川芎 白芍 当归 蒲黄 瞿麦 桃仁 牛膝 滑石 甘草梢 木香 木通

半夏白术天麻汤 黄柏 干姜 天麻 苍术 白茯苓 黄芪 泽泻 人参 白术 炒神曲 半夏 大麦蘖面 橘皮

半夏厚朴汤 半夏 厚朴 茯苓 生姜 苏叶

四君子汤 人参 茯苓 白术 甘草

四妙勇安汤 玄参 当归 金银花 甘草

四物汤 当归 川芎 地黄 芍药

四草止血汤 炒蒲黄 香附 五灵脂 马鞭草 柴胡 白芍 女贞子 旱莲草 夏枯草 仙鹤草 甘草

四逆散 柴胡 赤芍 枳壳 甘草

四海舒郁丸 青木香 陈皮 海蛤粉 海带 海藻 昆布 海螵蛸

圣愈汤 人参 黄芪 熟地黄 当归 川芎 白芍

失笑散 炒蒲黄 五灵脂

归芍红花散 当归 大黄 栀子仁 黄芩 红花 赤芍药 甘草 白芷 防风 生地黄 连翘

归脾汤 党参 甘草 茯苓 苏叶 葛根 前胡 半夏 陈皮 枳壳 桔梗

正气天香散 香附 陈皮 乌药 甘草 干姜 紫苏叶

正容汤 羌活 白附子 防风 秦艽 胆南星 半夏 白

僵蚕　木瓜　甘草　黄松节　生姜

玉屏风散　防风　黄芪　白术

瓜蒌薤白半夏汤　瓜蒌　薤白　半夏　白酒

甘遂半夏汤　甘遂　半夏　芍药　甘草

生化汤　当归　川芎　桃仁　黑姜　炙甘草

生脉散　人参　麦冬　五味子

生铁落饮　天冬　麦冬　贝母　胆南星　橘红　远志　连翘　茯苓　茯神　玄参　钩藤　丹参　辰砂　石菖蒲　生铁落

石韦散　石韦　瞿麦　滑石　车前子　冬葵子

龙胆泻肝汤　龙胆草　黄芩　栀子　泽泻　木通　车前子　当归　肉桂　制附子

六　画

会厌逐瘀汤　桃仁　红花　甘草　桔梗　生地黄　当归　玄参　柴胡　枳壳　赤芍

回阳急救汤　附子　干姜　人参　甘草　肉桂　陈皮

地黄饮　生地黄　熟地黄　首乌　当归　丹皮　玄参　白蒺藜　僵蚕　红花　甘草

安冲汤　黄芪　白术　生地黄　白芍　生龙骨　生牡蛎　海螵蛸　茜草　续断

安宫牛黄丸　牛黄　郁金　犀角　黄连　栀子　朱砂　雄黄　冰片　麝香　珍珠　黄芩

导痰汤　半夏　茯苓　橘红　枳实　胆南星　甘草

异功散　党参　白术　茯苓　甘草　陈皮　佩兰　砂仁　神曲　鸡内金

当归四逆汤　当归　桂枝　白芍　细辛　甘草　通草　大枣

当归生姜羊肉汤　当归　生姜　羊肉

当归地黄饮子 当归 川芎 白芍 生地黄 防风 荆芥 黄芪 甘草 白蒺藜 首乌

当归芍药散 当归 芍药 川芎 白术 泽泻

当归补血汤 生地黄 熟地黄 天冬 川芎 牛膝 白芍 白术 防风 当归身 炙甘草

当归饮子 当归 大黄 柴胡 人参 黄芩 甘草 芍药 滑石（《证治准绳》）

当归 白芍 川芎 生地黄 防风 白蒺藜 荆芥 首乌 黄芪 甘草（《济生方》）

当归活血饮 当归身 白芍药 熟地黄 川芎 黄芪 苍术 防风 羌活 甘草 薄荷

托里消毒散 人参 白术 茯苓 当归 白芍 川芎 甘草 黄芪 金银花 白芷 皂角刺 桔梗

百灵调肝汤 当归 白芍 牛膝 川楝子 瓜蒌 皂角刺 枳实 青皮 甘草 王不留行

红藤煎剂 红藤 地丁草 乳香 没药 连翘 大黄 延胡索 丹皮 甘草 金银花

至宝丹 水牛角 朱砂 雄黄 玳瑁 琥珀 麝香 龙脑 金箔 银箔 牛黄 安息香

芎归补血汤 生地黄 川芎 当归 天门冬 牛膝 白芍 白术 防风 熟地黄 炙甘草

芎归泻心汤 当归 川芎 延胡索 丹皮 蒲黄 桂心 五灵脂

血府逐瘀汤 当归 生地黄 桃仁 红花 枳壳 赤芍 柴胡 甘草 桔梗 川芎 牛膝

血竭散 血竭粉 蒲黄 莪术 三棱 川楝子 青皮 柴胡 生山楂 延胡索

附录 气血津液病常用方剂

七　画

防己黄芪汤　防己　黄芪　甘草　白术

防风羌活汤　防风　羌活　细辛　川芎　半夏　白术　黄芩　甘草　胆南星

阳和汤　麻黄　熟地黄　白芥子　炮姜炭　甘草　肉桂　鹿角胶

寿胎丸　桂枝　茯苓　丹皮　芍药　桃仁　菟丝子　桑寄生　续断　阿胶

沉香散　沉香　石韦　滑石　王不留行　当归　冬葵子　白芍　甘草　橘皮

沙参麦冬汤　北沙参　麦冬　生地黄　甘草　石斛　天花粉　玄参　白芍　杏仁　阿胶　太子参

皂荚丸　皂荚

肠宁汤　当归　熟地黄　阿胶　人参　山药　续断　麦冬　肉桂　甘草

苁蓉菟丝子丸　熟地黄　肉苁蓉　覆盆子　当归　枸杞子　桑寄生　菟丝子　艾叶

苍附导痰丸　茯苓　法半夏　陈皮　甘草　苍术　香附　胆南星　枳壳　生姜　神曲

苏子降气汤　紫苏子　半夏　前胡　厚朴　陈皮　甘草　当归　生姜　大枣　肉桂

补中益气汤　人参　黄芪　白术　当归　橘皮　甘草　柴胡　升麻

补气通脬饮　黄芪　麦冬　通草

补血定痛汤　当归　川芎　熟地黄　白芍　延胡索　桃仁　红花　香附　青皮　丹皮　泽兰

补阳还五汤　黄芪　当归尾　赤芍　地龙　川芎　桃仁

红花

补肾祛瘀方 仙灵脾 仙茅 熟地黄 山药 香附 三棱 莪术 鸡血藤 丹参

身痛逐瘀汤 秦艽 川芎 桃仁 红花 甘草 羌活 没药 当归 五灵脂 香附 牛膝 地龙

连梅汤 黄连 生地黄 麦冬 阿胶 乌梅 白芍 甘草

八 画

参苏饮 党参 白术 白扁豆 茯苓 桂枝 炙升麻 桔梗 通草 乌药

参附龙牡汤 人参 附子 龙骨 牡蛎

参附汤 人参 制附片 桃仁 丹参 薤白 三七

参苓白术散 人参 白茯苓 白术 白扁豆 山药 莲子肉 桔梗 薏苡仁 缩砂仁

和荣散坚丸 当归 熟地黄 茯神 香附 人参 白术 橘红 贝母 胆南星 酸枣仁 远志 柏子仁 牡丹皮 芦荟 角沉 龙齿

固冲汤 白术 黄芪 煅龙骨 煅牡蛎 山茱萸 白芍 海螵蛸 茜草根 棕榈炭 五倍子 续断 旱莲草

定喘汤 麻黄 杏仁 桑白皮 黄芩 半夏 苏子 款冬花 白果 甘草

抵当丸 大黄 水蛭 虻虫 桃仁

泻心汤 黄芩 黄连 大黄 乌贼骨 地榆 白及 小蓟

泻白散 桑白皮 地骨皮 甘草 粳米

苓桂术甘汤 茯苓 桂枝 白术 甘草

金铃子散 金铃子 延胡索

金匮肾气丸 熟地黄 白茯苓 山茱萸 干山药 牡丹皮 泽泻 车前子 川牛膝 肉桂 附子

附录 气血津液病常用方剂

九 画

举元煎 人参 黄芪 白术 升麻 甘草

养心汤 黄芪 茯苓 茯神 当归 川芎 半夏 甘草 柏子仁 酸枣仁 远志 五味子 人参 肉桂

养血和血汤 当归 白芍 枸杞子 川芎 香附 甘草

养阴清肺汤 生地黄 玄参 麦冬 川贝母 丹皮 白芍 甘草 薄荷

养金汤 生地黄 阿胶 杏仁 知母 沙参 麦冬 桑皮 白蜜

前列腺汤 丹皮 泽兰 桃仁 红花 赤芍 乳香 没药 王不留行 青皮 川楝子 小茴香 白芷 败酱草 蒲公英

复元活血汤 柴胡 瓜蒌根 当归 红花 甘草 炮山甲 酒大黄 酒桃仁

复方红藤汤 红藤 败酱草 蒲公英 丹参 金银花 连翘 鸭趾草 紫花地丁

宫外孕Ⅱ号方 丹参 赤芍 桃仁 三棱 莪术

宫外孕Ⅰ号方 赤芍 丹参 桃仁

将军定痛丸 黄芩 白僵蚕 陈皮 天麻 桔梗 青礞石 白芷 薄荷 大黄 半夏

将军斩关汤 蒲黄炭 五灵脂 大黄炭 炮姜炭 茜草 益母草 仙鹤草 桑螵蛸 三七粉 萆薢 薏苡仁 黄柏 赤茯苓 丹皮 泽泻 通草 滑石

春泽汤 桂枝 白术 茯苓 猪苓 泽泻 人参

活血通脉汤 丹参 鸡血藤 生黄芪 蒲公英 赤芍 天葵子 花粉地丁 乳香 没药

活血散瘀汤 当归尾 赤芍 桃仁 大黄 川芎 苏木 丹皮 枳壳 瓜蒌仁 槟榔

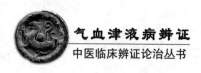

神效瓜蒌散　瓜蒌　当归　甘草　没药　乳香

胃苓汤　苍术　陈皮　厚朴　甘草　泽泻　猪苓　茯苓　白术　肉桂

胎元饮　人参　白术　炙甘草　当归　白芍　熟地黄　杜仲　陈皮

除风益损汤　熟地黄　川芎　当归　白芍　藁本　前胡　防风

顺气归脾丸　陈皮　贝母　香附　乌药　当归　白术　茯神　黄芪　酸枣仁　远志　人参　木香　炙甘草

香贝养荣汤　香附　贝母　人参　茯苓　陈皮　熟地黄　川芎　当归　白术　白芍　桔梗　甘草　生姜　大枣

香附旋覆花汤　香附　旋覆花　苏子　杏仁　桔梗　半夏　桃仁　红花　当归　赤芍　柴胡　茯苓　薏苡仁　延胡索

香棱丸　木香　丁香　京三棱　枳壳　青皮　川楝子　小茴香　莪术

十画及以上

凉血地黄汤　生地黄　当归尾　地榆　槐角　黄连　天花粉　生甘草　升麻　赤芍　枳壳　黄芩　荆芥

宽带汤　白术　巴戟天　补骨脂　杜仲　熟地黄　人参　麦冬　五味子　肉苁蓉　白芍　当归　莲子

栝蒌薤白白酒汤　瓜蒌　薤白　白酒

栝蒌薤白半夏汤　瓜蒌　薤白　半夏　白酒

柴枳半夏汤　柴胡　半夏　黄芩　瓜蒌仁　枳壳　桔梗　杏仁　青皮　甘草

柴胡清肝汤　生地黄　当归　白芍　川芎　柴胡　黄芩　栀子　天花粉　牛蒡子　连翘　甘草

柴胡疏肝散　柴胡　陈皮　川芎　芍药　香附　枳壳

附录　气血津液病常用方剂

甘草

柴葛解肌汤　柴胡　葛根　甘草　黄芩　知母　贝母　生地黄　丹皮

桂枝丸　桂枝　茯苓　芍药　丹皮　桃仁　菟丝子　桑寄生　续断　阿胶

桂枝加当归汤　桂枝　芍药　甘草　生姜　大枣　当归

桂枝甘草龙骨牡蛎汤　桃仁　红花　丹参　赤芍　川芎　延胡索　香附　青皮　生地黄　当归　桂枝　甘草　龙骨　牡蛎

桂枝汤　桂枝　芍药　甘草　大枣

桂枝茯苓丸　桂枝　茯苓　牡丹　桃仁　芍药

桃仁承气汤　桃仁　甘草　芒硝　大黄

桃红四物汤　桃仁　红花　当归　熟地黄　白芍　川芎

桃红消瘀汤　丹参　牛膝　当归尾　桃仁　红花　乳香　蕺菜

桑白皮汤　桑白皮　半夏　苏子　杏仁　贝母　山栀　黄芩　黄连

桑菊饮　桑叶　菊花　连翘　薄荷　生甘草　苇根　杏仁　苦桔梗

泰山磐石散　人参　黄芪　当归　续断　黄芩　川芎　白芍　熟地黄　白术　炙甘草　砂仁　糯米

海藏地黄散　当归　酒大黄　生地黄　熟地黄　白蒺藜　沙蒺藜　玄参　木通　羌活　防风　蝉蜕　木贼　犀角　连翘　甘草

海藻玉壶汤　海藻　陈皮　贝母　连翘　昆布　制半夏　青皮　独活　川芎　当归　甘草　海带

消化膏　血竭　乳香　没药　桃仁　冰片

消瘰丸　生牡蛎　玄参　川贝母　夏枯草

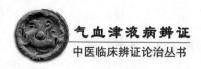

消癥散 千年健 续断 追地风 花椒 五加皮 白芷 桑寄生 艾叶 透骨草 羌活 独活 赤芍 当归尾 血竭 乳香 没药

涤痰汤 茯苓 人参 甘草 橘红 胆南星 半夏 竹茹 枳实 菖蒲

润肠汤 当归 甘草 生地黄 麻仁 桃仁

益气导溺汤 党参 白术 白扁豆 茯苓 桂枝 炙升麻 桔梗 通草 乌药

益肾调经汤 巴戟天 熟地黄 续断 杜仲 当归 白芍 乌药 焦艾叶 益母草

益胃汤 沙参 麦冬 生地黄 玉竹 冰糖

真方白丸子 半夏 白附子 天南星 天麻 乌头 全蝎 木香 枳壳

真武汤 茯苓 芍药 白术 生姜 附子

调元散 人参 白术 陈皮 厚朴 香附 炙甘草 藿香

调肝汤 当归 白芍 山茱萸 巴戟天 甘草 山药 阿胶

调经散 当归 肉桂 没药 琥珀 赤芍 白芍 细辛 麝香

调经毓麟丸 人参 白术 茯苓 白芍 当归 川芎 熟地黄 炙甘草 菟丝子 杜仲 鹿角霜 川椒

逍遥散 柴胡 当归 芍药 茯苓 白术 甘草 生姜 薄荷

逍遥蒌贝散 柴胡 当归 白芍 茯苓 白术 瓜蒌 贝母 半夏 南星 生牡蛎 山慈姑

逐瘀止血汤 生地黄 大黄 赤芍 丹皮 当归尾 枳壳 桃仁 鳖甲

逐瘀止崩汤 当归 川芎 三七 没药 五灵脂 丹皮

丹参 艾叶 阿胶 龙骨 牡蛎 乌贼骨
通关散 细辛 猪牙 皂角
通血散 草决明 防风 荆芥 赤芍 当归 大黄 栀子 羌活 木贼 蒺藜 甘草
通乳丹 人参 黄芪 当归 麦冬 木通 桔梗 猪蹄
通幽汤 生地黄 熟地黄 当归 桃仁 红花 丹参 三七 五灵脂 乳香 没药 蛣螂 海藻 昆布 贝母
通窍活血汤 赤芍 川芎 桃仁 老葱 生姜 红枣 麝香
通瘀煎 当归尾 山楂 香附 红花 乌药 青皮 泽泻
控涎丹 甘遂 大戟 白芥子
救母丹 人参 当归 川芎 益母草 赤石脂 炒芥穗
清气化痰丸 陈皮 制半夏 杏仁 枳实 黄芩 瓜蒌仁 茯苓 制南星
清肝达郁汤 栀子 菊花 丹皮 柴胡 薄荷 青橘叶 钩藤 白芍 蝉蜕 琥珀 茯苓 甘草
清经散 丹皮 地骨皮 白芍 熟地黄 青蒿 茯苓 茜草 三七 益母草
清金化痰汤 黄芩 山栀 桔梗 麦冬 桑白皮 贝母 知母 瓜蒌仁 橘红 茯苓 甘草
清咽双和饮 桔梗 金银花 当归 赤芍 生地黄 元参 赤茯苓 荆芥 丹皮 川贝母 甘草 甘葛 前胡
清胃汤 山栀子 枳壳 苏子 石膏 川黄连 陈皮 连翘 当归尾 芥穗 黄芩 防风 甘草
清骨散 银柴胡 鳖甲 炙甘草 秦艽 青蒿 地骨皮 胡黄连 知母
清热固经汤 黄芩 焦栀子 生地黄 地骨皮 地榆 生藕节 阿胶 陈棕炭 鳖甲 牡蛎 生甘草

清热调血汤 当归 川芎 白芍 生地 黄连 香附 桃仁 红花 莪术 延胡索 丹皮 败酱草 薏苡仁 土茯苓

清营汤 水牛角 生地黄 玄参 竹叶心 金银花 连翘 黄连 丹参 麦冬

清暑益气汤 西洋参 石斛 麦冬 黄连 竹叶 荷梗 知母 甘草 粳米 西瓜翠衣

清瘟败毒饮 石膏 生地黄 犀角（牛角代） 黄连 栀子 黄芩 桔梗 知母 玄参 连翘 丹皮 鲜竹叶 甘草

理冲汤 生黄芪 党参 白术 山药 天花粉 知母 三棱 莪术 鸡内金

羚羊角汤 羚羊角粉 珍珠母 钩藤 竹茹 石菖蒲 远志 夏枯草 丹皮

羚角钩藤汤 羚羊角片 钩藤 桑叶 川贝母 鲜地黄 菊花 白芍 生甘草 鲜竹茹 茯神

脱花煎 当归 川芎 肉桂 车前子 牛膝 红花 生化汤

菖蒲郁金汤 石菖蒲 广郁金 炒山栀 连翘 菊花 滑石 竹叶 牡丹皮 牛蒡子 竹沥 姜汁

萆薢渗湿汤 萆薢 薏苡仁 黄柏 赤茯苓 丹皮 泽泻 滑石 通草

银甲丸 金银花 连翘 升麻 红藤 蒲公英 生鳖甲 紫花地丁 生蒲黄 椿根皮 大青叶 茵陈 琥珀末 桔梗

麻杏石甘汤 麻黄 杏仁 石膏 甘草

黄芪当归散 黄芪 当归 人参 白术 白芍 甘草 大枣 生姜 猪尿脬

黄芪汤 黄芪 白术 防风 熟地黄 煅牡蛎 白茯苓 麦冬 甘草 大枣

黄芪建中汤 黄芪 桂枝 白芍 生姜 大枣 炙甘草

饴糖

黄芪桂枝五物汤 黄芪 芍药 桂枝 生姜 大枣

黄芪鳖甲汤 人参 肉桂 桔梗 干地黄 半夏 紫菀 知母 赤芍 黄芪 炙甘草 桑白皮 天门冬 鳖甲 秦艽 白茯苓 地骨皮 柴胡

黄连温胆汤 黄连 半夏 竹茹 瓜蒌 橘皮 枳实

散结定痛汤 当归 川芎 丹皮 益母草 黑芥穗 乳香 山楂 桃仁

椒目瓜蒌汤 椒目 瓜蒌 桑皮 葶苈子 橘红 半夏 茯苓 苏子 蒺藜 姜

温经散寒汤 当归 川芎 赤芍 白术 紫石英 胡芦巴 五灵脂 金铃子 延胡索 制香附 小茴香 艾叶

温肺止流丹 人参 荆芥 细辛 诃子 甘草 桔梗 鱼脑骨

温胆汤 陈皮 半夏 茯苓 甘草 枳实 竹茹

滋血汤 人参 山药 黄芪 茯苓 川芎 当归 白芍 熟地黄

滋阴退翳汤 知母 生地黄 玄参 麦冬 蒺藜 菊花 木贼 菟丝子 蝉蜕 青葙子 甘草

犀角地黄汤 水牛角 丹皮 生地黄 芍药

痛经方 当归 川芎 生蒲黄 生五灵脂 枳壳 制香附 益母草

紫雪丹 石膏 寒水石 磁石 滑石 犀角 羚羊角 木香 沉香 元参 升麻 甘草 丁香 朴硝 硝石 麝香 朱砂

舒肝解郁益阴汤 当归 白芍 白术 丹参 赤芍 银柴胡 熟地黄 生地黄 山药 茯苓 枸杞子 焦神曲 磁石 升麻 五味子 栀子 甘草

葶苈大枣泻肺汤 葶苈子 大枣

趁痛散 当归 黄芪 白术 炙甘草 桂心 独活 牛膝 生姜 薤白

越婢加半夏汤 麻黄 石膏 生姜 甘草 大枣 半夏

黑神散 熟地黄 当归尾 赤芍 蒲黄 桂心 干姜 甘草 黄豆

黑锡丹 沉香 附子 胡芦巴 阳起石 小茴香 补骨脂 肉豆蔻 金铃子 木香 肉桂

催生饮 当归 川芎 大腹皮 枳壳 白芷

塞鼻散 百草霜 龙骨 枯矾

解肝煎 白芍 苏叶 苏梗 砂仁 厚朴 陈皮 法半夏

漏芦散 漏芦 蛇蜕 瓜蒌

缩泉丸 益智仁 台乌药 山药

膈下逐瘀汤 当归 川芎 赤芍 桃仁 枳壳 延胡索 五灵脂 丹皮 乌药 香附 甘草

蔡松汀难产方 黄芪 当归 茯神 党参 鳖甲 川芎 白芍 酒炒 枸杞子

增液汤 玄参 莲子心 麦冬 生地黄

橘核丸 橘核 海藻 昆布 海带 川楝子 桃仁 厚朴 木通 枳实 延胡索 木香 当归心

癫狂梦醒汤 桃仁 柴胡 香附 木通 赤芍 半夏 大腹皮 青皮 陈皮 桑皮 苏子 甘草